Stb

Swami Sivananda Radha, gebürtige Berlinerin, wurde während eines langen Indienaufenthaltes von ihrem Guru Swami Sivananda Saraswati in die Geheimnisse östlicher Weisheitslehren eingeweiht. Sie kehrte in den Westen zurück, um andere Menschen an ihren Erfahrungen teilhaben zu lassen. Zentrales Anliegen ihrer Arbeit und ihrer Bücher war es, die Yoga-Lehren dem suchenden Menschen im Westen zugänglich zu machen.

Träume können uns helfen, ein erfülltes Leben zu führen. Sie weisen uns den Weg zu dem großen Potential jenseits des bewußten Denkens, sie offenbaren uns die geheimnisvolle Stimme unseres inneren Meisters.

Träume können so zu Meilensteinen auf der Straße unserer persönlichen Entwicklung werden.

Swami Radha, Meisterin auf dem Gebiet der östlichen Weisheitslehren, verschmilzt in diesem sehr persönlichen Buch die westliche Art der Traumarbeit mit der jahrtausendealten Lehre des tibetischen Traum-Yoga. Dieses Buch will dazu beitragen, die Menschen daran zu erinnern, daß die große Wahrheit - das wahre Licht, die wahre Essenz - in allen Religionen die gleiche ist, auch wenn sie durch unterschiedliche Symbole ausgedrückt wird. Wenn wir das verstanden haben, brauchen wir anderen unseren Weg nicht mehr aufzudrängen und können ihn getrost selbst weiter verfolgen. Wir müssen nur das stärken, was bereits da ist. Das Buch richtet sich an Leser, die bereits Erfahrung mit der Deutung von Träumen haben, bietet aber auch Einsteigern in die Traumarbeit eine Fülle von wertvollen Informationen.

Swami Sivananda Radha

Praxis des Traum-Yoga

– Die Reise zum inneren Meister –

Stb

Die amerikanische Originalausgabe erschien bei Timeless Books,
Kootenay Bay, Canada unter dem Titel
»Realities of the Dreaming Mind«

ISBN 3-89767-502-1
Ab 2007: ISBN 978-3-89767-502-5
1. Auflage 2006

Übersetzung: Christine Bendner
Umschlaggestaltung: Murat Karaçay
Satz: Eleni Efthimiou
Herstellung: Reyhani Druck und Verlag, Darmstadt
www.schirner.com

Inhaltsverzeichnis

Teil II
Bewusstsein, Illusion und Wachträume 211

III
Traum-Yoga: 309

Widmung

Ich widme dieses Buch allen spirituellen Lehrern, denen ich begegnet bin, ganz besonders aber Swami Sivananda von Rishikesh und Hugh Lynn Cayce. Er war der erste, der mich bei seinem Besuch in unserem einfachen Ashram Anfang der sechziger Jahre dazu anregte, nach den göttlichen Botschaften in meinen Träumen Ausschau zu halten, und mich letztlich dazu brachte, meine Forschungen auf dem Gebiet des Traum-Yoga fortzusetzen.

Ein Wort der Autorin

Viele Jahre lang zögerte ich, dieses Material über den engen Kreis meiner Schüler hinaus einer breiteren Öffentlichkeit zugänglich zu machen. Meine Träume waren in meinem Leben oft sehr intime, wegweisende Erfahrungen – Erfahrungen, die mir halfen, den inneren Meister zu erkennen. Doch nun, da ich mich dem Ende meines Lebens nähere, spüre ich die Bereitschaft, diese Erfahrungen mit anderen zu teilen, in der Hoffnung, daß auch sie tief in ihr Inneres eintauchen und ihr eigenes inneres Königreich Gottes entdecken werden. Darüber hinaus hoffe ich, daß dieses Buch dazu beiträgt, die Menschen daran zu erinnern, daß die große Wahrheit – das wahre Licht, die wahre Essenz – in allen Religionen die gleiche ist, auch wenn sie durch unterschiedliche Symbole ausgedrückt wird. Wenn wir das verstanden haben, brauchen wir anderen unseren Weg nicht mehr aufzudrängen und können ihn getrost selbst weiter verfolgen. Wir müssen nur das stärken, was bereits da ist.

Vorwort

Auf dem Gebiet der Traumforschung prallen die gegensätzlichen Standpunkte von Verhaltensforschern und Sozialwissenschaftlern hart aufeinander. Hier treten die im Widerstreit liegenden Ansichten über das Problem der Trennung von Körper und Geist offen zutage. Viele neurologische Forscher betrachten geistige Phänomene als reine Nebenprodukte der zugrundeliegenden physischen Prozesse und vertreten die Meinung, wissenschaftliche Erkenntnisse über physische Objekte seien realer, gültiger und somit vertrauenswürdiger als jene über die mentalen Aktivitäten des Menschen. Sie sagen damit praktisch nichts anderes, als daß die Erforschung des »Körpers« wissenschaftlich respektabel sei, die Erforschung des »Geistes« aber nicht. Andere Forscher vertreten wiederum den Standpunkt, daß ein unter strengen Bedingungen durchgeführtes psychologisches Experiment oder eine phänomenologische Studie genauso wissenschaftlich sein kann wie eine gut überwachte Forschungsarbeit über die Aktivität von Neuronen.

Diese Psychologen weisen beharrlich darauf hin, daß menschliches Verhalten nicht allein mit bio-physischen Begriffen erklärt werden kann und darf. Menschliche Aktivitäten müssen ihrer Ansicht nach im Hinblick auf ihren Zweck, die dahinterstehende Absicht und die damit verbundene psychische Bedeutung verstanden werden. Psychologen sollten aber nach Motiven und Gründen und nicht nur nach mechanischen Ursachen forschen.
Auf dem Gebiet der Traumforschung haben Neurologen mit der Beschreibung der beim Träumen ablaufenden Prozesse großartige Beiträge geleistet, doch leider bleiben viele von ihnen an diesem Punkt stehen und nehmen an, daß es sich bei den während des Schlafes auftretenden Bildern und Erinnerungen um zufällige Nebenprodukte handelt, denen keine besondere Bedeutung zukommt. Sie ziehen nicht in Betracht, daß der REM-Schlaf (REM = *rapid eye movement;* durch rasche Augenbewegungen gekennzeichnete Schlafphasen) die Voraussetzungen dafür schafft, daß Träume auftreten können, ohne jedoch ihre Art oder ihre Inhalte zu bestimmen.

Vielleicht bereitet das Gehirn die Bühne vor, doch der Geist schreibt das Drehbuch.

Swami Radhas Umgang mit Träumen stimmt mit dieser Sichtweise überein. Ihr Traum-Yoga ist ein Weg, der zu besserem Verständnis des eigenen Selbst, zu spiritueller Weiterentwicklung und Befreiung führen kann. Swami Radha weiß aus eigener Erfahrung, daß man Träume bewußt einsetzen kann, um die Wahrnehmungsfähigkeit zu vertiefen, Weisheit zu erwerben und die intuitiven Kräfte zu stärken. Das Freudsche Modell, bei dem das Unbewußte überwiegend als Speicher unterdrückter Wünsche oder unannehmbarer Gedanken betrachtet wird, lehnt sie ab. Wie der Schweizer Psychiater C. G. Jung sieht sie das Unbewußte als Schatzkammer schlummernder Potentiale, ungenutzter Fähigkeiten und unentwickelter Kreativität. Anhand ihrer eigenen Träume zeigt Swami Radha, wie Traumarbeit zur spirituellen Disziplin werden kann und wie der Vorgang des Träumens an sich den Träumenden ständig mit folgenden Fragen konfrontiert: Was ist real? Was ist Illusion? Bringen manche Träume Erinnerungen aus vergangenen Leben ans Licht? Geben andere Träume Hinweise auf notwendige Richtungsänderungen im Leben? Doch anstatt ihren Lesern vorgefertigte Antworten zu präsentieren, ermutigt sie sie, diesen Geheimnissen selbst auf die Spur zu kommen.

In *Praxis des Traum-Yoga* weist Swami Radha auf einen »inneren Meister« hin, der tagsüber durch die vielfältigen, auf uns einstürmenden Ablenkungen oft unbeachtet bleibt. Doch in der Nacht muß dieser innere Lehrer sich nicht gegen soviel Konkurrenz behaupten und kann mit dem, was er uns sagen will, leichter zu uns durchdringen. Indem er den Träumenden auf seine eigenen destruktiven Gedanken und Vorstellungen hinweist, die sein Wachstum behindern, kann er ihm helfen, sich von ungerechtfertigter Kritik und den Urteilen anderer freizumachen und sich dem, was Swami Radha als »höheres Bewußtsein« bezeichnet, zu öffnen. Folgende grundlegende Schritte sollen diesen Prozeß unterstützen: Man nimmt sich vor, sich an seine Träume zu erinnern, schreibt die Träume nieder, arbeitet mit ihnen, stellt sich ein persönliches »Traumsymbol-Wörterbuch« zusammen und setzt die gewonnenen Erkenntnisse um. Bei der Arbeit mit Swami Radhas Methode der Traumdeutung ruft man sich die Ereignisse des Tages ins Gedächtnis, die möglicherweise den Traum ausgelöst haben, schreibt seinen ersten Eindruck über die Bedeutung des Traumes nieder, hält die wichtigsten Worte und Bilder schriftlich fest, läßt dann Assoziationen zu diesen Schlüsselbegriffen aufsteigen und setzt die sich daraus ergebende Botschaft zusammen.

Swami Radha gibt auch Anregungen für die Traumarbeit in Gruppen, wo Menschen sich treffen und gemeinsam an ihren Träumen arbeiten, weil sie erkannt haben, daß auch Psychotherapeuten nicht alle Antworten wissen und daß Traumgruppen eine gute Möglichkeit bieten, sowohl die sozialen und kulturellen Dimensionen des Träumens als auch die persönliche Bedeutung von Träumen zu erforschen.

Diese Seminare können Teil der Gemeindearbeit sein und werden oft in Schulen, Büchereien oder Privathäusern abgehalten. Es gibt Künstlertraumgruppen, Frauentraumgruppen und Traumgruppen für Alkoholiker nach erfolgreichem Entzug. Sie treffen sich in Kirchen, Synagogen, Ashrams und anderen Orten der Besinnung. Manche Traumgruppen konzentrieren sich auf die kreativen Aspekte der Träume, andere suchen nach den spirituellen Botschaften, und bei wieder anderen liegt der Schwerpunkt auf persönlichem Wachstum. Bei vielen der von den Gemeinden angebotenen Traumgruppen setzt sich die Teilnehmerschaft aus Angehörigen beider Geschlechter sowie verschiedensten sozialen Schichten

mit ganz unterschiedlichen finanziellen Mitteln zusammen. Auch Alter und ethnische Herkunft spielen keine Rolle. Träume gehören zu den wenigen menschlichen Themen, an denen sowohl Gleichgesinnte aus dem gleichen sozialen Umfeld als auch Andersdenkende aus den verschiedensten Schichten gemeinsam arbeiten können.
Für die Teilnehmer von Traumgruppen ist Swami Radhas Buch ein ausgezeichnetes Hilfsmittel, denn es gibt den Träumenden das Handwerkszeug für die Erforschung der Bilder und Geschichten in ihren eigenen Träumen mit auf den Weg. So lernen sie, ihre Träume zu verstehen und wertzuschätzen.
Darüber hinaus fordert dieses Buch die Träumenden auf, ihre eigene Realität zu erkennen, zu definieren und zu beschreiben. Der altrömische Philosoph Mark Aurel schrieb: »Diejenigen, die nicht wissen, was die Welt ist, wissen nicht, wo sie sind.« Im Laufe der vergangenen Jahrzehnte entwickelten sich so viele verschiedene Weltanschauungen, daß die einst allgemeingültige Auffassung von Wirklichkeit unwiederbringlich verloren scheint. Im Westen galt sowohl auf religiösem als auch auf weltlichem Gebiet die Prämisse, daß es nur *eine* absolute, permanente Realität gibt und daß diese durch wissenschaftliche Erforschung oder Vernunftdenken erkannt oder verstanden werden kann. Die östliche Weltsicht war flexibler, da sie die meist trügerische, immer wieder schwankende und permanent wandelbare Natur der Realität zuließ und erkannte, daß sowohl Forschung als auch Vernunft niemals die einzigen Wege zur Wahrheit sein können. In der östlichen Philosophie wird stets betont, welchen Stellenwert Intuition, Bewußtheit und

innere Disziplin einnehmen, wenn der Mensch versucht, das Rätsel seiner Existenz zu lösen und das göttliche Licht in seinem Innern zu finden.

Die Traumrealität und die Realität des Wachbewußtseins haben sehr viel gemeinsam. In der *Yogavasistha*, einem heiligen Hindutext, werden die Traumphasen des Schlafes als Möglichkeit bezeichnet, wie die Götter durch das Aussenden von Bildern Realitäten zu erschaffen. So, wie göttliche Kräfte das Universum »erträumten« und dadurch manifestierten, »erträumt« der Mensch ständig seine eigenen Welten. Und so, wie die vom göttlichen Künstler geschaffenen Gemälde eine tiefere Realität offenbaren, enthüllen auch Traumbilder einen tieferen Sinn, wenn der Träumende sich nur die Zeit nimmt, ihn aufzuspüren.

Während im Westen die Menschen dazu angehalten wurden, »da draußen« nach ihrer übernatürlichen oder materiellen Identität zu suchen, riet der Osten stets zur inneren Suche – einer Suche, die jedermann zugänglich ist, da sie weder von dogmatischen Schriften noch materiellen Technologien abhängt. *Praxis des Traum-Yoga* trägt diese ehrwürdige Tradition in unsere gegenwärtige Welt hinein, eine Welt, die ohne Rücksicht auf Verluste Träume und Visionen ignoriert. Swami Radhas Buch läßt die Traumarbeit zu einer der yogischen Disziplinen werden, die für all jene, denen die spirituelle Suche und die Suche nach dem Sinn am Herzen liegen, immer wieder von großem Wert sind.

Stanley Krippner, Ph. D.
Professor für Psychologie

I

Die Grundlage: Mit Träumen arbeiten

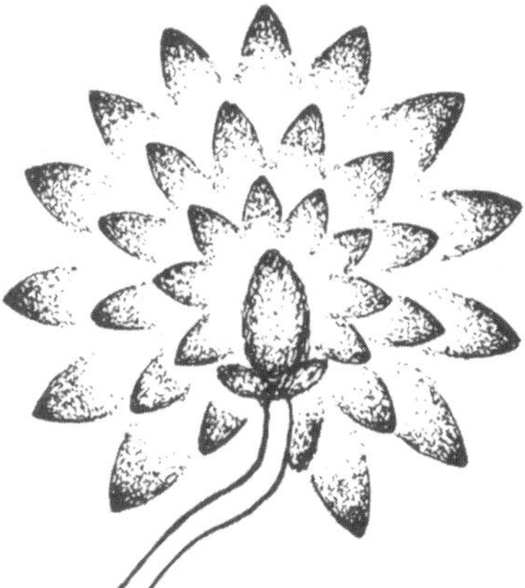

Einführung: Mein Ansatz

Schon seit vielen Jahren hinterlassen Träume bei mir tiefe Eindrücke und beeinflussen alle meine wichtigen Entscheidungen und Aktivitäten. Beim Erforschen von Träumen und meiner Traumarbeit, die mir geholfen hat, mit meinem Unbewußten ins Gespräch zu kommen, habe ich yogische Lehren und Praktiken mit meinem Wissen über Symbolik verbunden. Mein Ziel war, etwas über das Göttliche zu erfahren und so Selbsterkenntnis und innere Befreiung zu erlangen.

»Traum-Yoga«, wie ich diesen Ansatz nenne, ermöglicht es Ihnen, durch die Deutung und Verarbeitung Ihrer Träume mit Ihrem höheren Selbst oder Ihren Seelenkräften in Kontakt zu kommen. Um Traum-Yoga machen zu können, müssen Sie einen Lehrer oder eine Lehrerin finden, der/die persönliche Erfahrung im Erforschen und Deuten von Träumen hat und dieses Wissen auch im täglichen Leben anwendet. Aus diesem Grund habe ich meine eigenen persönlichen Erfahrungen zur

Grundlage dieses Buches gemacht. Ich lehre nur, was ich in meinem eigenen Leben und Inneren ausprobiert habe. Ich experimentiere nicht mit den geistigen Kräften anderer Leute. Das einzige, was ich anzubieten habe, sind Wege und Möglichkeiten zur Verbesserung der Lebensqualität und zur Erweiterung des Bewußtseins. Wieviel wollen Sie über sich selbst wissen? Jeder einzelne bestimmt das Maß, in dem er bewußter wird, selbst.

Die Arbeit mit und an Ihren Träumen hilft Ihnen, Ihre Intuition zu schulen und kann Ihnen schließlich die Tür zum Göttlichen in Ihrem Innern öffnen. Doch zunächst einmal müssen Sie sich selbst so annehmen, wie Sie jetzt sind, mit beiden Beinen fest auf dem Boden Ihrer gegenwärtigen Existenz. Sie müssen jedoch nicht ein Opfer Ihres Verstandes bleiben und zulassen, daß sich negative Gedanken und Bilder endlos im Kreis drehen – wie eine Schallplatte, die einen Sprung hat. Yoga ist ein Prozeß der De-Hypnotisierung, ein Prozeß des Erwachens. Wenn Sie Bewußtheit in Ihre Träume bringen und Ihre Luftschlösser und Illusionen erkennen, stellen Sie vielleicht fest, daß Sie viel größere Fähigkeiten der geistigen Kontrolle besitzen, als Sie es sich je hätten vorstellen können.

Auf diesem Weg offenbaren und entwickeln sich die Dinge allmählich. Es ist unmöglich, Yoga zu praktizieren, ohne Achtsamkeit zu üben – ganz gleich, um welche Yogarichtung es sich handelt. Wir lernen uns selbst kennen. Wir legen eine Landkarte unseres Geistes an. Auch wenn eine Landkarte nur ein Abbild der Landschaft ist, hilft sie uns doch zu erkennen, von welchem Ort aus wir uns in Bewegung setzen und wohin der Geist mit all seinen Gedanken-, Imaginations- und Traumaktivitäten reisen kann. Zwischen unserem Körper, unserem Geist, den Gefühlen, dem Unbewußten, anderen Menschen und unseren eigenen Illusionen findet ein ständiges Wechselspiel der Kräfte statt. Der Geist ist so vielen Einflüssen ausgesetzt, daß wir zu seiner Erforschung eine klare Richtung brauchen. Träume können uns dabei helfen. Wir lernen die Funktionsweise des Geistes kennen, während wir zu schlafen meinen, und wir lernen, wie wir ihn beeinflussen können, während wir scheinbar wach sind. Beim Traum-Yoga wollen wir das bewußte Denken und das Unbewußte zusammenbringen, um die Meisterschaft über unseren Geist zu erlangen und das wahre innere Licht scheinen zu lassen. Im Laufe Ihrer Traumarbeit werden Sie sich Ihrer »Seele«, Ihres »höheren Selbst« oder »inneren Lichts« bewußt. Ihrer Seele, die die Pforte zum Höchsten darstellt, wird das notwendige Wissen zufließen, und sie wird es an Sie weitergeben, vorausgesetzt, Sie kommen mit dieser Kraft in Ihrem Inneren in Kontakt.

Bevor ich nun fortfahre, möchte ich einige Begriffe erklären, die ich in diesem Buch verwende. Im Westen existieren verschiedene Vorstellungen über das Unbewußte. Ich verwende den allseits bekannten Begriff »das Unbewußte« auf besondere Weise, indem ich damit nicht nur eine rein psychische Funktion unseres einzigartigen persönlichen Selbst bezeichne, sondern ihn auf eine viel größere Einheit innerhalb des Kosmos beziehe (das ist ein großes Wort und klingt vielleicht übertrieben, ist es aber nicht).

Zumindest in einigen Schulen, die von westlichem Denken geprägt sind, wird dem Unbewußten keinerlei Entscheidungsvermögen zugestanden; es wird als Refugium für verborgene Feinde betrachtet, die versuchen, uns das Leben schwer zu machen, indem sie aus ihren dunklen Ecken auf uns schießen und alle möglichen Unannehmlichkeiten provozieren. Aus östlicher Sicht ist diese Definition inakzeptabel. Ich selbst betrachte das Unbewußte gerne als einen riesigen Ozean, in dem viele Dinge auf eine Weise existieren, die dem bewußten Denken unbekannt ist und sich einem rein psychologischen Verständnis entzieht. Durch das Unbewußte kann die Vergangenheit ans Licht gebracht werden – zumindest in dem Maße, in dem unser Mut und unsere Möglichkeiten es zulassen. Oft werden wir durch festgefahrene Ideen und Vorstellungen, starre Glaubenssysteme und Überzeugungen eingeschränkt, die zwar ihren Zweck im Alltag erfüllen, uns jedoch hinter selbsterrichteten Mauern gefangen halten.

»Unbewußt« ist uns all das, dessen wir nicht gewahr sind. Im östlichen Verständnis bedeutet das Unbewußte im wesentlichen »nicht völlig gewahr sein«. Wenn wir Yoga machen, versuchen wir, die Grenzen unseres Gewahrseins zu erweitern, um das zu steuern, was gemeinhin als nicht steuerbar gilt, und direktes Wissen über das zu erwerben, was als unerforschbar betrachtet wird. Wir versuchen dieses Wissen dadurch zu erlangen, daß wir in das Unbekannte eintauchen, unseren Erfahrungsbereich ausdehnen und furchtlos allgemein akzeptierte Grenzen weiter und weiter wegschieben.

Niemand zweifelt daran, daß vieles, was wir tun und

denken, der Ebene unseres Unbewußten entspringt. Doch wenn wir unsere Vorstellung vom Unbewußten über unser persönliches Selbst hinweg ausdehnen, so daß es die drei Welten der Existenz (die physische, die geistige und die himmlische Welt) einschließt, dann können wir gewiß sein, daß alles, was wir nicht wissen, Teil des Unbewußten ist und erforscht und entdeckt werden muß. So sind wir uns unter anderem auch der + – des in uns schlummernden kreativen Potentials nicht bewußt.[1]
Man könnte die Kundalini-Energie mit der »Seele« der christlichen Lehre vergleichen, denn so, wie die Kundalini im Verborgenen schlummert, ist uns die Seele in Wirklichkeit unbekannt. Werden Sie sich der Tatsache bewußt, daß es eine Seele *gibt* und daß Sie mit ihr in Kontakt treten können oder, aus der Perspektive der Kundalini betrachtet, daß die Seele aus dem ihr vom Verstand auferlegten Schlaf geweckt werden muß.
Wenn wir von der »Seele« sprechen, müssen wir sie uns als etwas Vollkommenes vorstellen, dem menschliches Irren fremd ist. Wenn Sie die Seele als vollkommen, als den göttlichen Funken im Innern betrachten, können Sie mit dieser Vorstellung eine Brücke zwischen der Philosophie des Westens und der östlichen Symbolik schlagen. Die schlummernde oder Kundalini genannte Energie entspricht jener latenten Energie, die wir hier im Westen die Seele nennen. Und Ihr Seelenselbst *ist wissend.* Wenn wir über unsere Träume mit der Seele in Kontakt treten können, steht uns diese machtvolle und kreative spirituelle Kraft zur Verfügung.

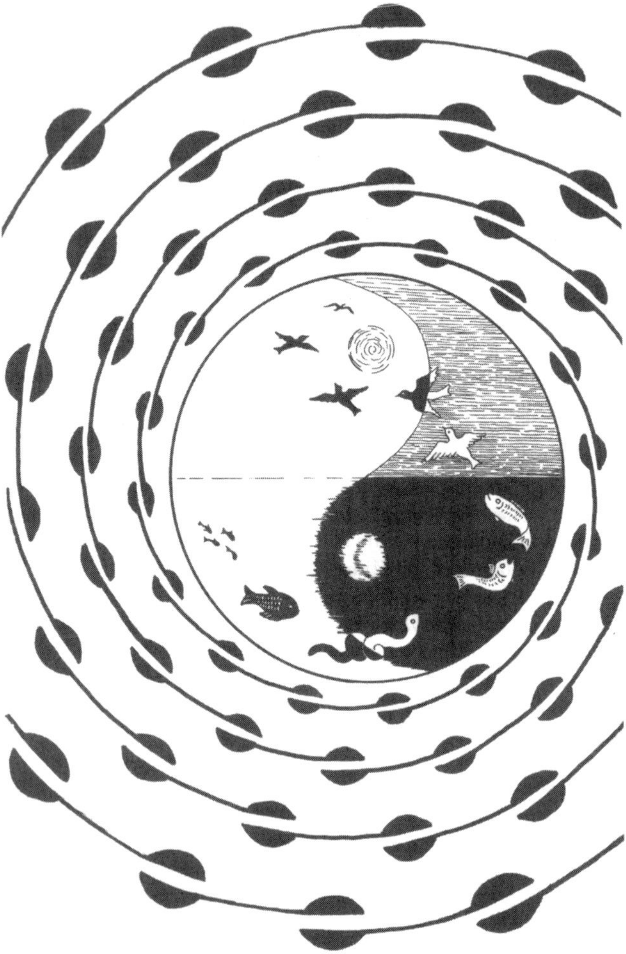

In Teil I dieses Buches erläutere ich die Grundlagen der Traumarbeit. In Teil II untersuche ich die Wechselbeziehungen zwischen unserem bewußten Selbst und dem Unbewußten, zwischen Realität, Illusion, Kreativität und den Kräften des Geistes. In Teil III gebe ich Anleitungen zum Praktizieren von Traum-Yoga und stelle einige Beispiele spiritueller Träume oder »Traumerfahrungen«, wie ich sie nenne, vor.

Ich möchte Sie anhand von Beispielen aus meiner eigenen Traum- und Erfahrungswelt anregen, sich selbst folgende Fragen zu stellen: Was ist real? Was ist Illusion? Was ist Traum? Sie sind völlig frei, selbst zu experimentieren, Ihren eigenen Weg zu finden und »Realität« nach Ihrem Verständnis zu definieren. Würde ich meine eigenen Vorstellungen allzu genau ausführen, könnte es sein, daß Sie meinen, nun zu *wissen*, was Realität ist, und sich nicht mehr selbst auf die Suche machen.

Auch wenn ich über vergangene Leben spreche und einige Beispiele von eigenen Träumen aus diesem Bereich anführe, stelle ich damit nicht die definitive Behauptung auf, daß vergangene Leben eine Realität darstellen. Finden Sie es selbst heraus. Ihr Ausblick hängt davon ab, wo Sie sich befinden – ob Sie in einem Tal sind, auf halber Höhe eines Berges, auf seinem Gipfel oder dahinter. Natürlich wird sich Ihre Perspektive auch durch Ihre persönliche Weiterentwicklung verändern. Wie oft haben Sie schon etwas abgelehnt, was sie später willkommen geheißen haben? Unsere Standpunkte ändern sich, wenn wir wachsen.

Wenn Sie anfangen, sich mit Ihren Träumen zu beschäftigen, sollten Sie sich mit den Grundlagen vertraut machen, bereit sein, sich mit allem auseinanderzusetzen, was das Unbewußte an die Oberfläche bringt, und Ihre daraus gewonnenen Erkenntnisse in Ihrem täglichen Leben umsetzen. Vielleicht bringt die Arbeit an Ihren Träumen Sie auch dazu, sich Fragen über den Geist zu stellen, aus dem die Träume entstehen. Wer oder was ist der oder die Wissende, der Ihnen die Botschaften, die Sie hören sollen, vermitteln kann? Weshalb können Sie diese Botschaften nicht mit Ihrem Tagesbewußtsein wahrnehmen? Daraus ergibt sich die Frage nach unserer Wahrnehmung im täglichen Leben. Wie stark wird unser Alltagsleben von fehlerhaften Wahrnehmungen und Illusionen beeinflußt? Was ist der Unterschied zwischen Realität und Traum? Wenn Ihre Sehnsucht nach dem Göttlichen sehr stark ist, wollen Sie vielleicht zu jeder Zeit mit dem Licht in Kontakt bleiben, und Ihr Leben könnte eine »verträumte« Qualität annehmen. Vielleicht empfangen Sie Träume, die Sie zu höheren Ebenen des Bewußtseins und der Weisheit führen können.

Wenn Sie mit dem inneren Licht in Kontakt sind – dem Licht, welches das Göttliche symbolisiert –, können Träume Sie tatsächlich zu einer umfassenderen Wirklichkeit führen.

1.
Welche Bedeutung hat das Träumen?

Leben wir in der einen Welt – jener Welt, auf der wir fest mit beiden Beinen stehen? Oder leben wir in einer anderen Welt – der Welt der Gedanken und Träume? Welche ist real? Wann wird das Leben zu einer Realität und wann ist es nur ein weiterer Traum? Wer sind Sie? Weshalb sind Sie hier? Woher kommen Sie? Wohin werden Sie Ihrer Meinung nach gehen?
Wenn Sie sich intensiv Gedanken über Ihre Träume machen und mit ihnen arbeiten, werden Sie Antworten auf diese Fragen finden und sehen, wieviel mehr es noch zu entdecken gibt. Ziel des Traum-Yoga ist es, in Kontakt mit dem Göttlichen im eigenen Innern zu kommen – mit dem, was in den östlichen Lehren als der innere *Guru* (spirituelle Meister) oder das höhere Selbst bezeichnet wird – das, was Jesus das »Königreich Gottes im

Inneren«[1] oder die eigene Seele nennt. Unabhängigkeit und uns selbst als Individuum zu verstehen sind beim Traum-Yoga von großer Bedeutung. Unsere Träume sind unsere eigenen Schöpfungen, und indem wir sie untersuchen und erforschen, lernen wir die persönliche Sprache des Unbewußten zu entziffern. Eigene Entdeckungen zu machen kann uns viel Freude schenken und uns den Mut und die Kraft zum Weitermachen geben. Dadurch, daß wir Antworten in unserem Innern finden, gewinnen wir Selbstvertrauen. Wir sind nicht davon abhängig, daß jemand anders unsere Probleme und Schmerzen interpretiert, die ja tatsächlich auf tausend verschiedene Arten betrachtet werden können. Symbole können nicht verallgemeinert werden, weil jeder von uns seine eigene Symbolsprache entwickelt.

Denken wir doch einmal daran, wie wir als Kinder begonnen haben, Sprache zu verstehen und zu benutzen. Wir dürfen nicht glauben, daß diese Entwicklung beendet ist. Der Lernprozeß hat sich lediglich verfeinert und erweitert; wir haben gelernt, unsere Instrumente geschickter einzusetzen. Wenn Ihnen bewußt wird, aufweilche Weise Sie Worte verwenden, wird Ihnen vielleicht klar, weshalb in östlichen Denksystemen die Macht der Sprache *devi* oder »die Göttin« genannt wird.

Unser Unbewußtes läßt uns eine Menge Informationen zukommen, wenn wir ihm nur Gelegenheit dazu geben. Doch um diese zu entschlüsseln, brauchen wir eine bestimmte Methode, weil wir nicht wirklich wissen, wie unser Unbewußtes sich mitteilt. Im Umgang mit unserem Verstand sind wir zu großartigen Akrobaten geworden. Wir können alles rationalisieren und wunderbar argumentieren. Doch dann kommt das Unbewußte, klopft an die Tür und sagt: »Schau, ich bin hier. Erinnere dich an mich.« Wir müssen erkennen, wie das Unbewußte darum kämpft, unsere Aufmerksamkeit zu erregen: »Bitte hör mir zu!« Wir müssen lernen, diese innere Weisheit wahrzunehmen und auf sie zu hören, denn wenn wir das nicht tun, werden wir uns in unserem Leben in dramatischen oder traumatischen Situationen wiederfinden.

Ist es nicht seltsam, daß wir glauben, uns selbst und einander sehr gut zu kennen, doch in bezug auf die Sprache des Unbewußten in Wirklichkeit sehr unwissend sind? Wir müssen sie studieren, wie wir eine Fremdsprache studieren würden.

Fragen Sie sich: »Will ich meine eigene Symbolsprache lernen? Bin ich wirklich an mir selbst interessiert?« Hinterfragen Sie Ihre Motivation. Weshalb möchten Sie Ihre Träume erforschen? Was erhoffen Sie sich davon? Diese Selbstbefragung motiviert Sie zum Lernen und gibt Ihnen ein Ziel, auf das Sie hinarbeiten können.

Es gibt eine bekannte Anekdote über ein kleines Mädchen, das eine Straße entlanggeht, bis es an eine Kreuzung kommt. Es fragt sich: »Welcher Weg ist nun der richtige für mich? Ich weiß es wirklich nicht.« Es schaut und schaut, aber es kann sich nicht entscheiden. Plötzlich entdeckt es eine Hütte. Es klopft an die Tür, und eine alte Hexe kommt heraus. Das kleine Mädchen fragt: »Kannst du mir sagen, welcher Weg der richtige für mich ist?«

Die Hexe antwortet mit einer Gegenfrage: »Wohin willst du?«

Das kleine Mädchen sagt: »Ich weiß es nicht.«
»Dann«, sagt die Hexe, »spielt es keine Rolle, welchen Weg du wählst.«
Sie müssen der Hexe Ihres Unbewußten sagen, wohin Sie wollen. Wenn Sie sich Klarheit über Ihre Ziele und Ideale verschafft haben und wissen, was für ein Mensch Sie sein möchten, werden Ihre Träume und Traumerfahrungen Ihnen den Weg dorthin zeigen. Ihre Träume können Ihnen den nächsten Schritt vorschlagen und Ihnen sogar sagen, wie dieser Schritt zu tun ist. Das Unbewußte wird Ihnen zeigen, welches Potential in Ihnen steckt, aber wenn Sie ihm nicht folgen und seinen Rat nicht annehmen, wird Ihr Potential sich nicht verwirklichen.

Eine junge Frau, die im Ashram[2] lebte, erzählte, daß ihr spiritueller Lehrer ihr in ihren Träumen erschienen sei und gesagt habe, sie solle im Ashram bleiben. Er hatte ihr sogar ganz genaue Anweisungen gegeben. Doch eines Tages traf sie einen netten jungen Mann, und plötzlich hatte sie eine ganze Reihe völlig anderer Träume, deren Botschaft im wesentlichen lautete: »Das ist der Mann deines Lebens. Ihm solltest du folgen.«
Ich fragte sie: »Welche Träume sind deiner Meinung nach wahr? Hast *du* die ersten Träume ›fabriziert‹? Du warst damals überzeugt, daß sie von einer Art höheren Führung stammen, doch jetzt erzählst du mir, daß deine gegenwärtigen Träume dir eine ganz andere Botschaft übermitteln.«
Hatte ihr Unbewußtes ihr einen Streich gespielt? Ich glaube nicht. Die ersten Träume hatten ihr spirituelles Potential offenbart. Sie entschied sich dafür, Ihr Poten-

tial zu ignorieren, indem sie diese Träume nicht beachtete und die neuen Botschaften auf eine Weise interpretierte, die ihre emotionalen Sehnsüchte befriedigte. Der junge Mann blieb ein Jahr mit ihr zusammen und verließ sie dann schließlich. Das Unbewußte zeigt uns unser Potential, aber wenn wir ihm nicht dauerhaft folgen und uns seine Führung zunutze machen, wird es uns das Nächstbeste anbieten, und das ist gewöhnlich die allgemein akzeptierte Lebensweise.

Sie haben ein göttliches Geburtsrecht, aber wenn Sie es nicht einfordern, ist niemand anders dafür verantwortlich. Sie können nicht sagen, daß Sie keine Gelegenheit dazu bekommen. Sie befinden sich genau in den Lebensumständen, die Ihnen angemessen sind, bis Sie sich mehr darum bemühen, innerlich zu wachsen. Sie können auf das höchste Ziel hinarbeiten – das Göttliche im Innern. Finden Sie für sich selbst heraus, ob dieses Ziel Sie anspricht – aber Sie müssen um Ihrer selbst willen entschlossen sein, zu lernen und zu wissen.

Träume können Sie weiterbringen und stärken. Sie bieten Ihnen auch ein positives Ventil für Ihren Wunsch nach Selbstausdruck und Beschäftigung mit sich selbst. Unser angeborener Egoismus kann hier auf höchst segensreiche Weise eingesetzt werden – zum Erkennen des eigenen Selbst. Sie werden feststellen, daß die vielen Traumbilder Ihnen sowohl positive als auch negative Informationen über den Menschen, der Sie sind, und über Ihren Entwicklungsstand vermitteln. Ihre Träume können Ihnen Dinge erzählen, die Ihnen sonst niemand sagen kann. Zwanzig Leute können zwanzig verschiedene Meinungen über Sie haben – was nützt Ihnen das?

Wie sollen Sie wissen – wenn Sie den aufrichtigen Wunsch verspüren, sich weiterzuentwickeln –, ob das, was die anderen sagen, nur ihrer Projektion entspringt oder tatsächlich eine Botschaft ist, mit der Sie sich wirklich auseinandersetzen sollten? Wie können Sie wissen, ob ein Mensch Kanal für das Göttliche ist? Ihr innerer spiritueller Lehrer wird Ihnen durch einen Traum Klarheit verschaffen, so als wollte er sagen: »Schau. Hier ist ein wichtiges Problem. Daran mußt du arbeiten.« Träume können Ihnen helfen, unabhängig von den Urteilen oder der Kritik anderer zu werden. Träume können Ihr Leben stark beeinflussen, können es wirklich verändern, wenn Sie gewillt sind, auf sie zu hören.
Tagsüber ist Ihr Geist zu aktiv, um den inneren Meister wahrzunehmen. Sie betreiben mentale Akrobatik, um die Handlungen zu rechtfertigen, zu denen Ihre Gefühle Sie drängen, verführen und manchmal sogar zwingen. Ihre Emotionen treiben Sie zum Handeln – Sie sind also nicht frei. Wenn Sie sich abends schlafen legen, kommt der geschäftige Verstand zur Ruhe, so daß Gedanken von höheren Ebenen durchdringen und zur Heilung Ihrer Schmerzen und Probleme beitragen können, indem sie sie Ihnen auf eine ganz andere Art zeigen. Träume machen uns Dinge bewußt, die wir in der Geschäftigkeit des Alltags, abgelenkt durch die Helligkeit und die Farben des Lebens, nicht »sehen« können.

Oft sagen wir, wir möchten ein Kanal für etwas Höheres sein. Doch wenn wir es wirklich ernst meinen, müssen wir ein sauber geschrubbter Kanal sein, sonst ist es, als öffneten wir einen alten Wasserhahn: Die ganzen Ablagerungen, Rost und Schmutz, kommen heraus. Träume können uns auf wunderbare Weise zeigen, welcher Schmutz sich in unseren Wasserrohren abgelagert hat, wie wir ihn ausfindig machen und schließlich entfernen können. Manche Dinge sind vielleicht gar nicht so gut sichtbar, doch unsere Träume werden uns helfen, sie zu erkennen. Diese unschätzbare Führung aus unserem eigenen Innern steht uns immer zur Verfügung.

Wir sind so stolz auf unser logisches Denken und unseren Verstand, dennoch schaffen wir uns die lächerlichsten Probleme in unserem Leben selbst. Darauf weist uns unser Unbewußtes freundlich, allmählich und sanft hin, übermittelt uns die Botschaft Schritt für Schritt, so daß wir sie sehen können, ohne daß unser kleines Ego vollkommen zerschmettert wird. Träume können uns Dinge auf sehr liebevolle, schöne Art und Weise bewußtmachen. Manchmal rütteln sie uns auch wach oder schokkieren uns – aber das tun sie nur, wenn wir nicht hören oder die Botschaft einfach nicht annehmen wollen.

Wenn wir Träume verstehen möchten, müssen wir wissen, aus welchem Stoff sie sind. Aus welchem Stoff sind sie gewirkt? Er kann sehr fein, sehr grob, sehr schön sein. Aus den Situationen des Alltags, in denen wir am empfänglichsten sind, bezieht das Unbewußte sein Material, aus dem es die Botschaften webt, die uns helfen sollen, uns selbst zu helfen. Wenn wir unsere Träume genau betrachten und unsere Traumerfahrungen sorgfältig aufzeichnen, können wir auf einer rein psychischen Ebene sehr viel über uns lernen. Mit dieser Ebene sollten wir beginnen. Später erhalten wir in unseren Träumen vielleicht ganz konkrete Anweisungen, und

vielleicht öffnet sich irgendwann allmählich der spirituelle Kanal, der uns mit dem höheren Bewußtsein verbindet.
Wenn Sie den Altar, den geheimen Ort der Andacht in Ihrem Herzen errichtet haben, fangen Sie an, die Himmelsleiter zu bauen, d. h., die Schritte zu machen, die notwendig sind, um sich von Ihrem festen Fundament aus dem höheren Selbst zu nähern. Ist Ihre Intuition dann erwacht und Ihre Wahrnehmung feiner geworden, müssen Sie sehr sanft und vorsichtig vorgehen und dürfen nicht wie ein Elefant im Porzellanladen herumtrampeln. Sie nehmen die Dinge einfach wahr und fragen sich: »Was bedeutet das? Warum ist das plötzlich in meinem Geist aufgetaucht?«

Ich schlage vor, daß Sie zunächst einmal anhand der von mir im folgenden beschriebenen Methode lernen, mit Ihren Träumen zu arbeiten – indem Sie sie niederschreiben, analysieren, Ihr eigenes Traumsymbol-Wörterbuch anlegen und versuchen herauszufinden, auf welche Weise Ihr Unbewußtes Worte und Symbole benutzt, um eine Botschaft zu übermitteln. Indem Sie Ihre Träume erforschen und die Symbolsprache und Vorstellungsinhalte Ihres Unbewußten immer besser verstehen lernen, eröffnet sich Ihnen eine ganz neue, wunderbare Welt.
Wenn Sie das Höchste in sich selbst erkennen, ist es, als würden Sie eine Kathedrale betreten, in der all Ihre Sinne berührt werden. Die »Kathedrale des Bewußtseins«, in die Sie hineingeboren wurden, können Sie erforschen, indem Sie auf Ihre Träume hören. Die Stimme des Traumes wird Sie leiten: »Komm. Öffne diese

Tür. Schau, hier ist ein weiterer Raum, den du betreten kannst. Geh hinunter in die Eingangshalle. Dort sind noch mehr Türen. Dieser Bereich wirkt ein bißchen dunkel, aber nächstes Mal weißt du, wie du das Licht finden kannst.«

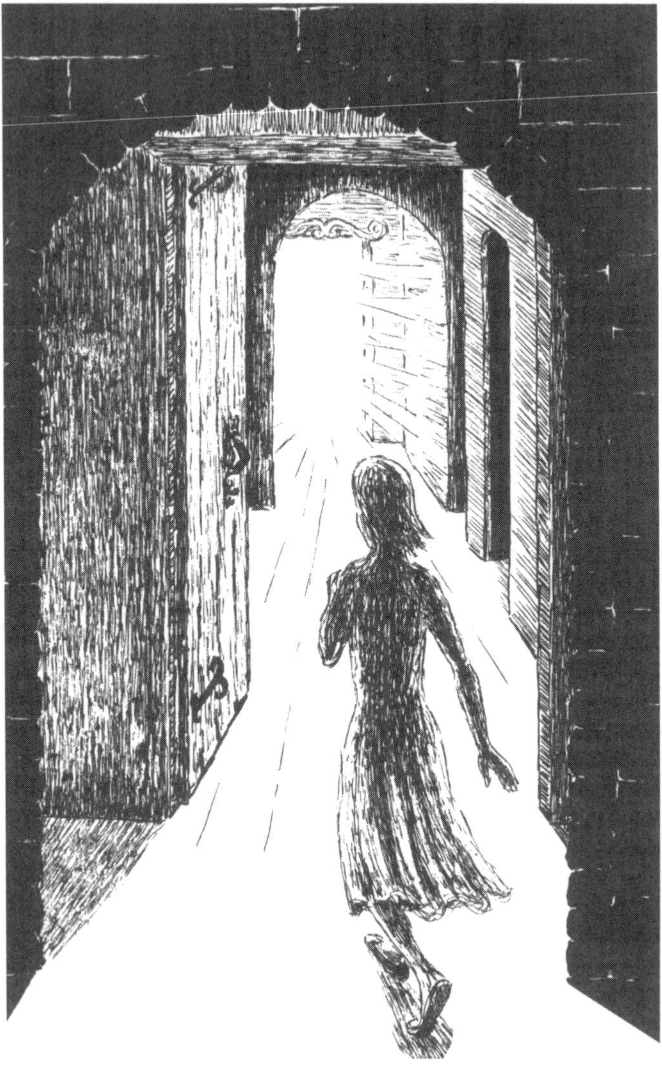

2.
Die Methode

Wenn Sie Ihre Träume nach der Methode erforschen, die ich Ihnen hier vorstelle, gehen Sie einen sicheren Weg, um die Türen zu Ihrem Unbewußten zu öffnen, und werden nach einiger Zeit klare Ergebnisse erzielen. Allerdings geschieht das nicht von heute auf morgen, weil Träume zunächst einmal sehr verwirrend zu sein scheinen. Bis Sie die Sprache Ihres Unbewußten erlernt und den Mut haben, der nackten Wahrheit ins Gesicht zu sehen, geht Ihr höheres Selbst sehr sanft mit Ihnen um und verkleidet die Wahrheit ein wenig. Je vertrauter Sie mit der Technik der Traumdeutung werden und je mehr Ihre Kraft und Bereitschaft wächst, die Probleme anzuschauen, die Ihre Träume an die Oberfläche bringen, desto klarer werden Ihre Traumbilder.

Das Unbewußte geht sehr liebevoll mit uns um. Es kommt nicht hereingerauscht und sagt: »Du schlechter Mensch! Ändere das!« Nein, es ist sehr gnädig und prä-

sentiert uns das Material auf die angemessenste Art und Weise – manchmal sehr höflich und indirekt, manchmal aber auch sehr direkt. Sie werden erleben, daß das Unbewußte zu Ihrem zuverlässigsten, loyalsten und aufrichtigsten Lehrer wird. Und eines Tages werden Sie, wenn sie über das Göttliche oder den Guru in Ihrem Innern sprechen, wirklich wissen, wovon Sie reden. Es ist dann keine Theorie oder Fiktion mehr.
Wie fangen Sie es nun an, mit Ihren Träumen zu arbeiten?

Sich erinnern

Die erste Aufgabe besteht darin, sich genau an seine Träume zu erinnern. Um diesen Vorgang zu unterstützen, müssen Sie zunächst in Ihrem Innern den tiefen Wunsch verspüren, sich zu erinnern.
Sprechen Sie sich direkt vor dem Einschlafen mit Ihrem Vornamen an, und geben Sie sich folgende Suggestion ein: »Sobald ich aufwache, werde ich mich an meinen Traum erinnern. Ich werde mich an meinen Traum erinnern.« Durch das Wiederholen dieser Suggestion kann die Polarität des Geistes leichter überwunden werden.
Vergewissern Sie sich, bevor Sie das Licht ausknipsen, daß alles Notwendige neben Ihrem Bett bereitliegt – Papier, Stift und vielleicht auch eine Taschenlampe. An den oberen Rand Ihres Papiers schreiben Sie *Traum* sowie das Datum mit Tag, Monat und Jahr. Falls Sie lieber einen Kassettenrecorder benutzen möchten, sollte die Kassette bereits eingelegt und in Startposition sein.

Versuchen Sie, Ihre Fähigkeit zu trainieren, ohne Wekker aufzuwachen. Falls Sie unbedingt einen brauchen, sollten Sie ihn leiser stellen.
Morgens schreiben Sie Ihren Traum sofort nach dem Aufwachen nieder. Tun Sie auch dann etwas, wenn Sie sich einmal nicht an einen Traum erinnern können. Bevor Sie auch nur einen Fuß aus dem Bett strecken, nehmen Sie Ihr Blatt Papier und notieren den ersten Gedanken, der Ihnen in den Sinn kommt oder schreiben auf, mit welchem Gefühl Sie erwacht sind. Mit anderen Worten – lassen Sie nicht Ihre zur Trägheit neigende Seite Oberhand gewinnen. Bestehen Sie auf Gehorsam, und Sie werden feststellen, daß Ihr Geist sehr willig sein kann. Das Niederschreiben dieses ersten Gedankens zeigt, wieviel Engagement Sie von sich selbst fordern. Wenn Ihnen als erstes der Gedanke: »Oh, ich habe anscheinend gar keinen Traum gehabt« durch den Kopf geht, schreiben Sie ihn und die Gefühle, die Sie dabei haben, auf. Selbst das schriftliche Festhalten der Tatsache, daß Sie sich dabei nicht gut fühlen, kann Ihnen helfen, sich besser an Ihren nächsten Traum zu erinnern.
Wenn Sie sich auch nach drei Wochen an keinen Ihrer Träume erinnern, dann sollten Sie sich das einmal ehrlich anschauen. Manchmal ziehen wir die Jalousien herunter, weil es da etwas gibt, was wir nicht sehen wollen.

AUFZEICHNEN DES TRAUMES

Schreiben Sie Ihren Traum einfach so nieder, wie er ist, auch wenn er sehr kurz sein sollte und Sie vielleicht nur ein paar kleine Details haben. Diese sind immer sehr wichtig. Nehmen Sie sich vor, absolut ehrlich zu sein und an Ihrem Traum keine Korrekturen vorzunehmen, um besser dazustehen. Sie können aus Ihrem Traum keinen Nutzen ziehen, wenn Sie ihn verfälschen. Unterschreiben Sie den Bericht mit Ihrem Namen, um später sicher zu sein, daß Sie den Traum auch wirklich korrekt aufgezeichnet haben.

Halten Sie zunächst den wesentlichen Inhalt des Traumes fest, damit Sie nicht das Gesamtbild aus den Augen verlieren. Danach fügen Sie die Einzelheiten hinzu – beispielsweise, daß sich der Treppenaufgang auf der linken oder der rechten Seite oder in der Mitte des Hauses befand. Wenn Sie in der Lage sind, alle Details von Anfang an aufzuschreiben, ohne den Überblick zu verlieren, können Sie das natürlich auch tun. Selbst wenn Sie sich nur an kleine Ausschnitte oder Traumfetzen erinnern, sollten Sie diese auf jeden Fall aufschreiben. Mit ein wenig gutem Willen werden Sie sich noch an viel mehr Einzelheiten erinnern.

Falls Sie einen bestimmten Traum nicht schriftlich festhalten möchten oder insgeheim fürchten, jemand anders könne Ihre Aufzeichnungen lesen, sollten Sie Ihren Traum dennoch so exakt wie möglich niederschreiben. Lesen Sie ihn dann drei- oder viermal durch. Denken Sie darüber nach. Arbeiten Sie ihn durch, und vernichten Sie dann die Aufzeichnung. Aber ignorieren Sie einen solchen Traum nicht einfach. Was immer der Traum Ihnen auch mitteilen mag, schauen Sie ihm ins Gesicht, andernfalls wird sich eine Menge Zeug im Keller Ihres Unterbewußtseins ansammeln. Vielleicht tröstet es Sie zu wissen, daß Sie zu einem späteren Zeitpunkt, wenn Sie bewußter und empfänglicher geworden sind, möglicherweise in der gleichen Symbolik, im gleichen Traum, etwas völlig anderes sehen werden.

Kommentar

Fügen Sie dann einen kurzen Kommentar hinzu. Wie fühlten Sie sich beim Aufwachen? Angespannt, voller Freude, ermutigt, schrecklich, ängstlich, besorgt, schokkiert, gleichgültig? Eine kurze Beschreibung, vielleicht eine Zeile, genügt. Sie kann Ihnen einen wichtigen Anhaltspunkt geben.

Hatten Sie Herzklopfen? Spürten Sie Spannungen im Körper? Machten Sie eine Faust? Hielten Sie Ihre Hand aufs Gesicht gepreßt? Hatten Sie etwas von Ihrem Nachttisch, beispielsweise Ihre Armbanduhr, in der Hand? In welcher Position sind Sie aufgewacht? Auf der linken Seite liegend? Oder auf der rechten? Auf Ihrem Rücken? Oder auf dem Bauch?

Notieren Sie alle Ihre Gefühle sofort nach dem Aufwachen, denn wenn Sie versuchen, sie später zu rekonstruieren, können sie sehr leicht eine andere Färbung annehmen. Falls Sie von Bergen geträumt haben, wachen Sie vielleicht mit der unterschwelligen Angst auf, daß diese Berge Hindernisse bedeuten. Doch vielleicht den-

ken Sie später noch einmal über den Traum nach und versichern sich, daß Berge ein Symbol der Hoffnung darstellen und daß Sie sich in diesem Traum gut fühlten. Unser Gedächtnis ist nicht sehr zuverlässig.
Die Intensität eines Traumes – die sich in Ihren Gefühlen beim Aufwachen und Ihrer ersten spontanen Deutung spiegelt – sagt etwas über die Wichtigkeit des Traumes aus.

Erste Deutung

Was ist Ihre erste Eingebung, Ihre erste Deutung des Traumes? Schreiben Sie sie nieder, auch wenn Sie meinen, die Interpretation sei ungenügend, oder wenn Sie die Botschaft des Traumes nur dunkel erahnen können oder Ihnen nur ein einziger Gedanke dazu einfällt – ja selbst wenn Sie glauben, nicht den geringsten Anhaltspunkt zu haben. Auch wenn Sie denken: »Ich weiß wirklich nicht, was er bedeutet... es ist ziemlich verwirrend«, offenbart sich darin zumindest teilweise die Bedeutung des Traumes: Verwirrung. Betrachten Sie dann die Einzelheiten genauer, um herauszufinden, womit die Verwirrung zu tun hat, weshalb da überhaupt Verwirrung ist, in welchen Bereichen sie auftaucht und was dazu geführt hat. Der Traum wird Ihnen dann eine ziemlich präzise Antwort geben. Einer meiner Freunde, Ingenieur von Beruf, hatte folgenden Traum:

Brücken über Dächern

Die Traumszene spielte an einem sehr schönen Ufer eines wunderschönen Flusses, doch da, wo eigentlich Wege, Gärten, Blumen, Bäume und Büsche hätten sein sollen, zog sich ein häßliches Industriegebiet hin. Im Traum baute der Ingenieur eine Brücke über den Fluß auf das Dach eines Hauses und über das Dach eines weiteren Hauses hinweg. Die Brücke hatte einige sehr unregelmäßige Stufen – eine sehr steile und dann eine gewölbte; einige Stufen führten abwärts, andere aufwärts.

Er sagte zu mir: »Dieser Traum ergibt überhaupt keinen Sinn.«
Ich fragte ihn: »Was würden Sie als Ingenieur zu einem solchen Bauprojekt sagen?«
«Verwirrender Unsinn.«
«Auf was in Ihrem Leben trifft das zu?«
Der Traum selbst war nicht chaotisch, sondern zeigte ihm ganz klar, daß seine gegenwärtigen Pläne einem Zustand der Verwirrung entsprangen und zu unsinnigen Ergebnissen führen würden.

Bewusste Einflüsse

Notieren Sie, was Ihrer Meinung nach zu diesem Traum geführt haben könnte. Falls Sie täglich Tagebuch führen, sollten Sie sich die Ereignisse und Gedanken des vorhergehenden Tages ins Gedächtnis rufen. Was hat

Sie beschäftigt? Das könnten bestimmte Befürchtungen und Ängste, Handlungen oder Reaktionen sein. Schreiben Sie die Ereignisse des Tages auf: Mein Schwiegervater kam zu Besuch. Mein Chef rief mich in sein Büro. Ich bin evangelisch, aber ich setzte mich in eine katholische Kirche, um ein paar stille, ungestörte Minuten für mich selbst zu haben. Mein Blick fiel dreimal auf den Titel eines Buches.

Vielleicht hatten Sie einen schlechten Tag. Sie wollten einen Vertrag unterzeichnen, der dann doch nicht zustande kam, oder Sie bewarben sich erfolglos um eine Arbeitsstelle oder hatten Streit mit einem Ihnen nahestehenden Menschen. Vielleicht geschah etwas scheinbar völlig Bedeutungsloses, beispielsweise, daß Ihnen eine bestimmte Melodie den ganzen Tag im Kopf herumging. Schreiben Sie all diese bleibenden Eindrücke nieder. Sie sind sehr wichtig. Notieren Sie auch alles, was Ihrer Meinung nach Ihre Träume beeinflussen könnte – ganz gleich, ob es sich dabei um bestimmte Mahlzeiten, die Mondphase oder den Luftdruck handelt –, um herauszufinden, ob es sich tatsächlich auf Ihre Traumerfahrungen auswirkt oder nicht. Schreiben Sie insbesondere jene Einflüsse auf, denen Sie direkt vor dem Zubettgehen ausgesetzt waren, wie beispielsweise Kinofilme, Fernsehen, Bücher, Gespräche oder spirituelle Übungen, die Sie vor dem Schlafen durchführten.[1]

Fragen Sie sich auch, welche unterschwelligen Einflüsse derzeit in Ihrem Leben wirksam sein könnten. Haben Sie bestimmte Pläne? Versuchen Sie, eine Entscheidung zu treffen? Seien Sie bei Ihrer Selbstbefragung so offen und ehrlich wie möglich. Geschehen in Ihrem Alltagsleben gegenwärtig Dinge, die einen Einfluß auf Ihren Traum haben könnten?

Schlüsselworte/Symbole

Notieren Sie die »Schlüsselworte«, also die wichtigsten Worte (dazu gehören die Namen von Personen, Objekte, Handlungen, Szenerien) in der Reihenfolge, in der sie im Traum auftauchen. Das kann Ihnen die präzise Deutung des Traumes erleichtern. Es ist zwar eine strukturierte, aber sehr effektive Art und Weise, mit den eigenen Träumen zu arbeiten. Schreiben Sie als nächstes wie beim Erlernen einer Fremdsprache auf, was die Worte bedeuten – und zwar, was sie für *Sie* bedeuten, nicht wie sie im Wörterbuch definiert sind –, selbst wenn Sie meinen, diese Bedeutungen hätten nichts mit dem Traum zu tun.[2]

Was bedeutet ein Auto, ein Baum, eine Blume, ein Schlüssel, eine Perle, ein Diamant, ein Stück Kuchen, ein Maschinenteil? Was bedeutet Rennen, Autofahren, Springen, Öffnen, Schließen, Innehalten? Manchmal wählen Sie vielleicht eine ganze Wortgruppe, manchmal nur ein einziges Wort. Normalerweise empfehle ich, einen wichtigen Satz einerseits als Einheit zu betrachten, andererseits aber auch die Wörter, aus denen er sich zusammensetzt, einzeln zu untersuchen. Das eine oder andere wird die Bedeutung des Traumes klarer werden lassen.

Nehmen wir einmal an, Sie träumten, daß Sie eine Landstraße entlanggehen. Sie gehen in ein Haus, öffnen ein

Fenster, schauen hinaus und sehen draußen etwas – ein Tier, einen Bären. Was bedeutet eine Landstraße für Sie? Was bedeutet Gehen für Sie? Was bedeutet ein Haus? Was bedeutet es, in ein Haus hineinzugehen? Erinnern Sie sich an weitere Einzelheiten des Traumes? Wie sah das Haus aus – war es klein, groß, hell, dunkel? Wo befand sich das Fenster? Waren Vorhänge davor? Keine Vorhänge? Sie öffneten das Fenster. Wie öffneten Sie das Fenster? Natürlich können Sie nur niederschreiben, was Sie im Traum erfahren haben. Vielleicht gingen Sie auf das Fenster zu, und es öffnete sich von selbst. Oder – in Träumen geschehen seltsame Dinge – da ist ganz plötzlich ein offenes Fenster. Was bedeutet ein Fenster? Was bedeutet es hinauszuschauen? Wenn Sie hinausschauten und einen Bären sahen, was bedeutet dann ein Bär? Waren da Bäume, Büsche oder Blumen, oder war es eine kahle Landschaft? Ein Bär zwischen Bäumen. Was bedeuten Bäume? Was für Bäume waren es? Waren sie abgestorben? Schneebedeckt? Waren es Kirschbäume? Apfelbäume mit Blüten daran? Lief der Bär auf Sie zu, oder stand er einfach da und schaute Sie an?

Ich schaute aus dem Fenster. Ich. Wie sahen Sie sich selbst als *ich?* Welches *ich* ist es? *Und das Fenster.* Sie könnten schreiben: »Ein Fenster ist dazu da, frische Luft hereinzulassen; ein Fenster ist dazu da, Licht hereinzulassen; ein Fenster ist dazu da, hinauszuschauen; ein Fenster ist dazu da, die Wärme drinnenzuhalten« oder alles, was ein Fenster für Sie bedeutet: »Es ist durchsichtig, hält den Regen ab, hält den Schnee ab, hält die Kälte ab.« Ist es das Fenster in der Hauswand oder die Glas-

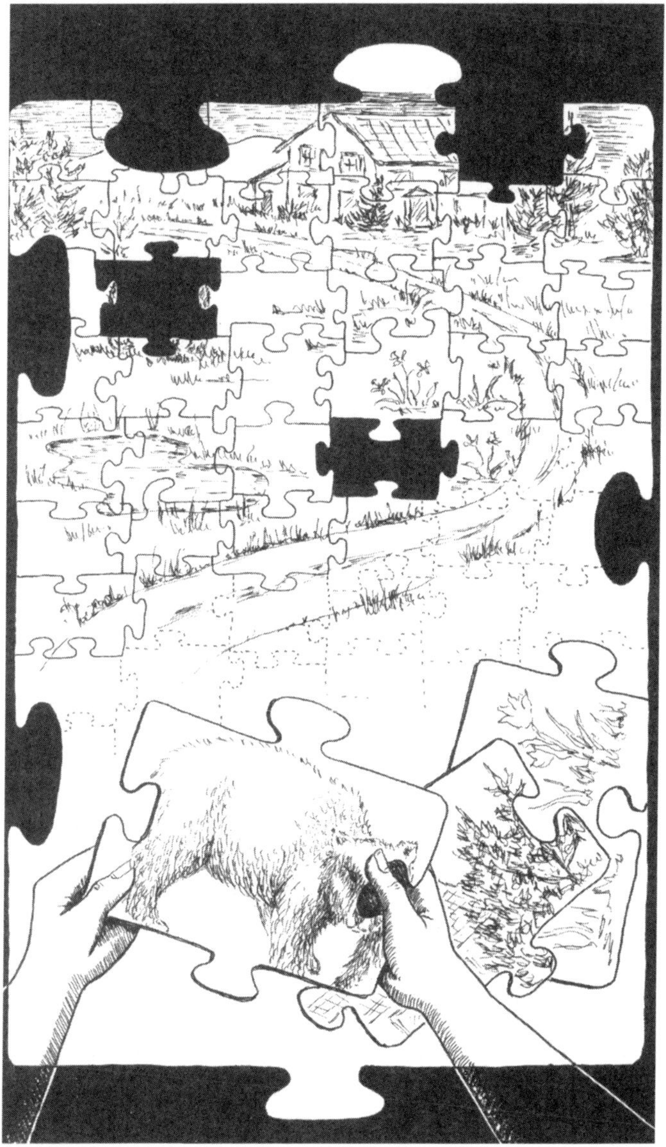

scheibe in der Zimmertür? Ist es das Fenster des Geistes? Ah! Später denken Sie vielleicht, daß es das »Fenster des Wissens« ist. Sie »sahen« etwas oder verstanden es, indem Sie durch ein »Fenster des Wissens« schauten. *Schaute aus dem Fenster. Schaute hinaus.* »Ich schaute aus mir selbst heraus, richtete meinen Blick durch die Transparenz und schaute so auf etwas außerhalb von mir. Ich nahm einen anderen Standpunkt ein, öffnete ein anderes Fenster zum Leben und schaute hinaus.« Je mehr Sie zu verstehen beginnen, desto mehr wird sich jedes Symbol offenbaren. Was vielleicht auf den ersten Blick verrückt oder unsinnig wirkt, wird auf einmal sehr klar.

Deutung

Mit Hilfe der Informationen, die Sie durch das Entschlüsseln der Traumsymbole gewonnen haben, können Sie nun beginnen, Ihren Traum zu deuten. Arbeiten Sie den Traum durch – zuerst Schlüsselwort für Schlüsselwort, dann in Wortgruppen und in ganzen Sätzen, und fangen Sie schließlich an, die Botschaft zusammenzusetzen.

Versuchen Sie, den Traum aus verschiedenen Blickwinkeln zu betrachten. Ein einziger Traum kann manchmal auf zwei, drei, vier verschiedenen Ebenen gedeutet werden. Wie sieht der Rest des Traumes aus, wenn Sie eine bestimmte Szene betonen? Wie wenn Sie einen anderen Teil des Traumes hervorheben? Schauen Sie sich dann noch einmal den Traum als Ganzes an. Es ist wie beim Einrichten einer Wohnung: »Wie würde es aussehen, wenn ich die Eßzimmermöbel hierhin, die Wohnzimmermöbel dorthin und den Fernseher auf den Flur stellte?« Vielleicht denken Sie, es würde perfekt aussehen, aber Sie werden es erst *wissen*, nachdem Sie es ausprobiert und die Möbelstücke im Verhältnis zueinander gesehen haben. Dieser Prozeß des Experimentierens ist sehr wichtig.

Umsetzung

Es genügt nicht, Träume zu deuten und ihre Botschaften zu verstehen. Sie können Ihre Entwicklung nur beschleunigen, wenn Sie auch gemäß der Botschaften *handeln.* Wie kann sich etwas, was Sie für sich entdeckt haben, in Ihrem Leben auswirken, wenn Sie nicht danach handeln? Mit Intellektualisieren ist noch niemand weitergekommen. Sie müssen Ihre Erkenntnisse auch praktisch anwenden.

Die Arbeit in Gruppen

Ein Traum liefert Ihnen alle Informationen, die Sie benötigen, und deshalb können Sie völlig unabhängig damit arbeiten. Es kann allerdings hilfreich sein, in einer Gruppe zu arbeiten, weil andere Ihre Deutungsversuche durch Rückfragen unterstützen können.
Wenn Sie ein paar Mal an solchen Gruppensitzungen teilgenommen haben, erkennen sie deutlicher, daß das Unbewußte jedes Menschen eine andere Sprache spricht.

Paare, die an der gleichen Gruppe teilnehmen, nehmen ihre Verschiedenheit wahr. Und wenn sie über ihre Träume sprechen, werden sie sehen, daß die Unterschiede zwischen ihnen sehr viel Gewicht haben können. Sind sie bereit, trotz ihrer Andersartigkeit Freunde zu sein? Können sie den anderen in Freiheit wachsen lassen oder nicht? Das Beharren auf »meine Art und Weise« kann Wachstum verhindern, Zuhören und Annehmen dagegen können zu größerem gegenseitigen Verständnis führen. Wenn Menschen gemeinsam an ihren Träumen arbeiten, kann ein sehr starkes Vertrauensverhältnis entstehen.

Besprechen Sie in der Traumgruppe einen Traum, mit dem Sie bereits selbst gearbeitet haben. Interpretieren Sie ihn zuerst immer selbst. Die Gruppe kann Ihnen dann helfen, andere Möglichkeiten zu sehen. Wenn Sie mir Ihren Traum erzählen, ohne ihn zuerst selbst interpretiert zu haben, und ich Ihnen eine angenehme Deutung liefere, werden Sie glücklich darüber sein. Falls meine Deutung unangenehm ausfällt, denken Sie vielleicht: »Nun, es ist schließlich *mein* Traum und ich sehe nicht, wie das zutreffen könnte.« Vielleicht akzeptieren Sie die Deutung vorübergehend, doch selbst wenn Sie es tun, wird es Ihnen nicht soviel nützen, denn wenn ich Ihren Traum interpretiere, kann ich ihn nur deuten, als ob er mein Traum wäre, und ich würde eine ganz andere Botschaft erhalten.

Wenn Sie Ihren Traum aber bereits gedeutet haben, können die anderen Gruppenteilnehmer fragen: »Könnte er *dies* bedeuten?« und »Hast du dir *das* schon angeschaut?« oder »So, wie ich dich einschätze, könnte der

Traum... bedeuten.« Manchmal weisen uns andere Standpunkte auf etwas hin, was wir lernen sollten, und manchmal liegen wir mit unserer eigenen Deutung ziemlich daneben, wie jene Frau, die der Meinung war, einer ihrer Träume würde beweisen, daß ihre Mutter eine schreckliche Frau sei. In Wirklichkeit offenbarte der Traum aber etwas über ihre eigenen Charakterzüge.

Berücksichtigen Sie die Meinungen und Standpunkte der anderen, machen Sie sich aber nicht davon abhängig. Ein anderer Mensch kann objektiver sein und etwas ziemlich Offensichtliches sehen, was Sie vielleicht nicht anschauen möchten. Das muß jedoch nicht unbedingt so sein, und es liegt an Ihnen, inwieweit Sie die Interpretation einer anderen Person akzeptieren. Andere können ein weiteres Fenster öffnen und Ihnen helfen, etwas zu sehen, aber sie können Sie nicht dazu zwingen, weil Sie ein eigenständiges Wesen sind. Die Gruppenteilnehmer können Ihnen die Sicht aus anderen Blickwinkeln ermöglichen, aber Sie müssen Ihren Traum zuerst selbst deuten, sonst machen Sie sich unter Umständen abhängig.

Tun Sie Ihre eigene Arbeit still für sich, und gehen Sie mit einer klaren Zielsetzung in die Gruppe. Machen Sie kein geselliges Beisammensein daraus. Verrichten Sie die notwendige Arbeit in der zur Verfügung stehenden Zeit, denn keiner von uns weiß, wieviel Zeit ihm noch bleibt. Niemand weiß es. Es ist sehr wichtig, sich dessen bewußt zu sein. Tun Sie es jetzt, nicht in einem anderen Leben.

Seien Sie sich in der Gruppe Ihrer eigenen Gedanken, Gefühle und Motive bewußt. Schauen Sie sich Ihren

Drang »zu teilen« an. Geben Sie nicht vor, über Ihre Träume sprechen zu wollen, wenn Sie in Wirklichkeit die anderen nur beeindrucken wollen, um akzeptiert zu werden. Seien Sie ehrlich mit sich selbst und anderen.

Zusammenfassung

Aufzeichnen des Traumes

Schreiben Sie Ihren Traum rasch und ehrlich nieder.

Unterschrift

Versehen Sie die Aufzeichnung mit Ihrer Unterschrift und dem Datum.

Kommentar

Fügen Sie alle Einzelheiten hinzu, die Sie vielleicht vergessen hatten. Beschreiben Sie Ihre Gefühle.

Erste Deutung

Was ist Ihr erster unmittelbarer Eindruck über die Bedeutung des Traumes?

Bewusste Einflüsse

Notieren Sie kurz die Ereignisse oder Einflüsse, die den Traum ausgelöst haben könnten.

Schlüsselworte / Symbole

Wählen Sie die wichtigsten im Traum enthaltenen Begriffe aus, und schreiben Sie Ihre Assoziationen und Interpretationen dazu nieder.

Deutung

Versuchen Sie zu erkennen, welche Botschaften sich auf verschiedenen Ebenen aus den symbolischen Bedeutungen ergeben.

Umsetzung

Setzen Sie die Botschaft des Traumes in Ihrem Alltagsleben um.

Traumgruppen

Falls es Ihnen nützlich erscheint, können Sie mit anderen zusammenarbeiten, um Ihre Träume aus unterschiedlichen Perspektiven zu sehen.

3.
Ein Beispiel

Anhand des Traumes einer meiner Schüler möchte ich Ihnen demonstrieren, wie diese Methode funktioniert und wie Sie die verschiedenen Bedeutungsebenen Ihrer Träume erforschen können. Es folgen zunächst die Traumaufzeichnung und Deutung des Schülers und dann meine Fragen und Anregungen, die zu einer umfassenderen Deutung beitragen sollen.

Das Untergeschoss
(Aufzeichnung des Traumes einer meiner Schüler)

Im Untergeschoß sitzt in einer Ecke vor einem »leeren« Feuer eine alte, grauhaarige Frau – jemandes Mutter. Ihr Mann hat sie stillschweigend verlassen. Er gibt ihr regelmäßig eine Menge Geld, aber sie ist absolut allein. Wir fahren hinunter in einem Aufzug, der dann horizontal durch die offenen Souterrainebenen anderer Gebäude und danach vielleicht hinaus in die offene Landschaft fährt.

(Unterschrift des Träumenden)

Kommentar

Meine Gefühle nach dem Traum: Die Frau tat mir ein bißchen leid – aber wirklich nur sehr wenig.

Bewusste Einflüsse

Ich habe gerade den Dreimonatskurs im Ashram absolviert. Ich versuche, mich mit einigen unbewußten, meiner Entwicklung im Wege stehenden Hindernissen auseinanderzusetzen, um den nächsten Schritt tun zu können.

Erste Deutung

Der Traum hat etwas mit der Änderung einer inneren Haltung zu tun.

Schlüsselworte

Untergeschoß – ein wesentlicher Bereich, ein Raum zum Lagern und Verstauen, eine tiefere Ebene

Feuer – Wärme, Begeisterung, Hitze, Verzehren

Ecke – in die Ecke gedrängt, unbequem, nicht im Fluß

Die Frau – intuitiv, empfänglich, nährend, unerschütterlich, emotional

Mutter – warm, weise, produktiv, selbstlos, mitfühlend

Ehemann – widerstrebender Gefährte, unabhängig, Energiequelle
Geld – Energie, Hilfsmittel, Freiheit
Aufzug – Wechsel der Ebenen, mechanisch, mühelos, abgeschnitten
horizontal – Ebene
Gebäude – physische Strukturen, Körper
Landschaft – natürlich, frei von sozialem Bezug, Wandel

Deutung des Träumenden

Meiner intuitiven Seite, die inzwischen etwas gereift ist, mangelt es an Feuer, Begeisterung; meine aktive Seite liefert Energie, gibt aber keine Unterstützung. Mechanisch und ohne Anstrengung meinerseits, bewege ich mich auf einer tieferen Ebene als erwartet durch Fundamente und Strukturen, die noch vollendet werden müssen.

Wie man die Deutung erweitern kann

Wenn wir den Traum näher betrachten, stellen wir fest: nicht jedes Haus hat ein Untergeschoß, aber dieses besitzt eines. Könnte es das Unbewußte symbolisieren? Der Träumende schützt sich. Er sagt nicht: »*Ich* befinde mich im Untergeschoß und sitze in der Ecke vor einem leeren Feuer.« Er sagt: »Im Untergeschoß sitzt in einer Ecke vor einem leeren Feuer eine…« Er benutzt die dritte Person, um das dort sitzende Individuum zu beschreiben. Er muß schauen, welcher Aspekt seiner selbst sich in diesem Souterrain befindet. Er muß anfangen zu akzeptieren, daß die alte Frau etwas mit ihm zu tun hat. Dann kann er den Satz neu formulieren und sagen: »Ich befinde mich im Untergeschoß und sitze vor einem leeren Feuer« oder »Im Souterrain sitze ich vor einem leeren Feuer«. Das bringt diese Traumerfahrung sofort auf eine persönlich Ebene: »Dort befindet sich ein Teil von mir – in diesem wichtigen Bereich, diesem Lagerraum, auf dieser tieferen Ebene. Ein Teil von mir ist in Kontakt mit dem Unbewußten.«

Ein Feuer kann nicht »leer« sein. Entweder ist da ein Feuer oder nicht. Selbst ein Haufen glühender Asche ist nicht leer. Wenn das Feuer erloschen ist, ist es kein Feuer mehr – nur noch Asche. Auch wenn alles vorbereitet ist, das Feuer aber noch entzündet werden muß, existiert kein Feuer. Doch ein »leeres Feuer« muß einen speziellen Sinn haben.

Um tiefer in die Bedeutung eines Traumes einzutauchen, muß man sich Fragen stellen. Dieser Mann könnte sich fragen: »Hat die Leere wirklich etwas mit dem Feuer zu tun oder eher mit der Art und Weise, wie ich es wahrnehme? Ist meine Wahrnehmung des Feuers leer?« Der Träumer deutete das »leere« Feuer als Mangel an Begeisterung, aber könnte nicht vielleicht noch mehr dahinterstecken? »Ich befinde mich also hier im Untergeschoß, und dort ist das Feuer. Was werde ich als nächstes tun?« Übersieht oder ignoriert er, aus welchem Grund er sich im Untergeschoß befindet und zu welchem Zweck das Feuer brennt? Es könnte sein, daß der Träumende sich eine Menge falscher Vorstellungen über das Leben und seinen Sinn macht. Vielleicht schleppt er eine Menge vergangener Erfahrungen mit sich herum, um die er sich bisher nicht gekümmert hat, die er jedoch besser verbrennen sollte, weil es ihm absolut keinen Nutzen bringen würde, an ihnen festzuhalten. Es ist, als besitze jemand Aktien einer Firma, die gar nicht mehr existiert. Es ist besser, sie ins Feuer zu werfen, als den Keller damit vollzustopfen. Das ist eine Möglichkeit.

Wenn das Feuer »leer« ist, so könnte das, von einer anderen Warte aus betrachtet, aber auch bedeuten, daß es auf etwas wartet, was es »erfüllen« kann; es wartet darauf, die alten Vorstellungen, die Unwissenheit über den Sinn des Lebens zu verbrennen. Es ist wie das Feuer der Alchimisten, das Metall in Gold umwandelt oder die Schlacken abscheidet. In der Symbolsprache des Ostens steht Feuer für »die Weisheit, die Unwissenheit verbrennt«.

Und – ja, der Träumende kann auch mehr Begeisterung entfachen. Die Symbolik weist also auf all diese Aspekte gleichzeitig hin. »Feuer ist Wärme«, sagt er, »Begeisterung, Hitze, Verzehren.« Vielleicht fordert der Traum ihn auf, sich in das Untergeschoß seines eigenen Geistes zu begeben und dort gründlich sauberzumachen. Wenn er ein Feuer anzündet, kann er sehen, was sich dort alles befindet, was in den Ecken verborgen und mit Spinnweben und Staub bedeckt ist.

Der Traum kann für jeden von uns eine Botschaft enthalten – die Botschaft, daß wir im Unbewußten verborgene Dinge aufdecken und klären müssen und alles Überflüssige entfernen sollten.

In der Ecke sitzt eine alte, grauhaarige Frau, jemandes Mutter. Der Träumer sagt: »Die Ecke: gedrängt, unbequem, nicht im Fluß. Die Frau: intuitiv, empfänglich, nährend, unerschütterlich, emotional, bleibende Kraft.« Der Träumende hat seine intuitive, empfängliche Seite in eine unbequeme Ecke gedrängt, statt sein Leben damit zu bereichern. Sie ist absolut allein. Er kann sich fragen: »Auf welche Weise schneide ich mich von meiner eigenen Intuition und Empfänglichkeit, meinen nährenden Eigenschaften und meinen Gefühlen ab?« Die Frau repräsentiert auch jemandes Mutter, und für ihn ist »Mutter« gleichbedeutend mit »warm, weise, produktiv, selbstlos, mitfühlend«. Er sollte darüber nachdenken, wie er sich von diesen sehr positiven Eigenschaften abschneidet. Vielleicht muß er sich mit der Beziehung zu seiner eigenen Mutter oder sogar seiner »spirituellen Mutter« – seinem Meister, seiner Meisterin, falls er einen oder eine hat – auseinandersetzen. Spiegelt der Traum etwas über seine Beziehung zu der einen oder anderen wider?

Er kann sich fragen, welche Bilder in ihm aufsteigen, wenn er an eine »alte, grauhaarige Frau« denkt. Empfindet er Widerwillen gegenüber dem Alterungsprozeß und dem Gedanken an den Tod? Oder steht Alter für durch Erfahrung gewonnene Weisheit – vielleicht sogar für die Seele selbst?

Obwohl der Träumende in diesem Fall ein Mann ist, könnte die alte, grauhaarige Frau tatsächlich ein Symbol für seine eigene Seele sein. Das würde bedeuten, daß seine Seele, sein inneres Licht, seine innere Weisheit vernachlässigt und nicht gewürdigt wird. Der Traum weist darauf hin, daß der Ehemann, der für das Selbstbild des Träumenden stehen könnte – aktiv, unabhängig, energiespendend – sie stillschweigend verlassen

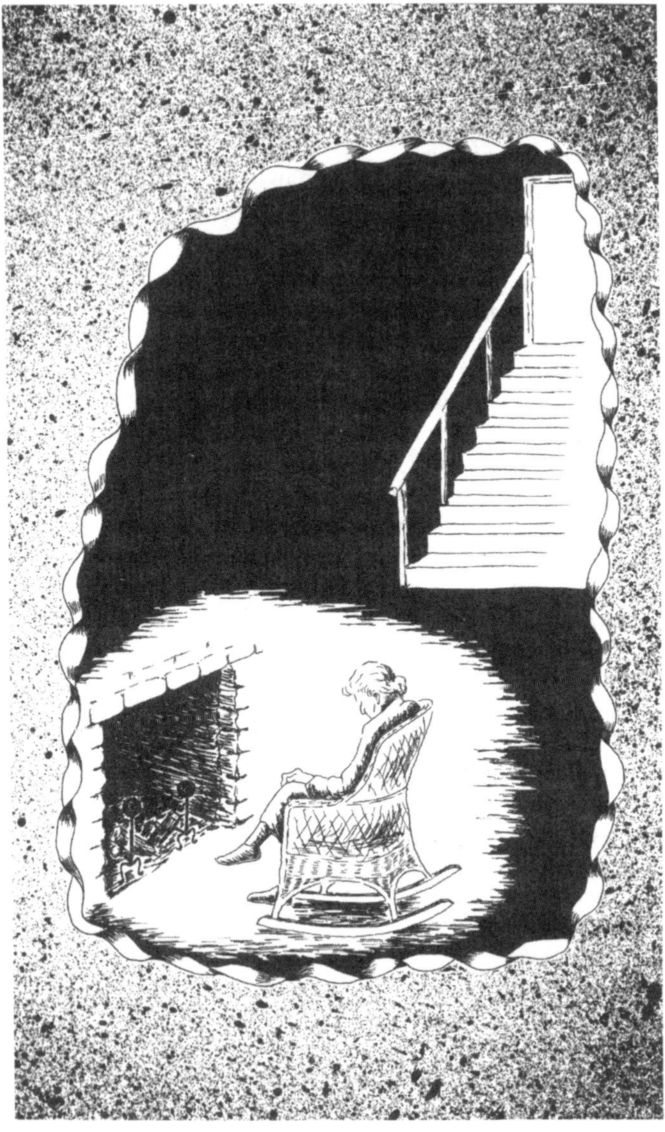

hat, weil die äußeren Verlockungen des Lebens – Geschäfte, Erfolg – ihn zu sehr in ihren Bann gezogen haben. Nichts im Traum deutet darauf hin, daß etwas Dramatisches geschehen ist. Er ignorierte sie einfach – machte sich stillschweigend davon, anstatt ihr (der Seele) Aufmerksamkeit zu schenken. Wahrscheinlich pflegt er seinen Körper sehr sorgfältig, hält sich vielleicht sogar an eine spezielle Diät, aber er nährt seine Seele nicht. Er schickt ihr gerade soviel Energie, um sie am Leben zu erhalten.

Die erste spirituelle Hochzeit findet zwischen den männlichen und weiblichen Anteilen im Innern eines Menschen statt – es ist die Vereinigung von Vernunft und Intuition.[1] Hier wird der weibliche Teil des Träumenden vernachlässigt, während der männliche sich auslebt und seinen Interessen anderswo nachgeht. Er schickt regelmäßig Geld oder Energie (aus Pflichtgefühl? Schuldgefühlen?), doch durch sein Handeln drückt er deutlich aus: »Belästige mich bitte nicht, denn wenn du mich nicht in Ruhe läßt, muß ich mich ja anschauen und mich fragen: ›Wer bin ich? Weshalb bin ich hier? Warum wurde ich geboren? Weshalb bin ich sogar ins Untergeschoß gegangen? Was tust du dort in der Ecke? Und warum muß ich anerkennen, daß du ein Teil von mir bist und ich ein Teil von dir bin?‹« Statt dessen sagt er: »Du brauchst überhaupt nichts zu tun. Bleib einfach in deiner Ecke sitzen, und sei still.« Er gibt ihr gerade genug, damit sie ihn nicht belästigt. Könnte das seine Einstellung widerspiegeln, gerade genug Gutes zu tun, um eine gewisse Lieblosigkeit oder sogar Schuld zuzudecken? Irgendwann wird der Träumende nicht darum herumkommen, den weiblichen Teil in sich selbst anzunehmen, und wenn er das tut, kommt er in Kontakt mit der Weisheit und dem Wissen, die der weiblichen göttlichen Kraft entspringen.

In der nächsten Phase des Traumes steigt der Träumende in einen Aufzug. Sie wissen doch, was geschieht, wenn Sie einen Aufzug betreten? Sie drücken auf den richtigen Knopf, warten und lassen sich vom Aufzug in das gewünschte Stockwerk fahren. Sie müssen sich natürlich vergewissern, daß Sie den richtigen Knopf gedrückt haben, damit der Aufzug Sie hinauf oder hinunter zu Ihrem Ziel bringt. Doch dies ist ein seltsamer Aufzug. Er fährt abwärts und bewegt sich dann nur noch horizontal weiter. Könnte das die lineare Denkweise symbolisieren? Der Aufzug, der normalerweise dazu dient, uns – hinauf oder hinunter – auf verschiedene Ebenen zu befördern, fährt statt dessen stets auf der gleichen Ebene. Beeinflußt von den griechischen Philosophen, insbesondere Aristoteles, neigen wir im Westen stark zu rationalem, linearem Denken. Der horizontal fahrende Aufzug stützt die Vorstellung, daß es hier um lineares Denken geht und weist ebenfalls darauf hin, daß der Träumende nicht in Kontakt mit seinem tiefen seelischen Potential ist.

Vielleicht versteht er bestimmte Zusammenhänge nur oberflächlich. Womöglich macht er sich falsche Vorstellungen über ein spirituelles Leben und meint, die Suche nach den höheren Werten des Lebens setze Selbstaufopferung und Märtyrertum voraus. Das ist absoluter Unsinn, denn in diesem Fall gäbe es nur sehr wenige Interessenten. Heutzutage brauchen wir Menschen, die

mit beiden Beinen fest auf dem Boden stehen und dennoch ein spirituelles Leben – d. h. ein von der Suche nach höheren Werten geleitetes Leben – führen. Es spielt keine Rolle, welche Robe man trägt oder wie sehr man sich kasteit; wenn man seine Ideale nicht lebt und auch anderen nicht dabei hilft, es zu tun, bleibt alles leere Theorie. Dogmen errichten nur Mauern. Sie trennen Menschen verschiedener Religionszugehörigkeit. Das einzige, was wirklich zählt, ist die praktische Umsetzung höherer Werte, bewußter Erkenntnisse und Einsichten. Dadurch wird ein Mensch zu einem spirituellen Wesen.
Da im Traum die anderen Keller oder Untergeschosse offen sind, würde ich annehmen, daß der Träumende mit Menschen in Verbindung steht, die sich mit ihrem eigenen Unbewußten ziemlich mutig auseinandergesetzt haben. Und vielleicht trägt der Aufzug den Träumenden in die offene Landschaft hinaus, neuen Horizonten entgegen. Wenn Sie Möglichkeiten sehen, bekommt Ihr Leben eine neue Bedeutung, selbst wenn es Ihnen anfänglich an Begeisterung mangelt und das Feuer eine Zeitlang ohne offensichtlichen Zweck zu brennen scheint. Der Zweck wird sich Ihnen offenbaren.
Klarer könnte die Botschaft eines Traumes nicht sein, und was wie ein unscheinbarer, fast unbedeutender Traum wirkt, entpuppt sich bei genauerem, sorgfältigem Hinschauen als äußerst bedeutungsvolle Botschaft aus dem Unbewußten. Es ist ein sehr schöner Traum.

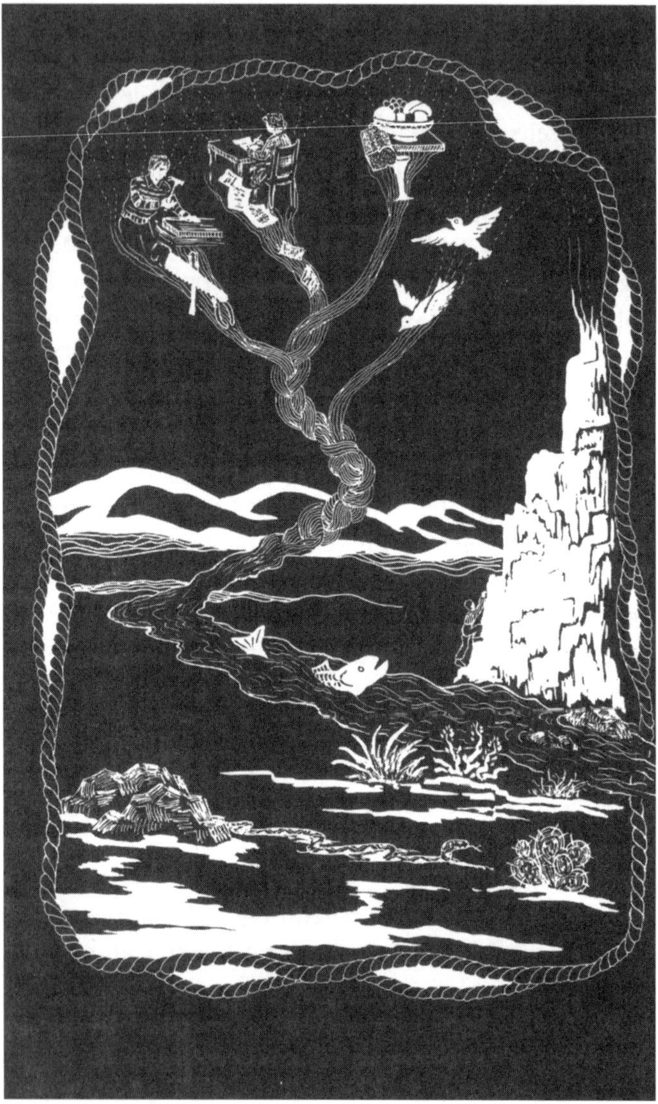

4. Symbole

Der für das Träumen zuständige Teil unseres Geistes übersetzt die Erfahrungen des täglichen Lebens in Metaphern und Symbole und verwebt verschiedene Gedanken und Ideen zu einem einzigen Bild, so als würde das Unbewußte einen Haufen loser Fäden und Fasern aufnehmen und daraus etwas Neues wirken, dem wir einen anderen Namen geben: ein Seil. Doch ein Seil ist nur so lange ein Seil, wie die Fäden miteinander verwoben sind. Wo ist das Seil, wenn wir die Fäden entflechten? Wenn wir unsere Träume durch Entschlüsseln der Symbole »entflechten«, entdecken wir, daß die einzelnen Fasern und Fäden uns auf eine vielschichtige Weise wieder mit uns selbst verbinden. Warum träumen wir überhaupt in Symbolen und Metaphern?

Wir setzen alles in Beziehung zu bereits gemachten Erfahrungen, und die meisten von uns erfahren die Welt über ihre Augen. Wir erschaffen ununterbrochen Bilder in unserem Innern, die – von Gefühlen stimuliert – unsere Denkprozesse auslösen. Auf diese Weise funktioniert auch unser Gedächtnis. Das Unbewußte nutzt diese Bilder, um seine symbolischen Botschaften zu übermitteln. Ihre Traumsymbole vermitteln ganz individuelle Bedeutungsinhalte, die sich von denen jedes anderen Menschen unterscheiden, weil Sie ein einzigartiges Individuum mit ganz persönlichen Lebenserfahrungen sind. Die Bedeutungsinhalte mögen sich sehr ähneln, aber sie werden nie identisch sein, so, wie es nicht einmal an demselben Baum zwei völlig identische Blätter gibt. Wir müssen unsere Einzigartigkeit würdigen – auf gesunde, nicht egozentrische Art und Weise. Dieses wohltuende Gefühl der eigenen Wichtigkeit brauchen wir, um die Bereitschaft zur Selbsterforschung, die uns ja zur Selbsterkenntnis führt, nicht zu verlieren. Welche Symbole tauchen in Ihren Träumen auf, und wie sollten Sie versuchen, sie zu entschlüsseln?

Menschen in Ihren Träumen

Betrachten Sie die in Ihren Träumen auftauchenden Personen zunächst einmal als Teile Ihres eigenen Selbst – als das, was ich »Persönlichkeitsanteile« nenne. Jeder von uns besitzt viele verschiedene Persönlichkeiten, die wie Schauspieler in verschiedenen Situationen in den Vordergrund treten, und jeder dieser Persönlichkeitsanteile hat sein eigenes Ego.[1] Aus dieser Perspektive betrachtet, sind die Wesenszüge der in Ihren Träumen auftauchenden Menschen Ihre eigenen Wesenszüge, ob

Ihnen das gefällt oder nicht. Wenn Sie die Kritik, die Ihre Träume Ihnen durch die darin vorkommenden Charaktere vermitteln, annehmen können, haben Sie ein wirkungsvolles Instrument zur Überwindung Ihrer Persönlichkeitsdefizite in der Hand.

Das Unbewußte ist sehr liebevoll und mitfühlend. Es greift Sie nicht an, indem es sagt: »Du bist dies oder jenes.« Statt dessen sagt es: »Schau, du kannst diese Person wirklich nicht leiden. Warum nicht? Aufgrund ihrer Eigenschaften. Wenn du dich nun selbst betrachtest, wirst du vielleicht feststellen, daß auch du diese Eigenschaften besitzt. Es wäre gut, wenn du dir den tyrannischen Vater oder diese nörgelnde kleine Schwester in dir selbst anschauen würdest.« Wenn der Traum Ihnen Ihre jähzornige Freundin Luise zeigt, sollten Sie sich klarmachen, daß es völlig unwichtig ist, ob Luise jähzornig ist oder nicht. Wichtig ist, daß Sie es auch sind. Und was fangen Sie mit Ihrem eigenen Jähzorn an? Der Traum ist ein Spiegel, der Sie exakt so reflektiert, wie Sie sind. Natürlich können Ihre Träume durch inspirierende Charaktere auch Ihre positiven Eigenschaften und Ihr Potential widerspiegeln. Die Botschaft könnte lauten: »Schau, du bestehst nicht nur aus deinen Fehlern. Hier ist deine Freundlichkeit, deine Großzügigkeit, dein Humor, deine Intelligenz.«

Die Arbeit mit Traumcharakteren hilft uns zu verstehen, daß alles eins ist. Vielleicht besitzen Sie nicht alle Charaktereigenschaften der im Traum vorkommenden Person, aber doch einige. So können Sie die zwischen allen Wesen bestehende Verbindung erkennen und erfahren, daß Sie in Wirklichkeit keine »einsame Insel« sind.

Vielleicht tauchen auch Menschenmassen in Ihren Träumen auf. Welche Beziehung haben Sie zur Masse? Wissen Sie, wo Ihr Platz ist? Werden Sie von diesen Massen manipuliert, oder bleiben Sie sich Ihrer Individualität bewußt und übernehmen Verantwortung für Ihr Handeln? Die geistigen Kräfte anderer Menschen spielen in unserem Leben eine nicht zu unterschätzende Rolle. In unserer Welt existieren Milliarden individueller Seelen, und wir sind bereits in der Stadt, in der wir leben, von Tausenden oder sogar Millionen von ihnen umgeben. Wir funktionieren im Umfeld von Hunderten von Menschen und innerhalb des Beziehungsgeflechtes jener paar Dutzend, aus denen sich unsere Familie und der Kreis unserer Freunde und Nachbarn zusammensetzt. Wir müssen erkennen, wie sie unser Leben beeinflussen. Träume können diese Einflüsse widerspiegeln.

Das Seltsame an unseren Träumen ist das in ihnen existierende *Ich.* Wer ist dieses *Ich?* Wer ist der Beobachter, wer der Handelnde? Es gibt verschiedene *Ichs.* Von welchem *Ich* sprechen Sie, wenn Sie sagen *ich sehe* oder *ich denke* oder *ich lebe in einer Höhle?* Zu welchem Persönlichkeitsanteil gehört dieses *Ich?* Was bedeutet *ich?* Der allererste Schritt besteht darin, die *Ich*-Identität zu untersuchen. Wo sitzt dieses *Ich?* Wer oder was sagt *ich?* Und wer kennt dieses *Ich?*

Ich steuere ein Auto. Wer ist dieses *Ich*, das steuert? Wer hat die Dinge unter Kontrolle? Was steuert Sie?

Ich werde angehalten. Was ist dieses *Ich* jetzt? Irgend jemand hält an. Jemand anders hält Sie an. Welche Autorität kann Macht ausüben und Sie veranlassen anzuhalten?

Ich mache mir Sorgen. Wer ist dieses *Ich* jetzt? Wer ist das *Ich*, das sich Sorgen macht, und worüber machen Sie sich Sorgen?

Ich stelle eine ganz stille Verbindung her. Das ist ein anderes *Ich. Ich* tue, *ich* handele, *ich* mache, *ich* bin der Macher. Was geschieht, wenn Stille einkehrt? Welche Verbindung existiert dann?

Ich erkenne. Wieder ein anderes *Ich*. Das *Ich* der Erkenntnis. Sie wußten nicht, doch plötzlich sind Sie sich einer Sache bewußt.

Ich gehe diesen Weg. Wer ist dieses *Ich*, das seinen eigenen Weg gehen will? Was ist Ihr Weg?

Betrachten Sie die *Ichs* in Ihren Träumen als die vielen Aspekte Ihrer Persönlichkeit. Finden Sie heraus, wer sie sind und wie sie handeln. Manchmal kann das *Ich* auch eine doppelte Bedeutung haben. Einmal hatte jemand einen Traum, den wir erst entschlüsseln konnten, als wir schließlich das Wort *Auge* (Sinnesorgan) an die Stelle von *Ich* setzten. Plötzlich wurde der Traum klar. Ich kann mir nur vorstellen, daß das Unbewußte Worte manchmal auf diese Weise benutzt, um uns zu lehren, aufmerksamer zu sein, genauer hinzuhören, nicht so voreilig zu sein. Im Altenglischen bezeichnete man ein Fenster als »das Auge in der Wand«. Das Auge kann durch die Öffnung in der Wand sehen. Das innere Auge der Weisheit kann jedes Hindernis durchdringen. Wissen wird dieses menschliche Haus erleuchten. Welches *Ich* besitzt die innere Sicht?

Wie zeigt sich das Ego im Traum? Ist es ziemlich aufgeblasen, taucht es vielleicht in Form einer extravaganten, großen, launenhaften, lärmenden Persönlichkeit auf?

Sie müssen entscheiden, inwieweit Sie dieses überspannte Ego stützen wollen.
Nachdem Sie die im Traum vorkommenden Charaktere als Ihre eigenen Persönlichkeitsanteile betrachtet haben, können Sie sich fragen, ob sie auch etwas mit den tatsächlich in Ihr Leben involvierten Personen zu tun haben. Wenn in Ihrem Traum beispielsweise Menschen auftauchen, die versuchen, Sie zu beeinflussen und am Erreichen Ihrer Ziele zu hindern, könnten diese Personen neben Ihren eigenen Persönlichkeitsanteilen auch jene Menschen in Ihrem Leben symbolisieren, die sagen: »Warum willst du anders sein als wir? Komm, laß uns einfach Spaß haben. Trink noch ein Glas.« Diese Menschen fühlen sich bedroht, wenn Sie anders sind. Wenn sie Sie davon abhalten können, Ihr Ziel zu verfolgen, fühlen sie sich in ihrer eigenen Trägheit bestätigt.
Natürlich können Sie auch Träume haben, in denen es um Ihre Beziehung zu einer bestimmten Person geht, sowie Träume, die tatsächlich Vorahnungen oder Warnungen über jemand anders enthalten.[2] Dennoch sollten Sie Ihre Träume stets zuerst auf Widerspiegelungen Ihrer eigenen Persönlichkeitsanteile hin untersuchen und nicht voreilig andere Schlüsse ziehen.

Tiere in Ihren Träumen

Wir Menschen sind oft nicht in der Lage, unsere Verbindung mit anderen Lebensformen zu erkennen, doch in unseren Träumen stellen wir vielleicht fest, daß unser Unbewußtes vieles mit Hilfe von Tiersymbolen ausdrückt.

Die alten Religionen verwendeten häufig Tiersymbole, was heute manchmal als Tierkult oder Verehrung von Tieren interpretiert wird. Doch beteten sie wirklich die Tiere an? Nein, sie erkannten einfach die besondere Intelligenz oder Kraft eines Tieres an und benutzten die Symbole, um diesen Kräften Ausdruck zu verleihen. Ebenso sind Götter und Göttinnen oder Dämonen in Wirklichkeit nichts anderes als bestimmte, personifizierte Energien und Kräfte. Die Energie, die sich in einem Traum als eine Vision Jesu zeigt, kann sich auch als das Gegenteil manifestieren – als Monster oder Mörder. In jedem von uns gibt es eine Polarität, das Positive und das Negative, und beides kann sich durch uns ausdrükken. Die Energie ist ein und dieselbe, und unsere große Verantwortung liegt darin, wie wir sie nutzen. Wie gehen Sie mit dieser Kraft, die in Wirklichkeit eins ist, die gut und schlecht ist, um?

Wenn in Ihren Träumen Tiere auftauchen, sollten Sie sich fragen: »Welche charakteristische Eigenschaft besitzt dieses Tier?« Jedes dieser Tiersymbole will Ihnen etwas sagen, hat eine wichtige Botschaft für Sie, indem es entweder eine Eigenschaft widerspiegelt, die Sie in sich stärken sollten, oder eine, mit der Sie sehr vorsichtig umgehen oder die Sie unter Kontrolle bringen sollten. Das Tier kann Sie aber auch darauf hinweisen, daß Sie über eine bestimmte Kraft oder Fähigkeit verfügen, die Ihnen noch gar nicht bewußt geworden ist.

Sie müssen selbst herausfinden, was jedes Tier für Sie bedeutet. Für den einen kann eine im Traum auftauchende Ratte eine Warnung vor zerstörerischen Kräften sein, die im verborgenen wirken, ein anderer wird durch sie vielleicht daran erinnert, daß die weibliche Ratte eine außerordentlich liebevolle und fürsorgliche Mutter ist. Während für den einen ein Hund ein Symbol der Treue und Loyalität sein mag, sieht jemand anders in ihm Unberechenbarkeit und Aggressivität. Ein Dritter assoziiert mit einem Hund vielleicht mangelnden Stolz – man kann einen Hund schlagen, und er kommt trotzdem immer wieder zurück.

Einmal träumte jemand von einem großen Tier, hatte aber keine Angst, von ihm angegriffen zu werden, weil das Tier die Augen niedergeschlagen hatte. Hier ging es um ein ganz bestimmtes Problem: Mit niedergeschlagenen Augen können wir den Dingen nicht geradewegs ins Gesicht sehen. Es stellte sich heraus, daß das Problem in diesem Fall sexueller Natur war. Die Person hatte ihr Verhaltensmuster aufgrund ihrer Konditionierung so stark ins Unbewußte verdrängt, daß der Traum ihr sagte: »Ein Angriff ist nicht zu befürchten, aber da ist etwas, das du dir einmal genauer anschauen solltest.«

Die Erfahrungen, die wir im Laufe unseres Lebens machten, haben uns geformt und sind noch in unserem Inneren gespeichert; deshalb können sie für uns zu wichtigen Werkzeugen bei der Deutung unserer Träume werden. Für das Interpretieren und Verstehen eines Symboles kann es keine allgemeingültigen Regeln geben, weil jeder Mensch ein einzigartiges, von seiner speziellen Konditionierung beeinflußtes Individuum ist.

Fahrzeuge im Traum

Das Auto ist das Vehikel, mit dem wir uns fortbewegen. Ich bewege mich fort, indem ich das Vehikel meines Geistes, das Vehikel meines Intellekts – das Denken, den Verstand – benutze. Was dient als Vehikel für das Bewußtsein? In alten Märchen wurde der Geist je nach dem Kulturkreis, aus dem das Märchen stammte, durch ein Pferd, ein Kamel oder einen Elefanten symbolisiert. In Europa wurde das Pferd früher so verehrt, wie heute noch in Indien die Kuh. In der alten Mythologie ritt der König oder der große Ritter auf seinem Pferd – seinem Triumphgefährt – ins Walhalla, den Himmel der alten nordischen Götter. Doch in unseren modernen Zeiten ist das Vehikel oft ein Auto, manchmal ein Zug, ein Bus oder ein Flugzeug.

Betrachten Sie die Vehikel oder Fahrzeuge in Ihren Träumen. Welche Fahrzeuge tauchen auf? Wer sitzt auf dem Fahrersitz? In welchem Zustand sind die Fahrzeuge? Wissen Sie, wohin Sie fahren? Wenn Sie manchmal von einem kleinen alten Volkswagen und zu anderen Zeiten von einer riesigen schwarzen Limousine träumen, sollten Sie sich fragen, was die Fahrzeuge jeweils bedeuten und welcher Unterschied zwischen Ihnen besteht. Was sagen sie über Ihr Bewußtsein aus? Welche Fracht transportiert ein in Ihrem Traum vorkommender Lastwagen? Warum ist ein so großer Lastwagen nötig? Falls Sie im Traum mit Ihrem Auto auf eine Fähre fahren, die Sie übers Wasser bringt, stellt sich die Frage, ob dies das Vehikel ist, das Sie »zum anderen Ufer« trägt? Kehren Sie heim?

Vielleicht tauchen im gleichen Traum eine Eisenbahn und ein Flugzeug auf. Was verbinden Sie mit einer Eisenbahn – Gedankenbahnen? Sich auf dem richtigen Gleis bewegen? Oder eine eingleisige, starre Verhaltensweise? In welchem Verhältnis steht das zu einem Flugzeug, das frei über den Wolken fliegt? Welche Gefühle löst der Gedanke an Flugzeuge in Ihnen aus – Angst? Freude? Schicksalsergebenheit? Was bedeutet ein Flugzeug im Gegensatz zu einer Eisenbahn?

Szenerie

Wo spielt die Handlung Ihres Traumes? Sie sind der Verwalter der Landschaften Ihres eigenen Geistes, die manchmal als tropischer Regenwald, dann als Wüste, als blumenübersäte Wiese oder eisiges Gebirge erscheinen. Sie sehen Ihre inneren Landschaften unter brennender Sonne liegen oder in absoluter Dunkelheit versinken. All diese Szenerien sind wichtig, denn sie helfen Ihnen, sich selbst kennenzulernen und zu verstehen.

Wenn Sie sich im Traum im Gebirge aufhalten, müssen Sie bei der Deutung zunächst klären, welche Assoziationen Sie zu Bergen haben. Befinden Sie sich innerlich auf einer höheren Ebene? An einem Ort der Klarheit, von dem aus Sie einen weiten Ausblick haben? Falls Sie Berge als Hindernisse sehen, können Sie sich fragen, welchen Hindernissen Sie derzeit gegenüberstehen. Treiben Sie, wenn Sie in einem Fluß schwimmen, mit der Strömung, oder kämpfen Sie gegen den Strom des Lebens? Oder Sie finden sich in einer Wüste, von Sanddü-

nen umgeben, wieder. Ihre Augen erblicken nichts, woran sie sich heften können, und Ihr angestrengtes Suchen bringt nur Trugbilder hervor. Vielleicht fühlen Sie sich verzweifelt, trostlos, aller Möglichkeiten beraubt, mit dem absoluten Nichts konfrontiert. In manchen Träumen befinden Sie sich vielleicht in einem Gerichtssaal, wo Sie Recht sprechen oder über Sie gerichtet wird – in anderen dagegen in einer Kirche oder einem Tempel. Könnte das auf die Notwendigkeit hinweisen, nach innen zu gehen, über den Sinn des Lebens nachzudenken? Oder Sie stehen tatsächlich an einer Kreuzung – einem Ort also, der Sie zu einer Entscheidung über Ihre nächsten Schritte zwingt.
Das sind nur einige von vielen Möglichkeiten. Sie sehen also, wie die Szenerie eines Traumes Ihnen zeigen kann, »wo Sie stehen« oder was Sie sich anschauen müssen.

MIT EINEM SYMBOL ARBEITEN

Tauchen Sie in das Symbol ein. Schauen Sie sich alle Assoziationen an, die Ihnen dazu einfallen, und schreiben Sie sie nieder, selbst wenn Sie meinen, sie seien wertlos, denn wenn das rationale Denken sich durch den Erguß von Ideen und Assoziationen erschöpft hat, kann die intuitive Wahrnehmung in den Vordergrund treten – wenn nicht sofort, dann in einem weiteren Traum.
Falls in einem Ihrer Träume ein Tisch auftaucht, sollten Sie sich fragen, wie und wofür Sie einen Tisch verwenden. Schauen Sie sich auch alle Redewendungen an, die Sie in diesem Zusammenhang benutzen: zu Tisch sit-

zen, einen Tisch zwischen uns stellen, ein Thema auf den Tisch bringen, alle Karten auf den Tisch legen.

Als ich einmal jemandem half, das in einem Traum aufgetauchte Symbol *Bär* zu erforschen, ergaben sich folgende Fragen und Anregungen: »Gab es in deiner Kindheit einen Menschen, der dir wie ein Bär erschien und der dir im Geiste noch immer groß und bedrohlich erscheint? Es wäre vielleicht wichtig, zu fragen: ›Wer ist der Bär in deiner Familie?‹« Doch der Bär muß nicht unbedingt ein anderer Mensch sein. Er kann auch für die eigenen starken Gefühle stehen, die Sie zwingen, auf eine bestimmte Art und Weise zu handeln. Weist der Traum Sie vielleicht darauf hin, daß Sie etwas gegen diese ungezähmten, zwanghaften Gefühle unternehmen müssen?

Für manche Menschen symbolisiert ein Bär einfach Stärke. Könnte der Bär für Ihre Bestimmung stehen oder für eine Kraft, die große Macht über Sie hat? Ist es die Macht des Karmas?

Falls der Bär in Ihnen große Angst auslöst, müssen Sie sich Ihre Ängste anschauen. Nehmen Sie ein Blatt Papier, falten Sie es einmal vertikal, und schreiben Sie auf der einen Seite alle Ängste auf, die Sie in sich spüren können. Auf der anderen Seite notieren Sie, was Ihrer Meinung nach zu diesen Ängsten geführt hat. Vielleicht entspringen manche Ängste nur den falschen Vorstellungen eines unentwickelten Bewußtseins und vernachlässigten Gefühlen, und Sie sind in der Lage, sie loszulassen, indem Sie sie genau anschauen.

Listen Sie auch alle Bärengeschichten aus Ihrer Kindheit auf, an die Sie sich erinnern können. Ein Bär ist ein sehr

starkes, mächtiges Tier, aber andererseits hat jedes Kind auch einen Teddybären. Hatten Sie einen Teddybären, oder sind Sie irgend jemandes Teddybär?
Wie lebt ein Bär – der männliche Bär, der weibliche Bär, das Bärenjunge? Ist es für das Bärenkind zu früh, wenn es mit zwei Jahren einen Baum hinaufgejagt wird? Wurde Ihnen zu früh etwas Schwieriges abverlangt? Nehmen Sie sich Zeit, um über das Symbol nachzudenken. Gehen Sie in die Tiefe. Falls ein Traum sehr intensiv und überwältigend ist, sollten Sie die drei, vier oder fünf vorhergehenden Träume noch einmal Revue passieren lassen, um zu sehen, ob sie zur Deutung beitragen können, und sich auch die Träume der folgenden Nächte sehr genau anschauen.

Reflexionen über ein Symbol

Wenn Sie eine Woche lang darüber nachdenken, was ein Traumsymbol bedeuten könnte, erleben Sie vielleicht eine große Überraschung. Dadurch, daß Sie der Bedeutung Ihrer Träume so beharrlich auf der Spur bleiben, können sich erstaunliche, neue Bereiche öffnen. Ich hatte beispielsweise folgenden Traum von einer Spinne.

Die Spinne und ihr Netz

Da standen zwei Bäume, und eine Spinne webte ein wunderschönes Netz zwischen ihren äußeren Ästen. Es war früh am Morgen, und die Sonnenstrahlen spielten auf den seidigen Fäden. Ein paar kleine Tautropfen glitzerten wie tröpfelnder Honig. Doch dann begann die Spinne den Faden wieder in sich hineinzuziehen. Offensichtlich hatte sie nichts gefangen, was ihr als Nahrung dienen konnte, und so beschloß sie, woandershin zu gehen. Ich beobachtete fasziniert, wie sie den Faden einzog. Nachdem der ganze Faden aufgerollt war, krabbelte die Spinne an einen anderen Platz, begann den äußeren Faden zu legen (das Netz ist nie ganz rund) und so ein neues Netz zu konstruieren.

Ich erwachte, bevor das Netz fertig war, und wußte, daß ich diesen Vorgang schon im wirklichen Leben beobachtet hatte. Dann begann ich über das Symbol nachzudenken. Was konnte es bedeuten? Webe ich Spinnennetze? Webt jemand anders ein Netz? Wer ist die Spinne?
Ich dachte eine Woche lang darüber nach, bis ich allmählich begann, die großartige Lektion der Spinne zu verstehen. Sie sucht sich einen Platz und bringt aus sich selbst das Material zum Weben eines Netzes hervor, mit dem sie einfängt, was sie nährt. Sie hängt im Luftzug, bis der Wind sie schließlich an einen Ort bläst, wo sie sich festhalten kann. Auf der spirituellen Ebene ist es genauso. Etwas kommt aus uns hervor: Ein dünner Faden, der jeden Augenblick im Wind des Lebens zerreißen könnte. Von der Stelle aus, wo sie ihren Faden befestigt hat und gefährlich herabbaumelt, bekommt die Spinne etwas zu fassen, an dem sie sich festhalten kann. Bereits in meiner ersten Meditation bekam ich etwas zu fassen. Ich ging nach Indien und hielt eisern daran fest.[3]

Die ersten vier oder fünf Punkte, an denen die Spinne den Faden befestigt, bilden die Grundlage des Netzes. Dann bewegt sie sich weiter, spinnt die anderen Fäden und fängt Fliegen und Motten. Wir weben ein spirituelles Netz und fangen darin Inspirationen und Ideen. Nun gehören Sie uns – sie befinden sich in unserem Netz. Irgendwann zieht die Spinne den seidenen Faden wieder zurück, weil sie keine Nahrung mehr findet und sucht sich einen anderen Platz, wo sie wieder von vorn beginnt. Wenn bestimmte Praktiken mechanisch werden, wenden wir uns einer anderen Praxis zu, um mit unserer Suche nach aufbauenden spirituellen Erkenntnissen fortzufahren.

Als ich weiter über die Spinne und ihr Netz nachsann, gelangte ich schließlich zu einem Verständnis des Symbols auf einer höheren Ebene. Zu der Zeit, als ich den Traum hatte, sprachen wir in einem von mir geleiteten Kurs gerade über jene Energie, durch welche die kosmische Intelligenz diesen gesamten Kosmos erschafft. Ich hatte einige Bilder der Göttlichen Mutter Kali mitgebracht, die ein Kind gebiert und gleichzeitig ein anderes verschlingt, was symbolisch den Kreislauf des Lebens darstellt. Die Teilnehmer verstanden das Symbol auf einer intellektuellen Ebene, aber es berührte sie nicht wirklich. Ich suchte nach einer Möglichkeit, diese komplizierte philosophische Thematik in eine Metapher zu kleiden, die das Ganze klarer machen würde. Zu diesem Zeitpunkt träumte ich von der Spinne.

Jetzt konnte ich sagen: »Stellt euch die göttliche Kraft als Spinne vor. Aus diesem Ursprung ist das gesamte Netz der Welt gewebt. Stellt euch die kosmische Energie so fein vor wie die Seidenfäden der Spinne. Die Tautropfen sind unser Planet, die Milchstraße und andere Galaxien. Irgendwann wird diese ganze Energie sich wieder in die kosmische Intelligenz zurückziehen, um irgendwo anders neu gesponnen zu werden.«

Die Astronomen sprechen von »schwarzen Löchern« und sind der Ansicht, daß irgendwann alles in sich zusammenfallen wird, weil die Energie sich immer mehr verdichtet, bis kein Licht mehr reflektiert werden kann. Doch was geschieht mit dem schwarzen Loch? Wird es nicht irgendwann beginnen, sich wieder auszudehnen und neue Galaxien, neue Planeten, neue Asteroiden, neue Sterne hervorzubringen? Die kosmischen Kreisläufe setzen sich fort.

Auf diese Weise übermittelte meine kleine Traumspinne eine große Botschaft.

Identifizieren Sie sich nicht mit dem Symbol

Ich rate Ihnen, sich mit keinem Ihrer Traumsymbole – weder den beseelten noch den unbeseelten – zu identifizieren, auch wenn einige Richtungen der Traumdeutung eine gegenteilige Meinung vertreten. Manche Schulen bestehen darauf, daß der Träumende sich mit jedem Bild seines Traumes identifiziert, doch aus spiritueller Sicht muß von dieser Technik abgeraten werden, weil sie die Konzepte festigt, die Sie lockern möchten. Wenn Sie von einem Baum träumen, sollen Sie nicht versuchen zum Baum *zu werden.* Ein Baum kann sich nicht bewegen, er ist tief in der Erde verwurzelt, und oft sind seine Wurzeln mit denen anderer Bäume verschlungen. Wenn Sie sich mit einem Baum identifizieren, verstärken Sie Ihre physische Anhaftung an die Erde. Sie können sich statt dessen fragen: »Was bedeutet ein Baum für mich?« Betrachten Sie die vielen im Symbol enthaltenen Bedeutungen, bis das Symbol selbst schließlich so transparent wird, daß Sie hindurchschauen können. Sie können über die in dem Symbol enthaltene Energie meditieren, vermeiden sie aber jegliche Identifikation. Wenn ich von einem Hund träumte, würde ich mich nicht mit dem Hund identifizieren, weil ich mich auf einer anderen Bewußtseinsstufe als der Hund befinde. In einem Traum auftauchende Objekte – eine wunderschöne Kristallschale, ein hübscher Kronleuchter – können nur eine Botschaft vermitteln. Ich will mich mit nichts anderem identifizieren als meinem höheren Selbst oder inneren Licht.

Identifikation ist eine sehr heikle Angelegenheit. Oft sind wir ohnehin bereits verwirrt darüber, und es ist nicht ratsam, die Verwirrung noch zu vergrößern, indem wir uns mit vielen verschiedenen Bildern identifizieren. Wenn Sie sich mit Objekten und anderen Personen identifizieren, werden Sie niemals Ihre eigene Göttlichkeit entdecken. Fragen Sie sich, womit Sie sich identifizieren möchten. Identifizieren Sie sich nicht einmal mit dem, was Ihnen am liebsten und nächsten ist – Ihrem eigenen Körper. Identifizieren Sie sich mit der Quelle Ihrer wahren Größe – Ihrem höheren Selbst oder Ihrem inneren Licht, Ihrer Buddha-Natur oder Ihrer Seele. Meditieren Sie über die Natur Ihrer Seele.

TRAUMSYMBOL-WÖRTERBUCH

Unsere Träume können uns nicht nur wertvolle Lektionen erteilen, sondern uns auch den ungeheuren Reichtum unserer inneren Symbolik erkennen lassen. Notieren Sie die Schlüsselsymbole jedes Traumes mit den vielen verschiedenen Bedeutungen, die sie für Sie persönlich haben, und stellen Sie alle Symbole an jedem Monatsende in alphabetischer Reihenfolge zusammen. Falls Sie mit einem Computer arbeiten, ist das ganz einfach. Ihre Bereitschaft, sich sorgfältig um Details zu kümmern, wird Sie weiterbringen; Sie werden dadurch eine Menge über Ihre geistigen Kräfte und Prozesse lernen.
Erweitern Sie die Bedeutungen der Symbole allmählich. Es genügt nicht zu wissen, was ein »Baum« vor zwei Jahren, ja selbst vor zwei Monaten, symbolisierte. Die Bedeutung ist heute nicht mehr unbedingt die gleiche, insbesondere da Sie ja versuchen, sich zu ändern. Sie sind nicht derselbe, also sind auch Ihre Symbole nicht mehr dieselben. Wenn Sie Ihr Traumsymbol-Wörterbuch durchblättern, können Sie feststellen, welche Symbole sich bereits weiterentwickelt haben: vom Baum im Wald, im Park, an der Straße, im Garten zum Obstbaum, zum schattenspendenden Baum, zum Bodhibaum der Meditation, zum Baum des Lebens und zum Wunschbaum des Herzzentrums.
Bei der Arbeit mit Ihren Träumen können Sie Klarheit erlangen, indem Sie die verschiedenen Bedeutungsebenen des Symboles betrachten. Wenn Sie beispielsweise Ihre Assoziationen zum Wort »Wasser« niederschreiben, könnten Sie so beginnen: »Wasser – duschen,

etwas säubern, meine Kleider waschen, die Pflanzen gießen.« Später gehen Sie dann auf eine tiefere Ebene. »Das Wasser des Lebens? Was hält mich am Leben? Wasser – Gefühle – aufgewühlt oder ruhig? Wasser unter der Brücke – Losgelöstheit. Wasser – Quelle der Jugend – Erinnerungen an alte Märchen. Wasser der Unsterblichkeit? Wasser der Illusionen, des Bewußtseins – klar oder trüb? Wasser, um meinen Durst zu stillen – den Durst nach Leben, nach Geistigem?« Vielleicht sind Sie schon seit langem über die ersten Bedeutungen des Symbols hinausgewachsen. Indem Sie sich die verschiedenen Bedeutungsebenen anschauen, können Sie in den intuitiven Bewußtseinsraum der Abend- oder Morgendämmerung eintreten.

Beim Zusammenstellen des Wörterbuches Ihres Unbewußten wird Ihnen allmählich klar, wie Ihr Unbewußtes Ihre eigenen Worte zur Übermittlung wichtiger Botschaften benutzt. Ihre Bemühungen, Ihre eigene Sprache zu erlernen, werden zu guten, klaren Erkenntnissen und Einsichten führen, die Sie allmählich unabhängig von den Ratschlägen, Urteilen oder der Kritik anderer machen. Ihr Traumsymbol-Wörterbuch ist auch ein Spiegel Ihrer persönlichen Weiterentwicklung, der Ihr Selbstbild stärken kann. Es ist, als entdecke man einen verborgenen Schatz im eigenen Garten.

5.
Das Deuten von Träumen

Nehmen Sie sich, nachdem Sie jedes einzelne Symbol untersucht haben, genügend Zeit, um über den Traum als Ganzes nachzudenken, ihn als Gesamtbild zu betrachten. Es ist, als stünde man auf dem Dach des Hauses und schaute übers Meer. Man hat einen weiteren Ausblick. Wenn man in der Küche sitzt, kann man sich das Meer nur vorstellen. Selbst wenn Sie die in einem Traum enthaltene Botschaft noch nicht vollständig erkennen können, wird Ihre Arbeit daran Sie zum Nachdenken anregen. Sie werden Einsichten gewinnen, die Ihr Selbstbild stärken und Ihnen helfen, sich auf Ihr Ziel zu bewegen. Ein Jahr später sagt Ihnen derselbe Traum bei nochmaliger Betrachtung vielleicht doppelt soviel wie heute, und wenn Sie sich ernsthaft bemühen, seine Botschaft zu verstehen, wird Ihr höheres Selbst Sie nicht warten lassen. Es wird Ihnen die fehlenden Puzzlestücke in einer weiteren Traumserie liefern – wie an einer Schnur aufgereihte Perlen. Es wird Ihnen sagen, in welche Richtung Sie gehen müssen. Doch der erste Traum ist die erste Anregung.

Wir müssen alles akzeptieren, was aus dem Unbewußten aufsteigt, sowohl das Positive als auch das Negative. Wir müssen uns mit beidem auseinandersetzen. Die positiven und negativen Energien sind beide Teil des gleichen Ganzen. Es ist wie beim Radieren – eine Hand hält das Papier und die andere radiert. Vielleicht entdekken Sie, daß etwas nur deshalb negativ erscheint, weil es vorübergehende Unannehmlichkeiten mit sich bringt und an sich gar nicht negativ ist. Deshalb müssen wir unser Unterscheidungsvermögen schulen.

Träume gehen sanft mit uns um, aber sie machen uns Arbeit. Das höhere Selbst hat seine Gründe, Ihnen den Traum auf eine bestimmte Art und Weise zu schicken. Sie müssen diese Gründe herausfinden, und deshalb ist es notwendig, Träume sorgfältig durchzuarbeiten. Schreiben Sie Ihre ersten Eindrücke, ohne zu zögern, nieder, doch halten Sie sich mit voreiligen, oberflächlichen Deutungen zurück. Suchen Sie nach der wirklichen Botschaft des Traumes. Andernfalls entgeht Ihnen vielleicht seine Bedeutung und die durch ihn mögliche, unmittelbare Hilfe. Vielleicht wird Ihnen diese Hilfe dann in sechs Monaten, einem Jahr oder zwei Jahren zuteil, doch in der Zwischenzeit hätte die Botschaft Ihnen schon von großem Nutzen sein können.

Der Traum droht nicht mit dem Finger und sagt: »Du böse Frau. Schau, was du getan hast. Wie schrecklich!« Das höhere Selbst urteilt nicht. Es sagt eher: »Gib acht, da vorne ragt ein Felsstück hervor. Du könntest dir den Kopf anschlagen.« Dann überläßt der Traum es dem Träumenden herauszufinden, was dieses Felsstück sein könnte. Wenn Sie an dem Traum arbeiten und mit Ihrem Unbewußten kooperieren, werden Sie die Bedeutung herausfinden.

Das höhere Selbst ist sehr freundlich. Es bringt Ihnen das, was Sie wissen müssen, auf die schonendste Art und Weise bei. So werden Sie mutiger. Wenn Sie bereit sind, sich alles anzuschauen, was Ihre Träume Ihnen präsentieren, wird Ihre Wahrnehmung sich verfeinern, und Ihre Fähigkeit, die Traumbotschaften zu erfassen, wird zunehmen. So, wie Märchen für Kinder ausgeschmückt sind, um die Kinder bei der Stange zu halten, werden Ihre Träume manchmal übertreiben, um Ihre Aufmerksamkeit zu erregen. Einen sehr kurzen Traum vergißt man leicht. Ist er zu lang, gehen uns vielleicht Einzelheiten verloren, aber er kann trotzdem unsere Neugier wecken.

Wenn wir sehr mutig geworden sind und unser Ego aus dem Spiel lassen können, vertragen wir eine direkte Botschaft. Das Unbewußte überfordert uns nicht, es schickt uns nur Botschaften, für die wir bereit sind und die wir verarbeiten können. Es ist wichtig, sich das klarzumachen. Wenn Sie Ihr Unbewußtes bitten, Ihnen kurze, klare Träume zu schicken, wird es das tun – und zwar in dem Maße, in dem Ihr Mut, sie in der kurzen, direkten Version anzunehmen, wächst. Sie können ei-

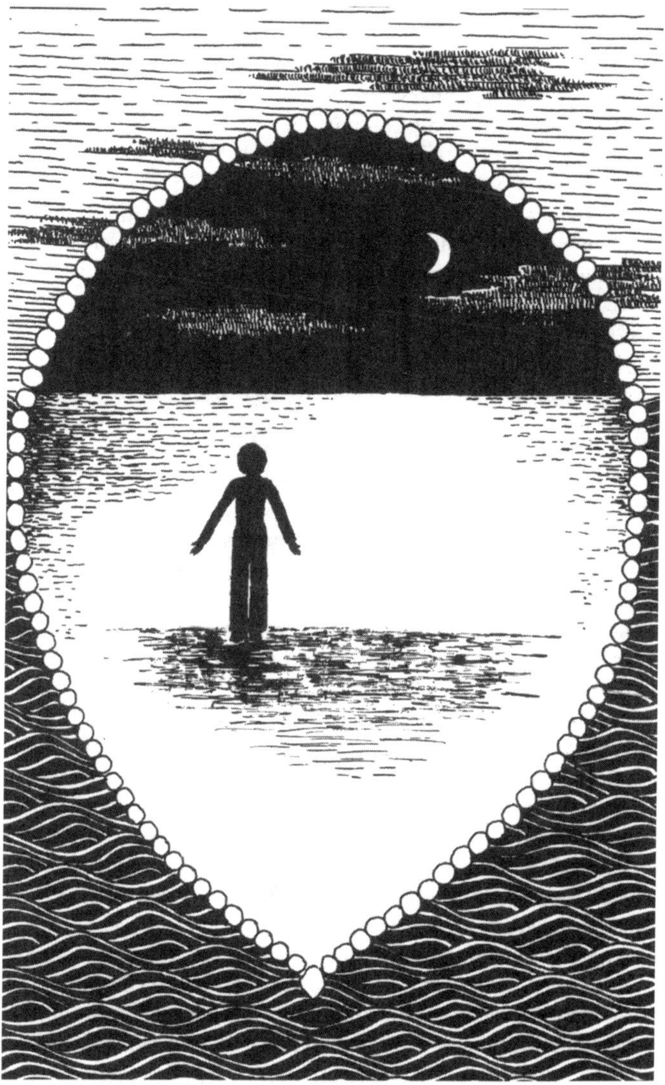

nen Traum haben und in einem einzigen Augenblick die in ihm enthaltene Botschaft erkennen, wenn Sie sie wirklich sehen wollen. Sie können an einen Punkt kommen, wo Ihr höheres Selbst Ihnen bereits im Traum selbst sagt: »Damit keine Mißverständnisse aufkommen, der Traum bedeutet...« Ich werde Ihnen das anhand eines eigenen Traumes erläutern.

Die fünf Kinder

Ich kam in ein Zimmer, in dem eine Dame mit ihren fünf Kindern an einem runden Tisch beim Frühstück saß. Das Jüngste war noch ein Baby, es saß auf dem Schoß der Mutter und klopfte mit seinem Löffel auf den Tisch. Nachdem sie gegessen hatten, schickte die Mutter die vier älteren Kinder in die Schule. Mit dem Baby auf dem Schoß drehte sie sich zu mir um und sagte: »Du wirst dich an deinen Traum erinnern. Dieser Traum ist sehr wichtig. Vergiß ihn nicht. Ich werde ihn gleich jetzt für dich deuten: Die fünf Kinder sind deine fünf Sinne. Vier von ihnen gehen zur Schule und lernen etwas, doch du vernachlässigst das fünfte – das Hören. Lausche deiner inneren Stimme. Höre mit dem dritten Ohr.«

Dieser Traum belehrte mich auf wunderbare Weise. Er sagte mir exakt, was ich zu tun hatte. Ich arbeitete zu jener Zeit tatsächlich an der Verfeinerung meiner Sinne, aber irgendwie war mir nie in den Sinn gekommen, daß es möglich sein könnte, ein »drittes Ohr« zu entwickeln – die feinste Wahrnehmung des Gehörsinnes – eine

Sensitivität, mit der man zurückgehaltene Tränen in der Stimme hören kann.
Eine Woche nachdem ich diesen Traum hatte, wurde ich buchstäblich dazu gezwungen, ein Seminarkonzept zu entwickeln, das seitdem die Grundlage unserer Lehrtätigkeit im Ashram darstellt. Ein Psychologenteam hatte angeboten, einen Kurs über Gruppenarbeit im Ashram zu halten, und das Programm war schon seit fast einem Jahr im Umlauf. Am Abend vor ihrer erwarteten Ankunft riefen sie an, um uns mitzuteilen, daß sie in Mexiko feststeckten und nicht kommen könnten. Was sollte ich tun? Ihr psychologisches Seminar konnte ich nicht halten, aber ich konnte auch keinen *Workshop* mit allzu östlichen Inhalten anbieten – wer würde das verstehen? Ich fragte mich, ob ich vielleicht die Symbolsprache des Ostens in eine dem westlichen Geist angemessene übersetzen könnte? Auf diese Weise entwickelte ich mein erstes Selbsterfahrungsseminar, um Menschen zu helfen, mit ihrer eigenen, persönlichen Symbolik[1] zu arbeiten.
Plötzlich verstand ich, weshalb ich jenen Traum hatte: In diesem Seminar würde ich wirklich mit dem »dritten Ohr« hören müssen. Und das tat ich dann auch. Ein Teilnehmer unterbreitete mir sein Material, ich hörte zu, stellte Fragen, stellte weitere Fragen, und lauschte aufmerksam, um auch das zu hören, was vielleicht unausgesprochen blieb.
Für einen solchen Traum sollten Sie sich bedanken. Wenn Sie »danke« sagen können, werden Sie mehr Klarträume haben. Lassen Sie Ihrem höheren Selbst die ihm gebührende Anerkennung zuteil werden, und ge-

hen Sie gewissenhaft mit Ihren Träumen um. Das wird Ihnen helfen, sie besser zu verstehen. Je kooperativer Sie sich verhalten, desto kooperativer ist auch Ihr Unbewußtes. Aber zuerst müssen Sie etwas geben. Es ist ähnlich wie auf einem Konservatorium – je anspruchsvoller der Unterricht, desto weniger Schüler. Wie können Sie erwarten, virtuos zu werden, wenn Sie nicht bereit sind, die erforderlichen Anstrengungen auf sich zu nehmen. Warum sollte Ihnen der Erfolg in den Schoß fallen? Selbst wenn Sie ein angeborenes Talent haben, müssen Sie sich bestimmte Techniken aneignen.

Wenn Sie Klarträume haben wollen, können Sie im Gebet um eine direkte Botschaft bitten. Doch wenn wir diese Botschaft dann bekommen, sind wir von ihrem Inhalt oft so schockiert, daß wir um genügend Kraft bitten müssen, um das, was uns offenbart wurde, ertragen und verarbeiten zu können. Wir müssen mutig und demütig zugleich sein – mutig genug, den Botschaften ins Auge zu sehen, und demütig genug, um zu erkennen, daß wir nicht allein mit all diesen Problemen fertig werden können und Gnade nötig haben. Wenn wir demütig anerkennen, daß wir Gnade brauchen, wird sie uns zuteil. Dann beginnt sich unser Leben wirklich zu ändern.

Unser Unbewußtes bemüht sich sehr, uns die Botschaft zu überbringen – jeder Traum ist ein Beweis für dieses Bemühen. Kein Traum ist unbedeutend. Manche Träume scheinen hauptsächlich die Ereignisse des Tages noch einmal wiederzugeben, aber auch das geschieht aus einem ganz bestimmten Grund. Auch diese Träume enthalten eine Botschaft. Wenn Sie beispielsweise in einem Traum die gleichen Tätigkeiten ausführen wie am vergangenen Tag, könnte es sein, daß Sie diesen Traum als mechanische Wiederholung geistiger Prozesse abtun, doch Sie sollten nach einer Bedeutung Ausschau halten, die darüber hinausgeht. Nehmen wir einmal an, Ihre tägliche Arbeit bestünde darin, Briefe zu schreiben oder Prospekte zu entwerfen, und Sie fänden sich im Traum bei der gleichen Arbeit wieder. Schauen Sie, ob ein Aspekt des Traumes Sie vielleicht darauf hinweisen will, wie Sie die Arbeit schneller oder besser tun können, oder ob der Traum Ihnen eine alternative Arbeitsweise aufzeigt.

Keine Einzelheit eines Traumes ist überflüssig oder bedeutungslos. Jedes Detail ist wichtig – Sie müssen es nur genauer betrachten. Wenn Sie träumen, daß Sie Rechnungen erhalten und die Daten in einen Computer eingeben, und wenn das die gleiche Tätigkeit ist, die Sie normalerweise Tag für Tag verrichten, sollten Sie sich fragen: »Was bedeutet ›Rechnung‹ für mich?« Ich würde dann fragen: »Haben Sie die vielen Rechnungen, die Sie erhalten, auch bezahlt, oder haben Sie sie nur in Ihrem geistigen Computer gespeichert? Der Traum kann auch ein Auslöser für die innere Auseinandersetzung mit den Schulden sein, die Sie womöglich angehäuft haben. Vielleicht haben Sie noch nicht erkannt, welche *karmischen Schulden* Sie abzuzahlen haben.[2] Im Gebet oder in der Meditation können Sie fragen: »Was habe ich mißverstanden und was muß ich tun, um es in Ordnung zu bringen?« Unsere menschliche Natur ist ein Teil von uns, aber wir können sie dem göttlichen Aspekt unterordnen, indem wir versuchen, unsere Fehler zu korrigieren.

Wenn Sie darüber nachdenken, wird Ihnen vielleicht klar, daß Sie durch Ihre einseitige Fixierung auf den Intellekt (»den Computer«) zu viele Schulden angehäuft haben, die gar nicht notwendig gewesen wären, wenn Sie sich von Ihrem Herzen hätten leiten lassen. Das könnte dann ganz plötzlich die Einsicht hervorbringen: »Ich muß anfangen, auf meine innere Stimme zu hören.«

Sie sollten keinen Traum einfach für eine unnötige oder sinnlose Wiederholung der täglichen Aktivitäten halten oder annehmen, er entspringe einer »niederen« Bewußtseinsebene. Das Unbewußte benutzt vielleicht die Sprache, die Sie verstehen, um Ihnen eine wichtige Botschaft zu vermitteln. Nehmen Sie Ihre Traumarbeit ernst, besonders wenn Sie mit Ihrem inneren Meister oder dem Göttlichen in Ihrem Innern in Kontakt kommen wollen. Das sind schöne Worte, aber sie bleiben hohl, wenn sie keine Substanz haben, die im täglichen Leben nutzbringend angewendet werden kann. Untersuchen Sie Ihre Motive, prüfen Sie, ob Sie wirklich den aufrichtigen Wunsch haben, ein spirituelles Wesen zu werden. Das braucht Zeit, denn Sie müssen erst lernen, sich richtig einzuschätzen.

Wenn Sie einen Traum verworfen oder ignoriert haben, wird Ihr Unbewußtes Ihnen die Botschaft nicht noch einmal auf die gleiche Weise schicken. Das Unbewußte ist sehr kreativ. Es wird die Information immer wieder neu verpacken, bis Sie schließlich anfangen sich zu wundern, wieso Sie nacheinander sechs Träume hatten, die Sie nicht verstehen. Sie können sicher sein, daß alle sechs Träume die gleiche Botschaft enthielten.

Eine meiner Schülerinnen brachte eine Traumserie, die sie nicht verstand, ins Seminar ein. Im ersten Traum fand sie sich in einem Gerichtsaal wieder, wo der Richter ihr befahl, sich auszuziehen. Sie dachte: »Ich kann doch hier nicht nackt dastehen.« Im zweiten Traum befahl ihr ein Polizist, alle Kleider abzulegen, aber sie weigerte sich. Dann hatte sie einen Traum, in dem sie eine Freundin besuchte, die sie eingeladen hatte, mit ihr in ihrem Swimmingpool zu baden. Aber sie hatte keinen Badeanzug dabei und trug sogar einen Pelzmantel. Ihre Freundin rief ihr zu: »Komm zu mir ins Schwimmbekken. Das Wasser ist herrlich. Warum ziehst du nicht deinen Pelzmantel aus? Du kannst alles ausziehen. Es macht nichts.« Aber sie konnte es nicht tun.

Im nächsten Traum war sie in einem Hotel abgestiegen, und alle ihre Freunde gingen zum Surfen. Sie waren nackt und luden sie ein mitzukommen. »Du wirst sehen, es ist toll!« Sie ging nicht mit. Statt dessen zog sie sich in ihr dunkles Hotelzimmer zurück und legte sich ins Bett. Plötzlich begann sie, seltsame Geräusche zu hören und bekam schreckliche Angst. Sie dachte, irgend jemand würde versuchen, ins Zimmer einzudringen oder durchs Fenster zu schauen.

In ihrem Alltag arbeitete diese Frau als Therapeutin. Sie forderte andere auf, ihre Ängste und Probleme vor ihr offenzulegen, aber ihre eigene Angst vor Kritik, Beurteilung und Bloßstellung war riesengroß. Die Träume zeigten ihr, wie wenig sie bereit war, sich selbst zu zeigen (nackt zu sein), und daß sie, wenn sie es wagte, die Probleme anderer besser verstehen könnte und auch selbst freier würde. Als sie die Träume laut vorlas, verstand die ganze Gruppe die in ihnen enthaltene Botschaft sofort.

Es ist besser, mit einer ganzen Traumserie zu arbeiten, anstatt mit einem einzelnen Traum. Es kann riskant sein, einen Traum isoliert zu betrachten und zu versuchen, die gesamte Lebenssituation allein aus dieser Perspektive zu beurteilen. Das wäre nicht fair. Sie sind viel mehr als das, was dieser eine Traum widerspiegelt. Selbst wenn ein Traum Sie auf einen großen Fehler hinweist, sind Sie mehr als Ihre Fehler. Jeder von uns macht ab und zu etwas falsch, und viele Fehler müssen gemacht werden, weil wir durch *trial and error* lernen. Arbeiten Sie also immer mit mehreren Träumen.

Sollte sich aber ein ganz bestimmter Traum durch Ihr ganzes bisheriges Leben ziehen, können Sie sicher sein, daß er Ihnen eine außerordentlich wichtige Botschaft übermitteln will. Sie haben sie nur noch nicht verstanden oder akzeptiert. Sammeln Sie alle in den Wiederholungen dieses Traumes enthaltenen Informationen, und untersuchen Sie sie sehr sorgfältig. Stellen Sie sich dann direkt vor dem Einschlafen die Frage: »Welche Botschaft will dieser Traum mir vermitteln?«

Manchmal kommt es vor, daß wir einen Traum bis auf

eine kleine Einzelheit verstehen, wie es mir mit folgendem Traum erging.

Das Haus mit dem riesigen Fundament

Ich ging eine Landstraße entlang und sah eine Klippe aus massivem Felsgestein. Auf dem Felsen erblickte ich ein riesiges Fundament für ein Haus, das dort gebaut wurde. Worauf stand dieses Haus? Auf Felsen und riesigen miteinander verbundenen Zedernstämmen, die so hoch wie ich selbst waren. Ich dachte: »Mein Gott! Dieses Haus hat ein unglaublich solides Fundament – auf Felsen und diesen unverwüstlichen Zedernstämmen gebaut. Ich möchte wirklich wissen, wer hier wohnt. Vielleicht kann ich ja die Leute fragen, ob ich mir ihr Haus anschauen darf.«

Also kraxelte ich den Hügel hinauf bis zur Tür und dachte bei mir:

»Das ist ein herrliches Haus. Was für ein Fundament – Felsen und Zedern!«

Es schienen nur Arbeiter dort zu sein. Einer drehte sich zu mir um und sagte: »Das ist ein sehr solides Haus. Möchten Sie hereinkommen und es anschauen? Sie werden hier wohnen. Es ist ihr Haus.«

»Mein Haus?«

Oh, ich war überwältigt vor Freude! Mit diesem Fundament!

Ich kam in ein wunderschönes großes Zimmer.

Der Arbeiter sagte dann: »Es gibt noch mehr Zimmer. Warum gehen Sie nicht durchs Haus? Geben Sie nur ein

wenig acht – die Türrahmen sind frisch gestrichen. Die Farbe ist noch feucht.«
Aber noch während er zu mir sprach, bemerkte ich einen Streifen weißer Farbe auf meinem Mantel.
»Oh, das können wir abwischen«, sagte er, tauchte einen Lappen in einen Behälter mit Reinigungsmittel und wischte die Farbe von meinem Mantel. »Seien Sie bitte vorsichtig.«
Ich bedankte mich bei ihm. Dann ging ich durch das Haus. Es war wunderschön – große Räume, große Fenster. Ich fühlte eine ungeheure Welle der Freude in mir aufsteigen.

Ich wachte mit einem erhebenden Gefühl auf. So ein kolossales Fundament! Vielleicht sollte ich mir gar nicht so viele Gedanken über meine Fehler machen; vielleicht traf ein Großteil der an mir geübten Kritik gar nicht zu. Mein spirituelles Haus hat ein solides Fundament. Der Traum gab mir in einer sehr schwierigen Phase großen Aufschwung. Mit Menschen zu leben und zu arbeiten ist, wenn man ihnen wirklich helfen will, manchmal eine ungeheuer schwierige Aufgabe.
Doch die weiße Farbe – ich verstand nicht, was die weiße Farbe bedeutete. Zumindest, so dachte ich, ist es weiß, eine gute Farbe – Reinheit, Transparenz. Es kann nicht so schlimm sein; ich werde es zunächst auf sich beruhen lassen.
Sechs Monate später hatte ich einen weiteren Traum:

Das bejahende Lied

Eine Stimme sang die Worte eines beliebten Schlagers: »Ich glaube an das Gute in allem.« Dann überreichte mir jemand ein Stück Papier mit einem Datum.
Ich erwachte und erinnerte mich an die Zahlen. Also schaute ich in meinen Aufzeichnungen nach dem unter diesem Datum abgelegten Traum und sah, daß es sich um jenen Traum von dem großen Haus mit dem riesigen, stabilen Fundament und der Farbe an meinem Mantel handelte.

Plötzlich begann ich zu verstehen. Nun sehen Sie, weshalb es so wichtig ist, ein Traumtagebuch zu führen oder etwas über die täglichen Aktivitäten und Gedanken niederzuschreiben. Zum Zeitpunkt des ersten Traumes war der Ashram gerade aufs Land gezogen, das Wetter war herrlich, und ich war so glücklich, über unser eigenes Land zu gehen, auf dem es soviel Neues und Schönes zu entdecken gab. Ich verspürte nicht die geringste Lust, mich an die Schreibmaschine zu setzen und die stets gleichen Briefe, in denen es meistens um häusliche Probleme, Negativität und Ablehnung ging, zu beantworten. Immer wieder mußte ich mich um die gleichen Probleme kümmern, die im allgemeinen nur den Egoismus der Fragesteller widerspiegelten: »Meine Frau...«, »Meine Tochter...«, »Mein Sohn...«, »Mein Chef...« – alle waren Schuld, nur sie selbst nicht. Ich zögerte also hineinzugehen und den Brief einer bestimmten, unglaublich hartnäckigen Person zu beantworten. Als ich dann an der Schreibmaschine saß, fiel mir überhaupt nichts ein. Ich wußte nicht, was ich ihr schreiben sollte. Doch dann wurde mir plötzlich klar, weshalb. Ich war zu kritisch. Um meine Haltung zu korrigieren, tippte ich eine ganze Seite voll mit dem Satz: »Ich soll nicht kritisieren.«

Das war die weiße Farbe! Das war der Fehler! Da ich mir ja der Polarität des Geistes bewußt war, hätte ich wissen müssen, daß diese negative Formulierung meine falsche Einstellung verstärken würde. Das war wirklich eine Nachlässigkeit. Anstatt meine Neigung, Werturteile zu fällen, durch Verständnis und Geduld zu ersetzen, hatte ich mir eine negative Suggestion eingegeben. Der zweite Traum schickte mir die positive Alternative: »Ich glaube an das Gute in allem.«

Doch diese Hilfe hatte sechs Monate auf sich warten lassen. Manchmal meinen wir, wenn wir eine Botschaft nicht verstanden haben, wir müßten innerhalb einer Woche Hilfe erhalten. Ich habe festgestellt, daß das nicht immer der Fall ist.

Wir müssen unsere Träume also sehr sorgfältig, mit großer Aufmerksamkeit, betrachten. Gelegentlich schrieb ich beim Aufzeichnen eines Traumes die falsche Jahreszahl darunter. Anstatt einfach darüber hinwegzugehen, schaute ich nach, was in jenem Jahr aktuell gewesen war. Was war damals in meinem Leben geschehen? Welche Botschaft konnte darin für mich enthalten sein? Der Traum sagt nicht: »Zwei und zwei ist vier und eins ist fünf.« Wir müssen unsere Intuition schulen und uns viel stärker für unser eigenes Wesen interessieren, wenn wir die Botschaften aus dem Unbewußten wirklich empfangen wollen.

6. Überprüfen und Einordnen von Träumen

Wir sollten unsere Trauminterpretationen überprüfen, wie es Wissenschaftler mit ihren Berechnungen tun. Nehmen Sie sich einmal pro Woche genügend Zeit, um Ihre Aufzeichnungen noch einmal zu lesen. Auf diese Weise bekommt die Beschäftigung mit dem eigenen Selbst, die in unserer Gesellschaft oft verpönt ist, einen angemessenen Stellenwert. Wenn Sie sich wichtig genug nehmen, um sich die Mühe zu machen, sich selbst kennenzulernen, werden auch andere Sie wichtig nehmen, weil Sie wirklich etwas zu geben haben.

Nehmen Sie sich einmal im Jahr Ihr Traumtagebuch vor, lesen Sie alle Träume und Interpretationen durch, und fügen Sie Ihre neuen Deutungen und Einsichten auf separaten Seiten hinzu. Der zeitliche Abstand läßt Sie diese Traumerfahrungen nun klarer sehen. So können Sie auch feststellen, wie weit Ihr eigener Reifeprozeß vorangeschritten ist. Wenn jemand anders Ihnen sagt, daß Sie sich weiterentwickelt haben, denken Sie vielleicht, man wolle Ihnen nur schmeicheln, doch hier haben Sie den schriftlichen Beweis durch Ihre eigenen Aufzeichnungen. Schritt für Schritt können Sie die durchgemachten Veränderungen nachvollziehen. Es ist wie bei einem kleinen Kind, das wächst und immer größere Schuhe und Kleider braucht – hier erfordert das Wachstum größere Träume. Indem Sie Ihr Traumtagebuch führen und ihm auch von Zeit zu Zeit Ihre Einsichten anvertrauen, erhalten Sie die Bestätigung, daß Sie das »Klassenziel« wirklich erreicht haben. Wenn Sie das Leben als eine große Schule betrachten, wissen Sie, daß Sie die Versetzung geschafft haben.

Es kann sein, daß sich die Bedeutung Ihrer Träume verändert hat. Wenn Sie auf dem Weg der Selbsterforschung bleiben, unterziehen Sie alles, was in Ihrem Leben geschah, einer Neubewertung. Vielleicht stellen Sie fest, daß Ihre Überzeugung und Ihr Vertrauen – besonders Ihr Selbstvertrauen – gewachsen sind und daß Sie weiterhin auf Ihr Ziel zusteuern. Doch diesen Punkt erreichen Sie nur mit schonungsloser Ehrlichkeit sich selbst gegenüber.

Sie müssen auch bescheiden genug sein zu akzeptieren, daß Ihre Entwicklung langsam voranschreitet – es geht Zentimeter um Zentimeter voran, nicht kilometerweise. Es ist wichtig, daß Sie Ihre Träume immer wieder durch-

sehen, um sich an das bereits Gelernte zu erinnern. Wenn Sie sich nach fünf oder gar zehn Jahren Ihre ersten Aufzeichnungen anschauen, werden Sie feststellen, wieviel Sie vergessen haben. Indem Sie Ihre Träume einer Revision unterziehen, bleiben Sie mit dem inzwischen erworbenen Wissen in Kontakt und erhalten dadurch wiederum Gelegenheit, es praktisch umzusetzen.
In manchen Träumen offenbart sich Ihnen vielleicht eine höhere Ebene, und Sie erkennen rückblickend, wie begrenzt Ihr Verständnis war. Sie erkennen Ihre Fehldeutungen und manchmal sogar Ihre Weigerung zu sehen, was ein Traum Ihnen sagen wollte. Dann können Sie sich fragen: »Was ist ein Traum?« – besonders wenn Sie bereit sind zu sehen, daß auch das tägliche Leben nichts weiter als ein Traum ist.

Listen Sie beim Durchgehen Ihrer Träume zunächst die verschiedenen Arten von Träumen auf. Dann können Sie anfangen, sie in Klassen einzuteilen. Diese Kategorien müssen allerdings Ihre eigenen sein, weil Sie ja Ihre eigenen geistigen Prozesse verstehen lernen wollen. Durch das Zusammenfassen ähnlicher Träume und Traumsymbole, lernen Sie mit der Zeit, rasch zu erkennen, welche Art von Traum Sie hatten. Wenn Sie erst in der Lage sind, zwischen Angstträumen, prophetischen Träumen, reinem Wunschdenken entspringenden Träumen und belehrenden Träumen zu unterscheiden, können Sie wirklich anfangen, Ihre Träume als Entscheidungshilfen zu nutzen. Dieses systematische Erforschen Ihrer unbewußten Prozesse dient auch der Schulung Ihrer Wahrnehmungsfähigkeit.

Um ein System von Kategorien zu erstellen, können Sie Ihre Traumaufzeichnungen entweder kopieren oder am Computer bearbeiten. Wenn Sie alle Träume in einen Computer eingeben, können Sie leicht die Schlüsselworte und das Datum jedes einzelnen Traumes abrufen, während die ursprüngliche Reihenfolge erhalten bleibt. Vielleicht möchten Sie sich alle Ihnen bekannten Menschen, alle Unbekannten, alle Tiere, Gebäude (Häuser, Hotels, Restaurants, Bürogebäude) und Fahrzeuge anschauen, die in Ihren Träumen aufgetaucht sind. Sie können dann jede Kategorie für sich studieren. Falls es sich um die Kategorie »Tiere« handelt, können Sie sehen, wie viele verschiedene Tiere in Ihren Träumen auftauchten. Von welchem Tier träumten Sie am häufigsten? Welche symbolische Bedeutung hat dieses Tier für Sie? Welche Eigenschaften besitzt es?

Die Übersicht über ein ganz bestimmtes Symbol erlaubt Ihnen wiederum, Ihre persönliche Entwicklung nachzuvollziehen. So stellen Sie beispielsweise beim Betrachten der Gebäude in Ihren Träumen vielleicht fest, daß viele in einer bestimmten Phase verschwommen waren, während später stabilere, solidere Häuser in Ihren Träumen auftauchten. Vielleicht gab es da auch einmal ein Zimmer, das nun nicht mehr existiert. Das könnte darauf hinweisen, daß etwas abgeschlossen ist und Sie sich keine Sorgen mehr darüber machen müssen. Vielleicht wurde auch ein kleines, überfülltes Haus durch Anbauten erweitert. So können Sie Ihre Lebensgeschichte in komprimierter Form sehen und Ihre gegenwärtige Situation neu bewerten.

Sie können sich auch alle Träume anschauen, die ähnliche Symbole enthalten, und versuchen, daraus eine gemeinsame Botschaft abzuleiten, denn es ist durchaus möglich, daß Ihnen die gleiche Botschaft viele Male geschickt wurde, ohne daß Sie sie verstanden haben.

Vielleicht ziehen Sie es vor, Ihre Träume nur in einige wenige Hauptkategorien einzuordnen – beispielsweise »Gesundheitsträume«, »psychologische Träume« und »belehrende Träume«. Sie können aber auch so viele Klassen anlegen, wie Sie möchten. Hier einige Beispiele: »Ernährung«, »Krankheit«, »Heilung«, »Sexualität«, »spirituelle Führung und Inspiration«, »Erinnerungen und vergangene Leben«, »Geburt und Tod«, »Problemlösung« (wirtschaftliche, familiäre und emotionale Probleme), »gemeinsame Träume« (mit einem geliebten Menschen oder einem Freund / einer Freundin), »prophetische Träume« und »belehrende Träume«.

Sie können farbige Träume, also solche mit besonders lebhaften Farben und Schwarzweiß-Träume in separaten Kategorien zusammenfassen.

Wie steht es mit der sinnlichen Wahrnehmung in Ihren Träumen? Welche Sinne waren aktiv? Sprechen die Menschen in Ihren Träumen? Sehen und hören Sie sie gleichzeitig? Was ist mit Gerüchen, Geschmacksempfindungen, Berührungen? Nehmen Sie diese in Ihren Träumen wahr? Welche Sinne fehlen Ihnen? Fassen Sie die Träume zusammen, in denen die gleichen Sinne aktiv waren. So können Sie herausfinden, welche Sinne dominieren und welche entwickelt werden müssen. Außerdem können Sie feststellen, welche Sinne miteinander in Einklang sind und welche gegeneinander arbeiten.

Moses Maimonides, ein jüdischer Philosoph aus dem 12. Jahrhundert, teilte Prophezeihungen nach Graden in zwölf Kategorien ein und führte für jede Kategorie mindestens ein Beispiel – einen Traum oder eine Vision – aus dem alten Testament an.[1] Vielleicht erscheint es Ihnen eines Tages sinnvoll, Ihre eigenen Träume ebenfalls in Untergruppen einzuteilen. Ihr Wissen über Ihr Unbewußtes kann sich dadurch enorm vertiefen. Die Liste könnte folgende Untergruppen enthalten: hellsichtige Träume, präkognitive Träume, telephatische Träume, Warnträume, Vorahnungen über Ihren eigenen Tod. Wenn Sie mit Ihren Kategorien arbeiten, achten Sie aber darauf, die in Untergruppen zusammengefaßten Träume in der richtigen chronologischen Reihenfolge aufzuzeichnen. Sie machen Ihre Traumerfahrungen ja aus einem bestimmten Grund in dieser Reihenfolge, genauso, wie die Ereignisse in Ihrem Alltagsleben in einer bestimmten Reihenfolge stattfinden. Sie kämen sicher nicht auf die Idee, Ihren fünfundsechzigsten Geburtstag zu feiern, wenn Sie erst vierzig sind. Ihr Leben entfaltet sich mit einer gewissen Folgerichtigkeit, und wenn Sie Ihre Träume in dieser Reihenfolge betrachten und interpretieren, können Sie den Fluß Ihres Entwicklungsprozesses hin zu mehr Offenheit und Empfänglichkeit erkennen. Es kann für Sie eine sehr schöne Erfahrung sein, die Bemühungen Ihres höheren Selbst wahrzunehmen und mit ihm zusammenzuarbeiten.

Der Geist übersetzt ununterbrochen die Informationen

des Unbewußten, und deshalb haben wir so viele Träume. Meistens erhalten wir die Botschaft jedoch verschlüsselt. Wenn Sie irgendwann feststellen, daß Ihre Träume direkt und unverschlüsselt zu Ihnen sprechen, werden Sie entdecken, daß das Unbewußte eine sehr klare Sprache benutzt. Je besser Sie diese Sprache erlernen, desto weniger Probleme haben Sie mit der Deutung Ihrer Träume, und wenn Sie eine tiefe Sehnsucht nach einem spirituellen Leben verspüren, wird Ihr höheres Selbst Sie davor bewahren, Fehler zu begehen, die Ihre spirituelle Entwicklung bremsen würden.

In den folgenden Kapiteln – *Träume von Freude und Leid, Geburt und Tod, Alpträume, Entscheidungsträume, Prophetische Träume, Warnträume, Gemeinsame Träume und Spirituelle Führung in Träumen* – zeige ich nur ein paar Möglichkeiten zur Klassifizierung von Träumen auf, die ich später noch detaillierter darlegen werde. Um dieses Prinzip zu verdeutlichen und Sie zu eigenem Nachdenken und Forschen anzuregen, habe ich einige meiner eigenen Träume sowie Träume von Menschen, mit denen ich arbeitete, als Beispiele angeführt. Ihre Bewußtheit und Selbsterkenntnis kann jedoch nur wachsen, wenn Ihr System von Kategorien Ihrem eigenen Verständnis entspringt.

7. Träume von Freude und Leid, Geburt und Tod

Wir können sowohl auf der emotionalen als auch der spirituellen Ebene bewußter werden, wenn wir bereit sind, die gesamte Palette unserer emotionalen Reaktionen in Träumen zu untersuchen und uns mit den Polaritäten des Lebens, bis hin zu Geburt und Tod, auseinanderzusetzen.

Solange wir in einem menschlichen Körper leben, werden wir natürlich Gefühle haben, aber wir dürfen uns nicht von unseren negativen Emotionen fortreißen lassen. Es gibt viele tragische Beispiele dafür, wie ein negatives Gefühl, beispielsweise »Rache«, sich über Generationen hinweg in Familienfehden oder religiösen

Konflikten fortpflanzen kann. Durch das, was ich »Grundlagenarbeit« oder Selbsterforschung nenne, können wir viele Hindernisse auf dem Weg zum höheren Selbst überwinden und zu einem emotionalen Gleichgewicht finden. Wir müssen erkennen, wann wir Gefahr laufen, von unseren Emotionen überwältigt zu werden, und uns eingestehen, daß wir uns mit ihnen auseinandersetzen und an ihnen arbeiten müssen.

Im Laufe Ihres Entwicklungsprozesses werden Sie zu neuen Einsichten und einem erweiterten Bewußtsein gelangen. Jene Gefühle, die Ihnen einst Schmerzen bereiteten, werden transformiert, bis Sie in der Lage sind, die feineren Gefühle der Herzebene wahrzunehmen. Das gleiche Ereignis, das auf emotionaler Ebene unerträgliche Schmerzen bereitet, löst auf der Herzebene nur noch ein Gefühl der Traurigkeit aus. Unsere Träume zeigen uns, was wir zu tun haben und wie wir die Dinge betrachten sollten. Träume können auch ein unangenehmes oder angenehmes Ereignis wieder aufleben lassen oder Emotionen freisetzen, mit denen wir uns noch nicht auseinandergesetzt haben. Da wir mit Bewußtsein ausgestattete Wesen sind, sollten wir unsere Träume studieren und herausfinden, weshalb wir lachen oder weinen.

Es kann sein, daß wir Träume haben, in denen wir leiden. In diesem Fall sollten wir uns fragen: »Was für ein Schmerz ist das? Ist es ein eingebildeter Schmerz? Wurden in Wirklichkeit vielleicht nur meine Erwartungen nicht erfüllt?« Sie können sich verletzt und deprimiert fühlen, selbst wenn der oder die andere gar nicht beabsichtigte, Sie zu verletzen – Sie waren nur verletzt,

weil Sie etwas erwartet haben, was Sie jetzt nicht bekommen. Vielleicht weinen Sie, wenn Sie sich verletzt fühlen. Was für Tränen sind das? Sind es Tränen des Selbstmitleids, der Heilung, der Trauer, der Bitterkeit? Finden Sie heraus, was hinter Ihren Tränen steckt.
Sie können tatsächlich im Traum weinen und mit tränenüberströmtem Gesicht aufwachen. Wenn Sie im Traum schluchzen und nach dem Aufwachen nicht wissen weshalb, wenn Sie sich nur an ein intensives Gefühl der Traurigkeit erinnern, ist es wichtig, genau zu beobachten, was an die Oberfläche Ihres Bewußtseins steigt. Irgendein Teil von Ihnen leidet. Schauen Sie sich Ihr Leiden an, und fragen Sie sich: »Müßte ich eigentlich noch mehr weinen, aber mein Stolz erlaubt es mir nicht?« Könnte es sein, daß Ihre Seele weint, weil sie von Ihnen nicht gehört wird? Die ärmsten Hindudienstboten, denen ich in Indien begegnete, waren oft besser dran als die gelehrtesten Pandits, weil es sehr schwer ist, den Stolz zu überwinden, es sei denn, man ist bereit, ein Gefühl der Hingabe zu entwickeln. Vielleicht will der Traum Sie *darauf* hinweisen. Falls Sie keinen Grund haben zu weinen – niemand ist gestorben, Sie haben keine Schmerzen und auch keine anderen Ängste oder dunklen Vorahnungen –, könnte es Ihre eigene Seele, Ihr höheres Selbst sein, das weint. Das müssen Sie für sich selbst klären.
Ihre Träume spiegeln auch Ihre positiven Gefühle, Ihre Freude wider. Sie haben eine herrliche Zeit erlebt. Sie fühlten sich wunderbar! Glücklich gestimmt wachen Sie auf. Sie glitten im Traum hoch auf einem Wellenkamm dahin.

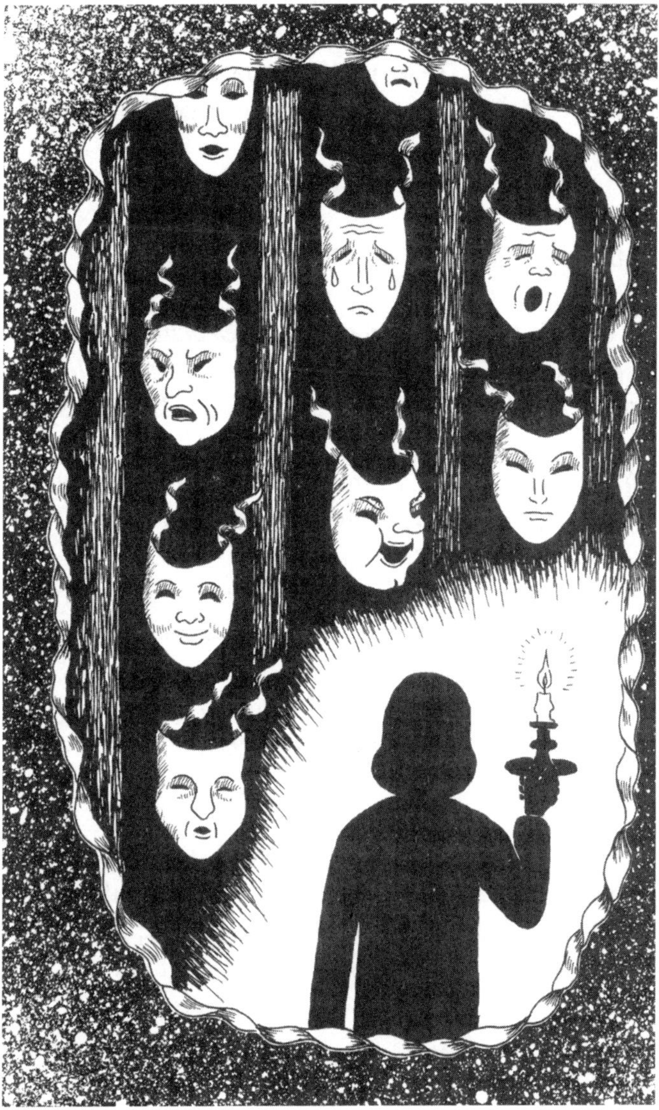

In den schwierigen Phasen meines Lebens träumte ich manchmal von Krishna in der Form eines Babys oder kleinen Kindes. Diese Träume, wie beispielsweise der folgende, lösten in mir stets eine unbeschreibliche Freude aus.

Baby Krishna

Ich befinde mich in einem schwach beleuchteten Zimmer. In der hintersten Ecke ist es sehr dunkel, aber ich kann gerade noch erkennen, daß sich etwas über den Boden bewegt.
Oh! Es ist ein Baby! Es hat kein Kissen! Keine Decke! Und ich denke bei mir: »Wer würde denn ein schutzloses Baby auf den nackten Boden legen?«
Dann krabbelt das Kleine zu mir herüber, zieht sich an meinem Sari hoch und schaut mich mit großen, liebevollen Augen an.
»Oh! Du bist Krishna!«
In dem Augenblick, in dem ich ihn erkenne, verschwindet er.

Es war natürlich eine große Freude für mich, Gott in der Form dieses Babys so vertrauensvoll direkt auf mich zu krabbeln zu sehen. Es war ein wunderbarer, glücklicher Traum, der mich wieder ins Gleichgewicht brachte.

Wir können uns im Traum auch mit Geburt und Tod auseinandersetzen. Oft bedeutet die Geburt eines Kindes im Traum, daß das innere Wesen ans Licht kommen will. Es erscheint in der Form eines winzigen Säuglings, weil wir so ein kleines Wesen nicht als bedrohlich empfinden. Würde der Traum uns eine überwältigende oder dramatische Erfahrung vermitteln, würden wir vielleicht in Panik geraten. Wenn Sie beispielsweise von Buddha träumen und dieses Bild als den Zustand jenseits des Verstandes interpretieren würden, denken Sie vielleicht: »Ich weiß nichts über den Raum jenseits des Verstandes. Es könnte schrecklich sein. Ich könnte meine Identität verlieren. Was wird aus *mir*? Ich bin mir meiner selbst nur durch meine Gedanken bewußt.«

Wenn wir von Babys träumen, will uns der Traum vielleicht darauf hinweisen, daß wir sie beschützen müssen. Sie wissen, wie zart und verletzlich ein Baby ist und wie sehr es von unserer Fürsorge abhängig ist. Das gilt auch für ein neu aufkeimendes spirituelles Bewußtsein.

Ich sprach mit mehreren Männern, die im Traum ein Kind geboren hatten. Alle waren ziemlich überrascht. Einer brachte das Kind vor einem Kamin zur Welt. Ich fragte mich, wieso die Geburt vor einer Feuerstelle stattfand? Wollte er, daß das Baby sich am Feuer wärmte, oder wollte irgendein Teil von ihm das Kind ins Feuer werfen und es so loswerden? Er mußte das für sich selbst herausfinden, aber die Zusammenhänge waren klar: Entweder würde er das in ihm aufkeimende neue Bewußtsein liebevoll und warm willkommen heißen oder es ablehnen und zerstören. Waren seine Gefühle negativ, so konnte er seine Ablehnung des spirituellen Weges zumindest ehrlich anschauen und sich eingestehen, daß er für ihn zu Ende war. Löste der Traum andererseits aber Begeisterung in ihm aus – »Großartig! Ich bin keine Frau und kann doch gebären, und das Feuer wird dieses kleine Wesen wärmen« –, so würde das auf seine Bereitschaft, die Geburt eines neuen Bewußtseins zu akzeptieren, hinweisen.

Wenn wir von Freude, Leid und Geburt träumen können – wie steht es dann mit dem Tod? Wenn Sie im Traum Leichen oder einen Sarkophag oder Sarg sehen, dürfen Sie nicht glauben, daß Sie morgen sterben werden. Ich bin in meinen Träumen schon oft gestorben und bin immer noch hier! Etwas anderes muß sterben, und wir müssen bereit sein, es sterben zu lassen. Wenn einer Ihrer Persönlichkeitsanteile beispielsweise sehr eifersüchtig ist und verwerflich handelt, würden Sie diesen Aspekt Ihrer selbst doch sicher gerne sterben lassen? Das bedeutet doch nicht, daß *Sie* sterben. Lassen Sie alte Geister ruhen. Vergangenheit ist Vergangenheit.

Was ist, wenn Sie im Traum jemanden töten? Vielleicht regen Sie sich furchtbar auf und sagen sich: »Nun bin ich schon so lange auf dem spirituellen Weg, und in meinem Traum habe ich jemanden getötet!« Es könnte sich aber um einen positiven Traum handeln. Wenn die von Ihnen getötete Person einen Persönlichkeitsaspekt repräsentierte, der Sie in Ihrem Leben und Ihrer Weiterentwicklung stark behindert hat, mußte er getötet werden. Falls Sie sich wirklich mit diesem Persönlichkeitsanteil identifiziert haben, machen Sie sich vielleicht Sorgen und fragen sich: »Kündigt der Traum *meinen* eigenen Tod an?« Ihre Befürchtung zeigt, wie sehr Sie diesem Aspekt Ihrer selbst verhaftet sind. Wenn Sie im Traum jemanden töten, sollten Sie Ihr Motiv hinterfragen. Nehmen wir an, Sie töten Ihren Großvater oder Ihren Onkel – was symbolisieren diese Menschen für Sie? Tauchten sie im Traum stellvertretend für jemand anders auf? Wollen Sie vielleicht in Wirklichkeit Ihren Mann oder Geliebten oder Ihren Chef töten? Manchmal haben wir solche Träume, wenn wir nachlässig mit unserer Sprache umgehen und beispielsweise oft sagen: »Ich könnte diesen Kerl *umbringen.*«

Sie müssen sich den Menschen, den Sie im Traum töten, genau anschauen. Empfinden Sie ihn als arrogant? In diesem Fall würde das Töten dieser Person bedeuten, daß Sie Ihre eigene Arroganz ausmerzen, die ja ausgemerzt werden muß. Wenn Sie jedoch starke Rachegefühle in sich tragen, sollten Sie sich fragen: »Welches Recht habe ich, andere anzugreifen? Vielleicht sollte ich mich zuerst mit meiner eigenen Arroganz auseinandersetzen, bevor ich jemand anderes damit konfrontiere.«

Ein sehr gläubiger Christ erzählte mir einmal, er habe beim Betrachten eines lebensgroßen Jesusgemäldes in einer katholischen Kirche plötzlich erkannt, daß auch er selbst heute noch, wieder und wieder zur Kreuzigung beitrug, indem er seine höchsten Ideale nicht lebte. Töten Sie vielleicht das Heilige in Ihrem eigenen Inneren?

Wie können Sie unterscheiden, ob ein Todestraum symbolisch oder prophetisch ist? Falls sich durch Ihre Arbeit an sich selbst beispielsweise Ihre Beziehung zu Ihrer Mutter verändert hat, träumen Sie möglicherweise, daß Ihre Mutter stirbt. In Wirklichkeit stirbt Ihr altes, verinnerlichtes Mutterbild. Wäre es kein symbolischer Traum, sondern eine Vorahnung gewesen, würden Sie wahrscheinlich anders reagieren. Sie wären ängstlich und angespannt und würden Ihre Mutter anrufen oder ihr schreiben, um sicherzugehen. Die gefühlsmäßige Färbung des Traumes liefert häufig einen guten Hinweis. Doch oft ist es ganz offensichtlich: Wenn Sie eine alte Einstellung geändert haben, kann ein altes Bild sterben. Manchmal ist ein prophetischer Traum aber auch gar nicht von bestimmten Gefühlen begleitet. Vor einigen Jahren hatte ich einen Traum, in dem ich mehreren Leuten ein paar Fotografien zeigte. Auf einem Foto waren mehrere Frauen zu sehen, von denen eine etwas abseits stand, doch ihre Gesichter bedeuteten mir nichts. Irgend jemand fragte: »Oh, ist das Ihre Mutter auf dem Foto?« Ich antwortete: »Nein, sie ist nicht auf dem Bild.« Als ich erwachte, wußte ich, daß meine Mutter gestorben war. Im Traum hatte ich keine intensiven Gefühle wie: »Es ist vorbei«, sondern einfach: »Sie ist nicht auf dem Bild.« Meine Mutter war sehr unglücklich, als ich geboren wurde, weil sie nie Kinder haben wollte, und unsere Verbindung war seit meiner Einweihung in *Sannyas* abgerissen.[1] Ich schloß sie stets in meine Gebete ein und hatte das Gefühl, daß sie sich allmählich ins Licht bewegte.

Unsere Träume spiegeln unseren gegenwärtigen emotionalen, mentalen und spirituellen Zustand wider. Wir können diese Informationen in unserem täglichen Handeln umsetzen und überwinden, was überwunden werden muß.

8. Alpträume

Alpträume weisen uns gewöhnlich auf ungelöste Probleme hin. Ich habe festgestellt, daß Menschen, die viele Alpträume haben, sich meistens am hartnäckigsten weigern, etwas zu ihrer Weiterentwicklung oder zur Verbesserung ihrer Lebensumstände beizutragen. Sie halten wider jegliche Vernunft an ihren alten Verhaltensweisen fest. Mit anderen Worten, der kleine Junge oder das kleine Mädchen in ihnen sagt: »Nein, ich muß mich nicht ändern!« Manche Alpträume spiegeln genau diese Einstellung wider. Wenn der Betreffende dann doch anfängt zu meditieren, zu chanten oder zu beten, beginnt er, mehr über Demut und Dankbarkeit zu verstehen, und die Alpträume verschwinden.

Falls Sie mehrere Nächte hintereinander bedrohliche Träume haben, sind Sie geistig auf jeden Fall auf dem falschen Weg. Vielleicht tragen Sie zu viel Groll mit sich herum, oder Ihre Widerstände gegenüber positiven Einflüssen sind zu stark, oder Sie weigern sich einfach zu hören – selbst auf frühere Träume. Der bedrohliche Traum schickt Ihnen die Botschaft: »Entweder du hörst *oder* ... Nimm die Herausforderung an, und arbeite damit, *sonst* ...«

Wenn Sie stets anderen Menschen die Schuld geben und sich weigern, für Ihr Handeln und Ihre Gefühle Verantwortung zu übernehmen, kann es Ihnen passieren, daß Sie im Traum von Monstern oder anderen dunklen Mächten verfolgt werden. Tagsüber hört man von Ihnen nur: »Jemand anders hat einen Fehler gemacht.« »Wenn sie nicht vergessen hätte...« »Wenn er intelligenter oder anpassungsfähiger wäre...« *Sie* machen niemals Fehler. *Ihr* Egoismus, *Ihre* Gier muß nie getadelt werden. Immer ist jemand anders Schuld. Im Büro sind gegenseitige Schuldzuweisungen an der Tagesordnung. Ehemann und Ehefrau beschuldigen einander, und viele Menschen geben ihren Eltern die Schuld: »Sie haben mir Furchtbares angetan.«

Wenn Sie andere beschuldigen und sich weigern, Ihre ureigene Verantwortung zu übernehmen, wird das Leben Sie mit einer Katastrophe nach der anderen konfrontieren. Sie tragen zu Ihrem eigenen Unglück bei. Ihr Leben wird zum Alptraum. Wenn Sie beschließen, innerhalb der nächsten drei Monate niemanden für irgend etwas zu beschuldigen und sich statt dessen zu fragen, wo *Sie* nicht korrekt gehandelt haben, bei welchen Gelegenheiten *Sie* zu spät kamen oder wann *Ihre* Anweisungen ungenau waren, werden Sie feststellen, daß sich auch die Inhalte Ihrer Träume verändern.

Eine Frau, von der ich wußte, daß Sie nie Verantwortung für ihr Handeln übernehmen wollte und aus falschem Stolz heraus stets anderen die Schuld gab, erzählte mir, daß sie immer wieder von einem kleinen Mädchen träumte, das allein durch eine riesige Wüste wanderte und nicht wußte, wohin es sich wenden sollte. Alles war verdorrt.
Die Angewohnheit dieser Frau, stets andere für alles verantwortlich zu machen, hatte ihre Beziehungen in der Tat verdorren lassen und sie selbst zu dem kleinen Mädchen gemacht, das den Weg nach Hause nicht finden kann, weil es kein Zuhause gab. Traumszenen, in denen man angegriffen wird oder in denen symbolisch die eigene Neigung, andere anzugreifen, dargestellt wird, kann auch dem unbewußten Einfluß jener Leute entspringen, denen Sie immer die Schuld geben.

Wenn Sie oft Verfolgungsträume haben, sollten Sie herausfinden, wer Sie verfolgt. Eine Verfolgung durch die Polizei könnte beispielsweise darauf hinweisen, daß Sie anderen gegenüber sehr kritisch und urteilend sind oder daß Sie im Alltagsleben Dinge tun, die nicht in Ordnung sind und mit denen Sie sich im wachen Zustand auseinandersetzen müssen. Es kann auch sein, daß Sie von einem Ihrer Persönlichkeitsaspekte oder einer Ihrer Eigenschaften, die Sie an anderen kritisieren oder in der Vergangenheit kritisiert haben, verfolgt werden. Mit diesem Persönlichkeitsaspekt sollten Sie sich auf jeden Fall auseinandersetzen. Entweder müssen Sie ihn überwinden oder stärken. Falls es sich um einen Persönlichkeitsanteil handelt, der gestärkt werden muß, und Sie dieses

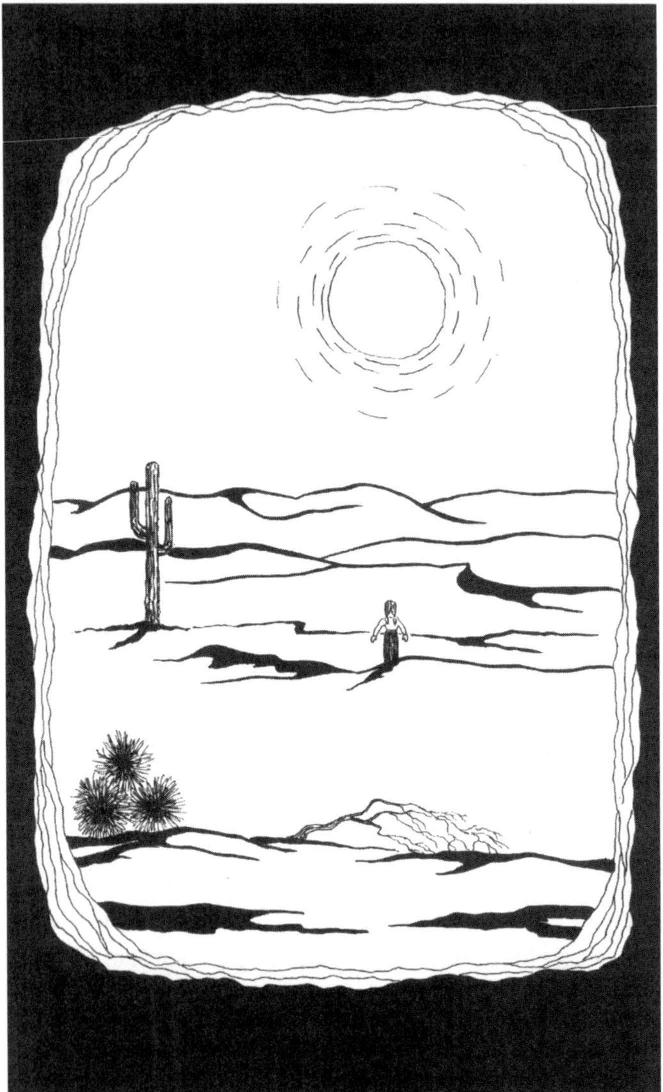

Bedürfnis wirklich erfüllen, kann dieser Aspekt Ihrer selbst schließlich für Sie zu einer Art Führer auf dem spirituellen Weg werden.
Manche Alpträume warnen Sie vielleicht vor allzu großer Selbstsucht, symbolisiert durch ein Ungeheuer, das Sie verfolgt, seine riesigen Pranken in Ihren Nacken schlägt und das Leben aus Ihnen herausquetschen will. Der dramatische Effekt des Traumes übermittelt Ihnen die Botschaft: »Es ist *Zeit*! Beeil dich. Erweitere dein Bewußtsein. Gib dem Leben etwas zurück!«
Eine meiner Schülerinnen träumte häufig von Männern, die sie angriffen oder auf irgendeine Weise mißbrauchten. Doch nachdem sie mehrere Jahre lang mit ihren Träumen gearbeitet und sich mutig mit ihrem eigenen Unbewußten auseinandergesetzt hatte, träumte sie folgende Szenerie.

Der Mann im Kanalrohr

Ich ging an einem großen Kanalrohr vorbei, das auf dem Boden lag. Es war schon ziemlich dunkel, und ich konnte im Innern des Rohres einen zusammengekauerten Mann sehen. Würde er mich angreifen? Instinktiv wollte ich weglaufen. Doch dann dachte ich: »Nein, ich will sehen, was es ist.« Ich bückte mich, schaute in das Rohr hinein und sah einen sehr häßlichen, abstoßenden Mann. Doch als ich ihn aufmerksamer betrachtete, hob er die Hand und zog eine Maske von seinem Gesicht. Zum Vorschein kam ein sehr freundlich und liebenswürdig blickender Mann.

Sie interpretierte ihren Traum folgendermaßen: »Natürlich war in mir ein Gefühl großer Erleichterung und Annahme. Der Traum zeigte mir sehr klar und deutlich, daß meine Bereitschaft, meine eigenen häßlichen Persönlichkeitsanteile anzuschauen und wirklich anzunehmen, mich zu der darunter verborgenen, freundlichen und hilfsbereiten Person führen würde. Im Laufe der Jahre sind diese bedrohlichen Charaktere meiner Träume allmählich zu liebevollen Persönlichkeitsanteilen geworden, die ich sogar um Hilfe bitten könnte.«

Falls Sie einen bedrohlichen Traum haben und sich der Tatsache bewußt sind, daß Sie träumen, sollten Sie mit allen Mitteln versuchen aufzuwachen. Sie können sich sagen: »Ich weiß, daß es nur ein Traum ist.« Versuchen Sie, hinter die Negativität zu blicken und Ihre Gedanken auf das Positive zu richten. Anstatt gegen die Dunkelheit zu kämpfen, müssen Sie anfangen, Licht in Ihr Bewußtsein zu bringen. Schauen Sie immer in Richtung des Lichts, denn die Dunkelheit wird Ihnen nicht ins Licht folgen. Andererseits wird Sie das Dunkle und Böse herunterziehen, wenn Sie versuchen, dagegen anzukämpfen. Machen Sie sich nach dem Aufwachen also klar, daß Sie die Wahl haben, in die Dunkelheit oder ins Licht zu gehen.
Manche Menschen sind sich nicht bewußt, daß sie träumen, während andere sich aus einem Alptraum selbst

aufwecken können. Wieder andere, die sich ebenfalls der Tatsache, daß sie träumen, bewußt sind, können sogar den Handlungsverlauf im Traum ändern. Verschiedene Temperamente reagieren unterschiedlich.

Eine Frau hatte folgenden Traum.

Große Wellen

Ich spazierte zu einer Ferienanlage und wollte schwimmen gehen. Das Wasser schien ganz ruhig zu sein, doch plötzlich kamen riesige Wellen auf mich zu. Ich kauerte mich nieder und rollte mich zusammen. Ich hatte furchtbare Angst, ins Meer hinaus gerissen zu werden. Der kleine See war zu einem wilden Ozean geworden.

Bei der Arbeit an diesem Traum gab die Frau zu, daß sie sich oft von den »großen Wellen« des Lebens – den plötzlichen Veränderungen und emotionalen Dramen – überwältigt fühlte. Ich half ihr, nach anderen Möglichkeiten zu suchen. Wie konnte sie den Wechselfällen des Lebens auf andere Weise begegnen? Wurden die chaotischen Umstände und Situationen vielleicht durch ihre eigenen Gefühle ausgelöst? Indem Sie bewußt andere Wege suchte, kreierte sie Wahlmöglichkeiten. Sie brauchte sich von ihrer Angst nicht mehr lähmen zu lassen.
Wenn ein Kind häufig durch Alpträume aufwacht, weist das auf große Unsicherheit hin. Die Eltern sollten versuchen herauszufinden, wovor das Kind sich fürchtet. Wenn Sie sich von Ihren Kindern die Träume erzählen lassen

und aufmerksam zuhören, können Sie daraus wertvolle Einsichten gewinnen, um ihnen zu helfen.
Das gleiche gilt für Sie selbst. Wenn Sie häufig von Alpträumen geplagt werden, müssen Sie Ihre verborgenen Ängste erforschen. Die bewußte Arbeit an der Überwindung dieser Ängste wird Sie von den psychischen Spannungen befreien, die Ihre Alpträume hervorrufen. Wenn Sie Ihren inneren Raum reinigen, schaffen Sie Platz für andere Arten von Träumen, für subtilere Botschaften aus dem Unbewußten. Alpträume sind wie eine Alarmglocke. Hören Sie darauf! Verändern Sie etwas in Ihrem Leben!

9.
Entscheidungsträume

Sie müssen natürlich bereit sein, eine wichtige Entscheidung bewußt zu fällen, und dürfen sich nicht nur auf Ihre Träume verlassen. Oft geben uns Träume überhaupt keine Hinweise darauf, wie wir uns entscheiden sollten, weil wir uns zunächst Gedanken über die Möglichkeiten machen und die Entscheidung auf einer bewußten Ebene treffen sollen. Wenn Sie Ihre Entscheidung gefällt haben, können Sie Ihre Träume zum Vergleich heranziehen. Doch selbst dann sollten Sie sich nicht auf einen einzigen Traum stützen; schauen Sie, ob die gleiche Botschaft noch in anderen Träumen auftaucht. So gehen Sie sicher, daß Sie nicht aus reinem Wunschdenken heraus handeln.

Schauen Sie sich, wenn Sie Ihre Wahlmöglichkeiten prüfen, zunächst einmal an, welche emotionale Befriedigung die eine oder andere Entscheidung mit sich bringen würde. Wenn sie groß genug ist, sind Sie eher bereit, bestimmte Opfer in Kauf zu nehmen. Versuchen Sie aber dennoch, die im Zusammenhang mit Ihrer Entscheidung möglicherweise auftretenden Probleme realistisch einzuschätzen, und ziehen Sie auch die Nachteile, die Ihre Entscheidung mit sich bringen wird, in Betracht. Sagen Sie dann ja oder nein, und lassen Sie sich Ihre Entscheidung durch Ihre Träume bestätigen oder widerlegen.

Wenn Sie beispielsweise versuchen zu entscheiden, ob Sie ausschließlich Ihre Lehrtätigkeit an der Universität ausüben oder das Lehren aufgeben und ausschließlich künstlerisch arbeiten sollten, warten Sie, bis Ihre Träume die Entscheidung bestätigen oder widerlegen. Folgende Affirmation kann Ihnen helfen: »Mein Unbewußtes weiß bereits, was richtig ist. Zeige es mir also bitte. Ich werde deine Botschaft entschlüsseln.« Nehmen Sie dann den Traum so an, wie er sich zeigt.

Um Ihres Seelenfriedens willen können Sie sich in Gedanken sogar der Entscheidung, die Ihnen durch Ihren Traum nahegelegt wird, widersetzen. Machen Sie sich noch einmal klar, welche Auswirkungen Ihre Entscheidung hätte und wie Sie sich damit fühlen würden, um nicht – falls Sie bei Ihrer Entscheidung bleiben, als Künstler oder Künstlerin ohne festes Einkommen zu arbeiten –, später sagen zu können: »Vielleicht habe ich doch einen Fehler gemacht. Vielleicht habe ich die Botschaft des Traumes mißverstanden.«

Träume können Ihnen zweifellos helfen, eine Entscheidung zu fällen, aber das Unbewußte wird Ihnen die Botschaft nur schicken, wenn Sie empfänglich sind. Wenn Sie sich den Botschaften Ihrer Träume verschließen, teilen Sie Ihrem höheren Selbst dadurch mit, daß Sie nichts akzeptieren werden, was Ihrer bewußten Entscheidung entgegensteht. Also wird Ihnen das Unbewußte die Botschaft gar nicht schicken. Die Träume kommen nur zu Ihnen, wenn das höhere Selbst weiß, daß Sie offen dafür sind. Wenn Sie kämpfen, zurückweisen, urteilen, kann die Hilfe natürlich nicht in Form eines Traumes zu Ihnen kommen; Sie würden einen gegensätzlichen Standpunkt ja gar nicht gelten lassen.

Nehmen wir einmal an, Sie fragen sich: »Sollte ich vielleicht wenigstens für kurze Zeit im Yasodhara-Ashram bleiben?« Doch dann denken Sie: »Nein, das würde zu viele Unannehmlichkeiten mit sich bringen. Ich könnte meinen Freund längere Zeit nicht sehen« oder »Mein Mann wäre vielleicht wütend darüber« oder »Was würde mein Chef dazu sagen?« oder »Wie würde meine Frau das aufnehmen?« Aber eine andere Stimme in Ihnen läßt nicht locker: »Vielleicht sollte ich doch bleiben. Vielleicht wäre es eine Chance, alte Verhaltensmuster zu überwinden.« Sie werden jedoch nur dann Hilfe durch einen Traum bekommen, wenn Ihr Wunsch zu bleiben stärker als Ihre Angst um Ihre Karriere oder um Ihre Familienbande ist. Andernfalls wird das höhere Selbst nicht reagieren, weil Sie die Botschaft in Wirklichkeit gar nicht hören wollen. Sie spielten nur mit der Vorstellung.

Sie könnten natürlich auch eine entgegengesetzte Entscheidung treffen. Vielleicht denken Sie: »Ich will nicht nach Hause in diese schreckliche Atmosphäre zurückkehren. Ich sollte hier im Ashram bleiben; hier ist es schön, die Leute sind nett, und ich muß nicht kochen oder Geschirr spülen. Ich wünschte, jemand könnte mir sagen, ob es das Richtige ist. Wäre es nicht wunderbar, wenn ich die Antwort in einem Traum bekommen könnte?« Sie werden die Antwort nicht erhalten, doch die Tatsache, daß der gewünschte Traum sich nicht einstellt, ist bereits eine Antwort. Wenn Sie von zu viel Angst oder Ehrgeiz getrieben sind oder Ihre Entscheidung aus dem Ego oder einem Fluchtwunsch heraus bereits getroffen haben, weiß das höhere Selbst, daß Sie nicht auf es hören werden. Warum sollte es Ihnen dann überhaupt etwas sagen? Es kann sein, daß Sie die Botschaft zu einem anderen Zeitpunkt erhalten – vielleicht in einem Jahr, wenn Ihre Angst oder Ihr Ehrgeiz nicht mehr so stark sind.

Falls der Traum selbst eine bestimmte Angst offenbart, sollten Sie vorerst keine Entscheidung treffen. Warten Sie, forschen Sie weiter und versuchen Sie herauszufinden, welche Lektion dahintersteckt. Der von mir an anderer Stelle wiedergegebene Traum des Ingenieurs[1] zeigte dem Träumenden, daß seine Pläne einem Zustand der Verwirrung entsprungen sind und deshalb zu unsinnigen Ergebnissen führen würden. Der Traum könnte ihn veranlassen, seine Entscheidung zu verschieben, bis eine innere Klärung stattgefunden hat.

Wenn Ihre Träume so verworren oder kompliziert sind, daß Sie die Botschaft nicht verstehen, könnte Sie das darauf hinweisen, daß Sie die Antwort in Wirklichkeit nicht hören wollen. Da Wunschdenken ebenfalls Träume produzieren kann, müssen Sie lernen, zwischen verschiedenen Traumtypen zu unterscheiden.

Ich gebe anderen stets den Rat zu fragen: »Was ist der

göttliche Plan? Wenn du willst, daß ich das tue, dann öffne bitte die Türen.« Selbst dann können Sie allerdings nicht absolut sicher sein, denn vielleicht glauben Sie nur, die Tür sei offen, während das in Wirklichkeit gar nicht der Fall ist. Sollten Sie etwas wirklich Verwerfliches vorhaben, könnte es leicht sein, daß Sie die Botschaft falsch auslegen. Lassen Sie Ihren Eigenwillen aus dem Spiel. Wenn Sie eine klare Antwort von Ihrem inneren göttlichen Wesen erhalten möchten, müssen Sie zunächst für sich klären, ob Sie bereit sind, den Anweisungen, die Sie erhalten werden, wirklich zu folgen. Sie können dem Göttlichen sagen: »Ich werde gehen, wohin du willst, und die Arbeit tun, die du von mir verlangst.« Doch Sie können das nur sagen, wenn Sie wirklich bereit sind zu tun, was gefordert wird – welche Art von Arbeit es auch sein mag.

Wenn Sie sich bei einer Entscheidungsfindung auf zwei, drei oder vier Träume und auf Ihre Eingebungen stützen, werden Sie sich sicherer fühlen. Sie sollten sich nur dann auf einen einzigen Traum verlassen, wenn Sie sehr klar spüren, daß Sie aus einem spontanen inneren Wissen heraus handeln. Das setzt allerdings voraus, daß Sie den Unterschied zwischen impulsivem emotionalem Handeln und spontanem intuitivem Handeln kennen. Viele Menschen verwechseln diese beiden Ebenen und fürchten, ihre Spontaneität zu verlieren, doch das ist nicht der Fall. Träume können Ihnen auch zeigen, ob Sie spontan gehandelt haben oder ob Sie sich von Ihren Gefühlen zu einer Handlung hinreißen ließen und dadurch Ihren Emotionen zu viel Macht gegeben haben.

Meine Träume halfen mir, Entscheidungen in Bereichen

zu fällen, in denen mir jegliches Hintergrundwissen fehlte, wie beispielsweise beim Hausbau oder der Verwaltung von Finanzen. Ohne ihre Hilfe wäre ich nicht einmal in der Lage gewesen, die verschiedenen Wahlmöglichkeiten zu erkennen. Träume zeigten mir auch, wann der Zeitpunkt gekommen war, bei meiner Arbeit in eine neue Phase einzutreten – beispielsweise, wann ich mit dem Schreiben beginnen sollte. Der folgende Traum, den ich den »Traum der Königin« nannte, ist ein persönliches Beispiel für die Art und Weise des Göttlichen, nicht nur mit uns, sondern für uns zu arbeiten – manchmal sogar trotz unserer Widerstände.

Der Traum der Königin

Sechseinhalb Jahre lang hatte ich nun schon unbeirrbar meine Träume niedergeschrieben und intensiv mit ihnen gearbeitet, als ich eines Abends beschloß, bis zum nächsten Morgen durchzuschlafen. Die Arbeit im Ashram war gerade ziemlich anstrengend, und ich war sehr müde. Außerdem dachte ich, daß mir meine Träume genügend Material für den Rest meines Lebens beschert hätten.

Als mir in jener Nacht also bewußt wurde, daß ich träumte, rief ich: »Nein, nein. Ich werde es nicht aufschreiben. Ich will schlafen. Ich bin müde... sehr, sehr müde.« Meine Traumstimme antwortete: »In Ordnung, schreib einfach nur diese beiden Dinge auf: *Die Bienenkönigin* und *Die Königin von England.«* Schlaftrunken fand ich meinen Stift und kritzelte die Worte aufs Papier.

Da ich im Dunkeln geschrieben und mich nicht gerade

sehr kooperativ gefühlt hatte, konnte ich sie am nächsten Morgen kaum lesen. Schließlich entzifferte ich meine Schrift – *Die Bienenkönigin* und *Die Königin von England.*

Ich dachte: »Was soll ich mit diesen beiden Bruchstükken anfangen? Lächerlich. Die Königin von England? Ich hatte ein Jahr lang in England gelebt und Elisabeths Krönung gesehen. Nie war mir eine Königin trauriger erschienen. Als man den schweren Mantel um ihre Schultern legte, schien sie von seinem Gewicht niedergedrückt zu werden. Fühle ich mich niedergedrückt? Ja, manchmal schon – aber ich bin mir dessen doch nicht so unbewußt, daß mich ein Traum darauf hinweisen muß. Und was hat das mit der Bienenkönigin zu tun? Ich weiß gar nichts über Bienen. Ich habe überhaupt nichts mit ihnen zu tun.« Also warf ich die Aufzeichnung in die Schublade, in der ich die anderen aufbewahrte und vergaß sie.

Mehrere Monate vergingen. Eines Abends ging ich hinunter in den Speisesaal des Ashrams und stellte fest, daß das Abendessen nicht rechtzeitig fertig geworden war. Irgend etwas mußte geschehen sein, und ich wollte in die Küche eilen, um zu helfen. Ich wollte nicht, daß unsere vielen Gäste zu lange auf ihr Essen warten mußten, doch als ich durch den Speisesaal ging, bestand ein Gast hartnäckig darauf, mich in eine Unterhaltung zu verwickeln, an der ich in diesem Augenblick absolut nicht interessiert war. Der Bursche, er war sehr groß, hatte ganz oben ins Bücherregal gelangt und ein kleines Taschenbuch hervorgezogen. Er sagte: »Oh, Swami Radha, was für ein wunderbares Buch! Ich würde Ihnen gerne diese Stelle vorlesen.« Ich dachte bei mir: »Es ist viel wichtiger, daß ich in die Küche komme und helfe.« Doch nun stand ich da und wußte nicht, wie ich mich ihm entziehen sollte.

»Das Buch heißt *The Life of the Bee* (Das Leben der Biene) und ist von Maeterlinck.[2] Hören Sie sich das an. Absolut faszinierend.« Und er las, mitten im Raum stehend, das ganze Kapitel über das Leben der Bienenkönigin vor. Ich war wie vom Donner gerührt. Die Bienenkönigin – mein Traum ... ich hatte nicht einmal gewußt, daß dieses Buch existiert. Es war eines jener Bücher, die die Vorbesitzer des Anwesens zurückgelassen hatten. Doch ich konnte immer noch nicht sehen, was diese Bienenkönigin mit mir zu tun haben sollte. Außerdem war ich innerlich nicht bei der Sache, weil ich die ganze Zeit daran dachte, daß das Abendessen im Augenblick wichtiger war. Ein paar Sätze des Kapitels blieben haften, aber ich kam nie mehr dazu, das Buch noch einmal in die Hand zu nehmen und es selbst zu lesen.

Sehen Sie nun, wie sehr sich das höhere Selbst bemüht, uns eine wichtige Botschaft zu überbringen? Ungefähr ein Jahr später befand ich mich auf Einladung einer außerhalb von Portland auf dem Lande lebenden Künstlerin in Oregon. Ich war nur dieses eine Mal dort. Sie hatte mich gebeten, auf meiner Reise nach San Francisco bei ihr Station zu machen und hatte für diesen Abend ein paar Freunde zum Abendessen in ihr wunderschönes Haus eingeladen.

Auf meinem Teller lag ein kleiner Briefumschlag, und sie bat mich, ihn noch vor dem Essen zu öffnen. Ich dachte, es handle sich um eine Frage über irgendein

Thema, das sie mit mir persönlich besprechen wollte, oder vielleicht um ein paar persönliche Worte des Dankes, daß ich ihre Einladung angenommen hatte. Ich öffnete also den Umschlag – und was sah ich?

»Liebe Swami Radha: Ich habe gerade Maeterlincks *The Life of the Bee* gelesen und war so beeindruckt von der folgenden Passage, daß ich sie einfach für Sie aufschreiben mußte. Ich bin sicher, Sie wissen, warum.«

Und ob ich das wußte!

Was las ich also? »Das Leben der Bienenkönigin ist eigentümlich. Man kann sie nicht mit unseren Königinnen vergleichen. Sie macht ihre Arbeit – die ihr weder Belohnung noch Ehre einbringt – einfach, weil sie getan werden muß. Zusammen mit den Bieneneiern läßt sich die Königin im Bienenstock einschließen und nährt die Jungen von ihrer eigenen Substanz. Sie zieht neue Prinzessinnen heran, die zu gegebener Zeit den Schwarm verlassen.«[3]

Was ist meine Substanz? Nur die spirituelle Botschaft. Das ist das einzige, womit ich andere nähren kann. Dieser Traum mußte wirklich eine besondere Bedeutung für mich haben.

Gegen Ende jenes Sommers machte eine sehr nette Dame aus England Station in unserem Ashram. Sie sagte: »Ich soll Ihnen Grüße von Ihren Freunden aus England überbringen. Sie sprachen so begeistert von Ihnen, daß ich den Wunsch verspürte, Sie hier zu besuchen und Ihnen etwas ganz Besonderes mitzubringen. Aber ich wußte nicht, was Sie mögen – mir scheint, daß Sie doch sehr anders leben, als die meisten von uns.« Sie fuhr fort: »Ich dachte darüber nach, womit ich Ihnen eine Freude machen könnte, und das hier ist das einzige, was mir einfiel – das erste Jubiläumsmagazin der Königin von England.«

Meine Überraschung war unbeschreiblich. Ich hatte diese Frau noch nie zuvor gesehen und sah sie nie wieder. Ich erinnere mich nicht einmal an ihren Namen. Auf der Durchreise nach Vancouver verbrachte sie einen Nachmittag bei uns, um mir ein Magazin über die Königin von England zu bringen... weil ich diesem Traumfragment keine Beachtung geschenkt hatte: *Die Bienenkönigin* und *die Königin von England.* Wie sich das Göttliche bemühte, eine Botschaft zu überbringen – es schickte sogar diese arme Frau in unsere abgelegene Bergwelt!

Als ich die Illustrierte aufschlug, las ich als erstes, daß die Königin von England die einzige Frau ist, die kein Vetorecht hat. Im nächsten Artikel hieß es, daß sie zwar das Oberhaupt des Staates und die *First Lady* des Landes ist, die eigentliche Regierungsarbeit aber Sache der Parlamentsabgeordneten des Ober- und Unterhauses sei. Die Königin kennt alle Staatsgeheimnisse, aber nur in äußerst wichtigen Angelegenheiten fällt sie eine abschließende Entscheidung oder wirft ihre Stimme in die Waagschale.

Es zeigte sich, daß der »Königinnentraum« eine sehr wichtige Botschaft für mich enthielt, denn er beantwortete einige Fragen, die mich schon seit Jahren beschäftigten. Seit langem machte ich mir Gedanken über die

zukünftige Struktur des Ashrams und versuchte, bezüglich der Verteilung von Kompetenzen zu einer klaren Entscheidung zu kommen. Bis zu jenem Zeitpunkt hatte die Verwaltung des Ashrams in meinen Händen gelegen, doch ich spürte, daß ich den Ashrambewohnern allmählich mehr Verantwortung übertragen mußte. Ich wollte ihnen mehr Macht einräumen, damit sie an dem Ort, an dem sie lebten, eine aktive Rolle spielen konnten. Außerdem hätten dann diejenigen, die beschlossen, den Ashram zu verlassen, genug Selbstvertrauen und Sicherheit für ihre persönliche Lebensführung gewonnen, um »draußen« gut zurechtzukommen und nicht zu hilflosen Gestrandeten zu werden, weil im Ashram für sie alles geregelt worden war.
Dieses Thema löste stets gemischte Gefühle in mir aus. Einerseits wollte ich, daß die Ashrambewohner lernten, Verantwortung zu übernehmen, doch andererseits veranlaßte mich mein Pflichtgefühl, mich zu fragen, ob ich nicht einfach nur versuchte, die lästigeren Arbeiten von mir abzuwälzen. Als ich diesbezüglich den ersten Vorstoß unternahm und ein paar Leute fragte, für was sie sich denn interessierten, welchen Bereich sie gerne übernehmen oder was sie gerne lehren würden, antwortete einer: »Du willst es dir wohl leichtmachen?« Ich kam nicht umhin, mich zu fragen, ob er vielleicht sogar recht hatte. Versuchte ich vielleicht, Pflichten loszuwerden, die ich persönlich zu erfüllen hatte? Oder hatte ich mich im Laufe der Zeit so verschlissen, daß mir meine Arbeit zum Halse heraushing? Betrachtete ich mich gar inzwischen als zu wichtig für solche Arbeiten? Was war es? Solche Gedanken gingen mir ständig im Kopf herum,

und ich wußte nicht, was ich tun sollte. Der Traum gab mir eine wunderbare Antwort, indem er mich auf folgendes hinwies: Überall in der Natur und in der menschlichen Gesellschaft gibt es Strukturen und für jeden einzelnen einen angemessenen Platz. Mein Traum sagte mir, daß fähige Menschen kommen und die Arbeit tun würden. Von der Bienenkönigin lernte ich, daß es wichtig war, mehrere Nachfolger auszubilden, so wie die Königin mehr als eine Prinzessin heranzieht, die später selbständig einen neuen Staat regiert. Aber wie konnte ich es anstellen, anderen Verantwortung zu übertragen? Ich sollte einfach das politische Modell der Königin von England übernehmen – das Ober- und Unterhaus sollte über die Angelegenheiten diskutieren, darüber abstimmen, und ich würde die Entscheidungen gelten lassen. So funktioniert unser Ashram heute. Der Traum hatte mir gezeigt, daß ich nicht versuchte, mich meiner Pflichten zu entziehen, indem ich Verantwortung auf andere übertrug.

Mein spiritueller Lehrer hatte stets die Vorstellung gehabt, daß ich überall in Amerika kleine Yogazentren errichten und diese dann reihum besuchen würde, aber es schien mir bereits mehr als genug, einen einzigen Ashram zu leiten. Nun, fünfundzwanzig Jahre nach meiner Rückkehr aus Indien, begannen sich die Dinge endlich in diese Richtung zu entwickeln. Ein Zentrum nach dem anderen entstand. Auf diese Weise erfüllte sich mein Traum auch in Hinblick auf das Vorbild der Bienenkönigin, die die Prinzessinnen auf die Aufgabe, selbständig neue Schwärme zu regieren, vorbereitete.

Sehen Sie, welche enormen Bemühungen nötig waren,

um die Botschaft zu mir durchdringen zu lassen? Wer unternimmt diese Anstrengungen? Wer nimmt sich die Zeit, die Dinge so genau zu beobachten? Wer zieht die Fäden und läßt all das geschehen? Weshalb hatte jener Mann nach einem bestimmten Buch auf dem obersten Regalbrett gegriffen? Weshalb hatte das Buch überhaupt da gestanden? Aus welchem Grund hatte die Frau in Oregon die gleiche Passage aus diesem Buch abgetippt und auf meinen Teller gelegt? Warum hatte eine Frau aus England, die uns nie wieder besuchte, mir Informationen über die Königin gebracht? Ich machte es meinem höheren Selbst wahrhaftig nicht leicht, die Botschaft zu vervollständigen, die ich in jener Nacht mit den Worten zurückgewiesen hatte: »Ich bin müde. Ich will schlafen... Zwei Königinnen: *Die Bienenkönigin* und *die Königin von England* – lächerlich.« Sehen Sie, wie lächerlich es war? Es war die Antwort auf die wichtigste Frage, die mich seit Jahren beschäftigt hatte.

In diesem Fall hatte ich einen Traum nicht bereitwillig empfangen. Doch weil ich jahrelang mit besten Absichten und ehrlich mit meinen Träumen gearbeitet hatte, bestand mein höheres Selbst darauf, daß ich diese wichtige Botschaft zu hören bekam. Mein Meister war Tausende von Kilometern entfernt, und meine Schüler konnte ich nicht zu meinen Vertrauten machen. Ich mußte mich also vollkommen auf diesen »inneren Guru« verlassen, der durch meine beharrliche Arbeit mit meinen Träumen erwacht war. Ich hatte nie mit meinen Träumen gespielt, niemals versucht, sie zu manipulieren oder ihre Botschaft voreilig zu interpretieren. Ich wollte sie nur von der höchsten Ebene erhalten. Wie Jesus sagte: »Wenn ihr um Brot bittet, werdet ihr keine Steine bekommen.«[4] Ihr höheres Selbst wird Sie nicht im Stich lassen, selbst wenn Sie nicht immer empfänglich sind. Ich wünsche mir, daß Sie über diese Worte nachdenken und zu sehen beginnen, auf welch wunderbare Weise das Göttliche in Ihrem eigenen Leben Gelegenheiten für persönliches und spirituelles Wachstum schafft.

Nachdem ich überzeugt war, daß ich nicht vor meinen Pflichten davonlief, hatte ich in bezug auf diese Entscheidung einen abschließenden Traum.

Die Namen auf der Liste

Ich ging über das vertraute Gelände nahe beim Ashram, doch statt der Anlegestelle für die Fähre sah ich dort – plötzlich einen außergewöhnlich großen Baum. An diesem Baum hing ein großes Plakat mit der Aufschrift »Wählt«. Darunter befand sich eine Liste mit Namen von Ashrambewohnern. Ich las die Namen. Meiner war nicht darunter, doch am unteren Ende des Plakats entdeckte ich eine Notiz, in der zu lesen war, daß die Königin diese Leute als die geeignetsten für die betreffenden Aufgaben ausgewählt habe.

Als ich erwachte, erinnerte ich mich an drei der Namen und begann, mich intensiver um die Ausbildung dieser Leute zu kümmern.

Ich habe Ihnen diesen Traum erzählt, um Sie darauf hinzuweisen, daß es Ihre Aufgabe ist, achtsam zu sein und sich der Führung des höheren Selbst anzuvertrau-

en. Entscheiden Sie sich dafür, nur nach dem Höchsten zu streben.
Weisen Sie alles andere zurück. Nur das Höchste!

10.
Prophetische Träume

Können wir die Zukunft vorhersehen? Diese Frage war in allen Jahrhunderten und vielen Kulturen heiß umstritten. Bestimmte Dinge sind vorhersagbar – beispielsweise, daß das Pflanzen bestimmter Samen zu gegebener Zeit bestimmte Früchte hervorbringen wird. Die Bewegungen der Erde, des Mondes und der Galaxien unterliegen bestimmten Rhythmen, die uns ermöglichen vorherzusagen, daß auf jede Nacht ein Tag folgt, daß die Jahreszeiten in einer bestimmten Reihenfolge voranschreiten usw. Moderne Technologien ermöglichen es unseren Ärzten, mit Hilfe vorgeburtlicher Untersuchungen zu erkennen, ob ein ungeborenes Kind gesund oder mißgebildet sein wird. Doch können wir durch die uns bereits gegebenen Möglichkeiten annehmen, daß auch andere wichtige Ereignisse unseres menschlichen Daseins vorhersagbar sind? Können wir vorausahnen, ob wir im Lotto gewinnen, unerwartet ein großes Vermögen erben, eine glückliche Ehe führen oder erfolgreich Mitbewerber um eine hohe Position aus dem Feld schlagen werden? Können wir bahnbrechende medizinische Entdeckungen oder Unfälle vorhersagen, bevor sie sich ereignen? Kann der menschliche Geist im voraus wissen, wie das Spiel ausgehen wird?

Viele Voraussagen sind natürlich keine echten Prophezeiungen, sondern Manipulationen, geschickt von jenen eingesetzt, die wissen, wie wir uns bei entsprechender Konditionierung verhalten werden – wie beispielsweise im Krieg oder auf der politischen Bühne. Politische Gegner kämpfen in einer Debatte stets um das letzte Wort, denn dieses bleibt in den Köpfen der Zuhörer haften.

In welchem Maße trägt die Kraft der Suggestion zur Erfüllung einer Vorhersage bei? Manche Menschen scheinen so empfänglich zu sein, daß jede Suggestion für sie fast zu einem hypnotischen Befehl wird. Doch gibt es vielleicht auch andere Menschen, die so erpicht darauf sind, die Zukunft zu kennen, daß sie tatsächlich zukünftige Ereignisse im voraus wahrnehmen können? Welche Rolle spielen dabei die Gefühle? In diesem Bereich ist noch viel Forschungsarbeit zu leisten.

Die Frage, ob es möglich ist, Ereignisse vorherzusagen, können wir am besten beantworten, wenn wir zu unserem eigenen »Forschungslabor« werden und alle unsere Gefühle und Eingebungen sowie jene unerwarteten, unlogischen Gedanken beobachten, die plötzlich an die Oberfläche unseres Bewußtseins schießen. Viele unserer geistigen Kräfte sind noch so unerforscht, daß manche Menschen die Möglichkeit der Prophezeiung leugnen,

während andere aufgrund von Geschichten, die sie gehört haben, darauf schwören. Meine Erfahrungen haben mir gezeigt, daß wir nur durch persönliche Neugier und Beharrlichkeit befriedigende Antworten finden können. Träume öffnen uns die Tür zu diesem Bereich und ermöglichen uns, unsere psychischen Kräfte auf gefahrlose Weise zu entschlüsseln und freizusetzen. Sie erleichtern uns außerdem den Zugang zu unserer intuitiven Wahrnehmung, mit der wir im Wachzustand nur gelegentlich und dann auch nur unvollständig in Kontakt sind. Vielleicht stellen wir bei der Arbeit mit unseren Träumen fest, daß manche in der Tat prophetisch oder hellsichtig sind. Im Englischen werden solche Träume als *psychic dreams* bezeichnet, und die ursprüngliche griechische Bedeutung des Wortes *psyche* ist »Seele«. Hellsichtige oder mediale Träume können also ein Weg sein, mehr in Kontakt mit unseren Seelenkräften zu kommen. Um solche Träume von anderen unterscheiden zu können, müssen wir lernen, unsere unbewußten Prozesse und unsere intuitive Wahrnehmung intensiv zu beobachten.
Überprüfen Sie anhand Ihrer Traumaufzeichnungen, wann ein Traum sich im nachhinein als prophetischer oder medialer Traum erwies. Wenn Sie nicht genau Buch führen, wird Ihr Gedächtnis die Dinge im Laufe der Zeit verdrehen. Mit welchem Gefühl sind Sie aufgewacht? Mit welcher Geisteshaltung? Schlummert Ihre Intuition oder ist sie aktiv? Irgendwann wird der Zeitpunkt kommen, wo Sie prophetische Träume klar von symbolischen unterscheiden können.
Viele Menschen sehen in ihren Träumen geringfügige

Ereignisse des folgenden Tages voraus. Nichts Dramatisches – vielleicht sehen sie einfach einen bestimmten Gegenstand oder treffen eine bestimmte Person. Halten Sie auch diese unbedeutenden Ereignisse schriftlich fest, und beobachten Sie, wann es zu einer Häufung kommt. Viele solcher relativ unbedeutenden Vorkommnisse können sich schließlich zu etwas Bedeutenderem entwikkeln. Falls Ihnen diese präkognitiven Kräfte Ihres Geistes eher Angst machen, können solche Träume Ihnen helfen, sich allmählich an diese Vorstellung zu gewöhnen. Wenn Sie beispielsweise nachts oder am frühen Morgen von jemandem träumen und diese Person Sie später am Tag besucht, so ist das in keiner Weise bedrohlich. Nach mehreren solcher unspektakulären, nicht bedrohlichen Erfahrungen öffnen Sie sich vielleicht für andere Möglichkeiten. Das Göttliche ist ein sanfter Lehrmeister.

Abraham Lincoln hatte einen prophetischen Traum über seinen Tod.[1] Er hörte im Traum eine große Menschenmenge um jemanden trauern. Als er sich in diesem Traum in das Ostzimmer des Weißen Hauses begab, sah er einen von brennenden Kerzen umgebenen, aufgebahrten Sarg, um den herum Hunderte von Trauernden standen. Als er einen von ihnen fragte, wer gestorben sei, erhielt er zur Antwort: »Der Präsident.« Wenige Tage später wurde Lincoln ermordet.

Menschen, die Opfer eines Mordanschlags wurden, hatten oft Vorahnungen in ihren Träumen. Warum? Was ist eine Vorahnung? Wir müssen das Wechselspiel der geistigen Kräfte und Energien verstehen lernen. Wenn Sie etwas Übles gegen mich planen, steigt in mir vielleicht eine unbestimmte Angst auf, und ich forsche nach der Ursache für meine Angst. Dann habe ich diesen Traum. Ich erlebe die Ermordung vielleicht nicht direkt, aber möglicherweise sehe ich das Ergebnis – den toten Körper – so wie es bei Lincoln war.

In dem kleinen Städtchen nahe unseres Ashrams träumten mehrere Menschen wiederholt, daß Autos in den Fluß fallen, weil die alte Holzbrücke unter ihnen zusammenbricht. Einige von ihnen schrieben sogar an die Zeitung, um sich über den Zustand der Brücke und ihre Wartung zu erkundigen. Sie erhielten zur Antwort, die Brücke sei erst vor drei Monaten überprüft worden. Unglücklicherweise hatte man dabei aber etwas übersehen.

Eines Tages sagte die Frau eines Mannes, der täglich über diese Brücke zur Arbeit fuhr: »Ich habe ein sehr ungutes Gefühl. Ich möchte nicht, daß du heute zur Arbeit fährst.« Doch weil sie ihr Gefühl nicht näher begründen konnte, setzte er sich darüber hinweg und verließ das Haus zur üblichen Zeit. Als er zur Brücke kam, verschwand plötzlich das vor ihm fahrende Auto. Er trat auf die Bremse, sprang aus dem Wagen und schaute nach. Die Brücke war zusammengebrochen, und das Auto versank gerade im Fluß.

Wir können uns fragen, welcher Teil unseres Geistes uns sagt, was wir wissen müssen. Mit unseren wissenschaftlichen Methoden finden wir darauf keine Antwort. Metaphysisch betrachtet können wir sagen, daß es eine Seele gibt, die alles und jedes weiß – selbst daß eine bestimmte Brücke zu einem bestimmten Zeitpunkt zusammenbrechen wird. Da ist eine Energie oder Kraft im

Spiel, die auf empfängliche Menschen einwirkt. Sie können gar nichts dagegen tun.
Wenn zwischen zwei Menschen eine sehr tiefe gefühlsmäßige Bindung besteht, können sie auf einer anderen Ebene kommunizieren. Manche erfahren diese Kommunikation nur in ihren Träumen, weil das bewußte Denken diesen Kanal tagsüber blockiert. Diese Menschen weigern sich, die Kraft der Intuition zu akzeptieren, weil sie zu sehr auf den Intellekt fixiert sind. Der Verstand sagt: »Nein, das ist nicht möglich, es gibt keinen Beweis. Niemand kann es nachweisen.« Also wird die Botschaft ignoriert.
Doch wenn wir die Botschaft in einem Traum erhalten, hören wir aufmerksamer zu. Der Traum schafft eine bestimmte Atmosphäre, so daß wir uns an sie erinnern, und morgens wachen wir dann mit einem seltsamen Gefühl auf und fragen uns: »Warum habe ich das jetzt geträumt?« Die Tür hat sich ein bißchen weiter geöffnet, bevor der Intellekt Gelegenheit hatte, sich einzumischen und die Erfahrung zunichte zu machen. Die kritische Bewertung durch den Verstand verzögert sich zumindest. Wenn sich solche Erfahrungen schließlich wiederholen und als wahr erweisen, gibt der Intellekt vielleicht auf. Läßt man ihn dagegen immer gewinnen, kann es sein, daß man seinen verläßlichsten inneren Führer verliert – und sich eingestehen muß, daß man es selbst so gewählt hat.
Ich habe festgestellt, daß Männer oft dazu neigen, Intuition zu belächeln oder geringzuschätzen. Viele aus dem Krieg Heimgekehrte, die phantastische Geschichten über ihre außergewöhnlichen Erlebnisse erzählten, leugneten

dieselben Geschichten vier oder fünf Jahre später, weil ihr Intellekt sie nicht verstehen oder erklären konnte. Einem Soldaten gelang es, aus der russischen Kriegsgefangenschaft zu fliehen. Er fand sich als Fremder in einer russischen Großstadt wieder, in der er nie zuvor gewesen war, doch als er eine bestimmte Straße entlang ging, kam er zu einem Haus, von dem er irgendwie wußte, daß es ihm Sicherheit bieten würde – es erschien ihm sehr vertraut. Er wußte sogar, daß dieses Haus sechsundzwanzig Türen hatte und wo sie sich befanden. Er betrat das Haus, und die Bewohner gewährten ihm tatsächlich Zuflucht. Als er sie wegen der Türen fragte, erhielt er zur Antwort: »Ja, früher gab es hier sechsundzwanzig Türen, aber zwei wurden entfernt.« Ein paar Jahre später bestritt der Mann die ganze Geschichte. Der Stolz des Ego kann zum Monster werden, das uns unsere inneren Schätze raubt.

Wir müssen natürlich auch den Zeitfaktor in unsere Traumarbeit einbeziehen. Manchmal manifestiert sich ein bestimmter Traum erst Jahre später. Zehn Jahre vor Ausbruch des 2. Weltkrieges hatte ich folgenden Traum (ich achtete damals noch nicht besonders auf meine Träume, weil ich zu dieser Zeit nicht wußte, daß sie so wichtig sein können, doch dieser eine Traum kam mir stets wieder in den Sinn):

Das schrumpfende Brot und die abgetretenen Schuhe

Ich trug einen dieser Henkelkörbe, in dem ein großes, schweres Roggenbrot Platz hat. Der Korb veränderte sich nicht, aber das Brot wurde immer kleiner, bis es zu einem winzigen Brötchen geschrumpft war. Es sah ziemlich komisch in dem riesigen Korb aus, und im Weitergehen schaute ich zufällig auf meine Füße. Meine schönen, eleganten Schuhe veränderten sich ebenfalls und wurden so alt und abgetragen, daß meine Zehen vorne herausschauten.

Genau das geschah zehn Jahre später. Wir hatten so wenig Nahrungsmittel, daß unser Brot nur noch zu einem kleinen Prozentsatz aus Getreide bestand. Der Rest war Sägemehl. Schuhe waren nirgends aufzutreiben. Jeder kleine Fetzen Leder wurde für die Armee beschlagnahmt.

Ich kann aus eigener Erfahrung sagen, daß Träume uns Anweisungen geben und Lösungen für Probleme aufzeigen können, bevor diese überhaupt entstanden sind. Der Krieg eskalierte furchtbar, und wir waren vielen schweren Luftangriffen ausgesetzt. Der Feind ließ Phosphorbomben auf uns niederregnen. Wenn das Phosphor mit der Haut in Berührung kam, breitete es sich aus und brannte entsetzlich. Eines Nachts hatte ich folgenden Traum:

Das Verbinden der Verwundeten

Ein Polizist schob einen ziemlich kleinen kräftigen Mann zu mir hin. Er streckte mir einen Salbentopf und mehrere Binden entgegen und sagte: »Stehen Sie nicht einfach herum. Helfen Sie.« Dann zeigte er mir, wie ich die vom

Phosphor verbrannte Hand des Mannes zu verbinden hatte. Man durfte die Salbe nicht einreiben, sondern mußte sie ganz vorsichtig mit so wenig Berührung wie möglich auftragen, damit sie ihre kühlende Wirkung am besten entfalten konnte. Dann zeigte er mir, wie ich jeden einzelnen Finger bandagieren und fixieren mußte.

Kurze Zeit später gab es einen weiteren Luftangriff, und eine Freundin bat mich, bei ihr zu bleiben, weil sie schreckliche Angst hatte. Obwohl ich mich eigentlich um meine eigene Wohnung hätte kümmern müssen, entschloß ich mich, über Nacht bei ihr zu bleiben. Als ich mich am nächsten Morgen in aller Frühe auf den Heimweg machte, kam ich an dem in einem kleinen Park gelegenen Schutzbunker vorbei, den ich gewöhnlich aufsuchte. Überall lagen Steinbrocken und Schutt herum. Eine Bombe hatte den Schutzraum zerstört. Überwältigt von der Erkenntnis, daß ein unglaublicher Zufall mich vor dem Tod oder einer schrecklichen Verwundung bewahrt hatte, blieb ich wie angewurzelt stehen und starrte auf die Überreste des Bunkers.
Plötzlich schob ein Polizist einen ziemlich kleinen kräftigen Mann zu mir hin. Er drückte mir einen Salbentopf in die Hand und sagte: »Stehen Sie nicht einfach herum. Helfen Sie.« Und ich tat es. Während ich zu Boden starrte, um mir meinen Traum ins Gedächtnis zu rufen, trug ich die Salbe auf die verletzte Hand des Mannes auf, ohne sie einzureiben, und bandagierte und fixierte jeden einzelnen Finger, wie man es mir gezeigt hatte.
Die Tatsache, daß ich in Träumen solch spezifische und präzise Anweisungen erhielt, veränderte mein Denken

grundlegend. Was ist Realität? Was ist Traum? Wie kann ein Traum ein Ereignis, das noch gar nicht stattgefunden hat, so präzise wiedergeben? In Kriegszeiten machen wahrscheinlich Tausende von Menschen ähnliche Erfahrungen. Wie funktioniert unser Geist unter intensivem Druck? Unter so dramatischen Umständen scheinen wir uns nur auf jenen irrationalen Teil unseres Geistes zu verlassen, der uns oft auf das nächste Ereignis vorbereitet. Mit dem folgenden Traum machte ich eine ähnliche Erfahrung.

Das brennende Haus

In der Nachbarschaft brannte ein Haus, und weil ich die kleinste und leichteste Person war, bat man mich um Hilfe. Irgend jemand befestigte Ledergurte und Seile an meinem Körper, an denen ich hochgezogen und in das Haus hinabgelassen wurde. Drinnen schüttete ich Wasser aufs Feuer und warf brennende Teppichstücke und Mobiliar in eine große, mit Wasser gefüllte Wanne.

Später ereignete sich alles genauso, wie ich es im Traum gesehen hatte. Ich war die Kleinste im Schutzraum, und deshalb schlug jemand vor, man solle mich, mit Gurten und Seilen gesichert, in das Haus hinablassen. Weil ich die Situation aus dem Traum schon kannte, hatte ich keine Angst. Wenn es im Traum funktioniert hatte, würde auch jetzt nichts schiefgehen. Da war ich mir sicher.
Wenn Sie mit Ihren Träumen arbeiten, werden Sie nach

einiger Zeit feststellen, daß dieser innere Führer oder Meister, der innere Lehrer oder das innere Licht sich immer häufiger meldet, bis Sie schließlich von seiner Existenz überzeugt sind. Wenn Sie Ihre Träume sorgfältig aufzeichnen, erforschen und klassifizieren und genau beobachten, was sich in Ihrem Leben ereignet, gelangen Sie schließlich an den Punkt, wo Sie wissen, ob ein Traum prophetisch ist.

11.
Warnträume

Über unsere Träume kann unser Unbewußtes uns genau wissen lassen, was wir wissen sollten. Es kann uns alarmierende Hinweise auf die Zukunft geben, uns vor Dingen warnen, die für unser physisches, emotionales oder spirituelles Wohlergehen schlecht sind, und es kann uns darauf aufmerksam machen, wenn wir uns unseren Mitmenschen verschließen, anstatt ihnen zu helfen. Unsere Verantwortung besteht darin, genau hinzuhören und dieses Wissen bewußt in unserem Leben umzusetzen.

Wenn Sie beispielsweise träumen, daß Sie fast oder tatsächlich von einer Klippe stürzen, könnte das bedeuten, daß Ihr Handeln das dramatische Ende einer Situation herbeiführen wird. Wollen Sie das wirklich? Wenn Sie gerade dabei sind, ein geschäftliches Risiko einzugehen und einen solchen Traum haben, stellt dieser Traum eine definitive Warnung vor dem beabsichtigten Schritt dar. Er sagt Ihnen, daß Ihr Vorhaben dem Sprung von einer Klippe gleichkommt und warnt Sie: »Schau hin! Du weißt nicht, was du tust!«

Vielleicht gingen Ihnen im Alltag auch folgende Gedanken durch den Kopf: »Oh, diese ganzen Verpflichtungen! Ich muß für meine Frau und fünf kleine Kinder sorgen. So habe ich mir mein Leben eigentlich nicht vorgestellt. Ich werde ihnen ein finanzielles Polster zurücklassen, damit man mich nicht als unmoralisch verurteilen kann, aber ich werde sie verlassen.« Dann sehen Sie sich im Traum die Klippe hinunterstürzen. Der Traum warnt Sie und sagt Ihnen, daß Sie sich symbolisch umbringen, wenn Sie Ihr Vorhaben ausführen, weil es nicht so ausgehen wird, wie Sie es sich vorstellen. Selbst wenn Sie manchmal glauben, sich über die Folgen Ihres Handelns im klaren zu sein, muß das nicht unbedingt zutreffen. Ihr Handeln zieht vielleicht völlig unerwartete Konsequenzen nach sich – einen Unfall, ein Herzproblem, Krebs – falls nicht in diesem Leben, dann in einem anderen. Das Schicksal muß sich nicht unbedingt über den gleichen Kanal manifestieren. Sie können Ihre Wünsche und Begierden bis zum äußersten erfüllen, doch Ihre auf Selbstsucht und Eigenwillen beruhenden Handlungen werden auf irgendeine Weise auf Sie zurückfallen.

Unser »Gewissen« ist sehr wohl in der Lage zu unterscheiden, und wenn Sie Ihrem inneren Wissen nicht folgen, obwohl Sie dazu in der Lage sind, wird Ihr Gewissen sich einmischen und Sie warnen. Natürlich können Sie es jederzeit zum Schweigen bringen oder übertönen. Wir sehen das ständig in der Politik und im Geschäftsleben. Doch Träume können Ihnen die Bot-

schaft Ihres Gewissens überbringen, das Sie veranlaßt, sich zu fragen: »Auf welche Weise beute ich mich selbst oder andere Menschen aus?«
Was werden Sie mit dem Traum anfangen? Wie werden Sie auf die in ihm enthaltenen Warnungen reagieren?
Eine Frau hatte folgenden Traum:

Fünf schwere Koffer

Ich sah mich selbst auf einem Bahnhof und wollte allein verreisen. Doch ich hatte fünf Koffer bei mir und niemanden, der mir tragen half. »Als ich erwachte, verspürte ich tatsächlich den starken Wunsch, alles hinter mir zu lassen, aber ich wußte einfach nicht, ob ich mit dem schweren Gepäck zurechtkommen würde. Und so dachte ich, daß ich wahrscheinlich doch nicht gehen würde.«

Die Frau verstand den Traum schließlich als Hinweis auf ihren unterdrückten Wunsch, ihren Mann zu verlassen, und auf ihre unterschwellige Angst, daß sie, falls sie ihrem Wunsch folgte und wirklich ginge, vielleicht nicht in der Lage sein würde, allein für ihre fünf Kinder zu sorgen (im Traum symbolisch als fünf Koffer – schweres Gepäck – dargestellt).
Als ich mit ihr arbeitete, forderte ich sie auf, der Möglichkeit der Trennung geradewegs ins Gesicht zu sehen. Wie würde sie zurechtkommen? Ich fragte sie: »Was haben Sie vor Ihrer Heirat gemacht? Können Sie Ihren Beruf vielleicht wieder aufnehmen? Oder möchten Sie

Ihre beruflichen Fähigkeiten erweitern, um dann die Mittel zu haben, ihre fünf Kinder zu unterhalten?«
Die Vorstellung, auf irgendeine Weise aktiv zu werden, löste ziemliche Wut in ihr aus. Sie beschränkte sich darauf, ihren Mann zu beschuldigen und weigerte sich, selbst irgend etwas zu unternehmen, um ihre Situation zu verbessern oder sich auf eine andere Zukunft vorzubereiten. Ihr Verhalten hatte aber auch nichts mit Anpassung oder Schicksalsergebenheit zu tun – sie erschöpfte sich einfach im Widerstand. Der Traum hatte ihr einen warnenden Hinweis gesandt, die Frage: »Wirst du in der Lage sein, allein für deine fünf Kinder zu sorgen?« Doch da die Frau sich weigerte, diese Botschaft umzusetzen, konnte ihr auch niemand anders helfen. Wenn jemand nicht bereit ist, sich selbst zu helfen und sich nur über sein schweres Schicksal beklagt, wird sich die Situation nicht ändern.
Als ich von meiner ersten Indienreise zurückkehrte, war ich mir der Bedeutung meiner Träume noch kaum bewußt. Ich bemühte mich nicht, mich an sie zu erinnern, und hatte noch nicht begonnen, systematisch mit ihnen zu arbeiten. Doch wenn ich mich zufällig an einen Traum erinnerte, schrieb ich ihn nieder. Der folgende ist einer dieser Träume:

Das Kind beschützen!

Aus meinem Herzen kam ein Baby hervor. Es war so winzig, daß ich es mit meinen Händen bedecken konnte. Plötzlich tauchten dunkle Mächte in Form einer düsteren

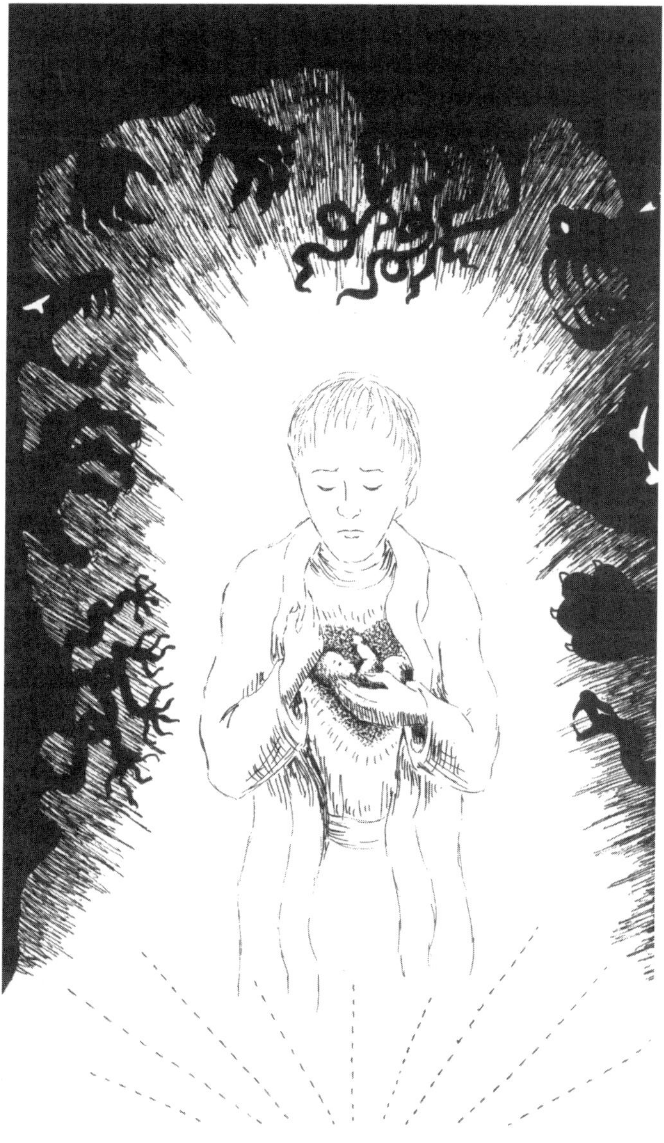

Wolke auf, die anscheinend hinter dem Baby her waren. Ich wußte es, schlüpfte in einen weiten Umhang und drückte das Kind nahe an mein Herz, wo es vor Blicken geschützt war. Jetzt war ich bereit, allem, was auf mich zukam, entgegenzutreten.

Tatsächlich geschah zu jener Zeit folgendes: Eine Gruppe von Psychologen forderte mich heraus, indem sie versuchte, mich zu überzeugen, daß ich aufgrund traumatischer Ereignisse in meinem Leben den spirituellen Weg gewählt hätte. Das war ihre Theorie. Ich wußte jedoch, daß sie absolut falsch war. Ich hatte in Indien eine spirituelle Geburt[1] erlebt, weil ich mein eigenes spirituelles Wesen und die spirituellen Aspekte des Lebens akzeptiert hatte. Indem ich mich auf dieses neu erwachte spirituelle Wesen in meinem Innern zurückzog, erlaubte ich ihm, zum Vorschein zu kommen, und erkannte seine Existenz an.

Doch der Traum hatte mich gewarnt und darauf hingewiesen, daß ich es jetzt beschützen mußte. Ich brauchte den besonderen Schutz (den weiten Umhang), damit ich das neugeborene spirituelle Wesen verbergen konnte. Mit anderen Worten, ich war ein ganz frischer Swami und mußte mich davor hüten, zu offen über spirituelle Erfahrungen zu sprechen, die ich selbst noch nicht ganz verdaut hatte – kostbare Erfahrungen, die vom rationalen Tagesbewußtsein anderer Menschen in Frage gestellt werden konnten. Durch meinen Rückzug auf mein spirituelles Wesen erhielt ich die richtigen Antworten.

Den Psychologen erklärte ich, daß ich bereits in meiner Kindheit und Jugend bestimmte außergewöhnliche Er-

lebnisse hatte, die mich auf das, was schließlich in Indien geschah, vorbereitet hatten. Diese Ereignisse hatten sich aber bereits vor jenen Traumata abgespielt, auf die sie sich bezogen. Weil solche Erfahrungen aber nicht in ihre Lehrbücher paßten, konnten sie sie nicht akzeptieren. Ich sagte: »Ich bin ein Kanarienvogel, und ihr wollt, daß ich ein Sperling bin wie ihr. Es macht mich aber ganz glücklich, ein Kanarienvogel zu sein. Das Problem liegt darin, daß ihr Menschen, die anders sind, nicht akzeptieren könnt. Durch ihr Anderssein fühlt ihr euch bedroht.« Sie waren wohl etwas bestürzt, aber dafür belästigten sie mich lange Zeit nicht mehr. Der Traum hatte mich vor Angriffen und Herausforderungen gewarnt, so daß ich mich darauf vorbereiten konnte. Es ist wie bei einer Reise in ein unbekanntes Land – man betrachtet die Landkarte, damit man in etwa weiß, welche Route man nehmen muß. Auch wenn man sich später nicht genau daran hält, trägt die Vorbereitung doch dazu bei, das Reisen zu erleichtern.
Zu einem anderen Zeitpunkt hatte ich einen weiteren Warntraum. In diesem Traum hörte ich im Haus eine Ratte am Boden nagen. Ich dachte: »Ich kann sie hören, aber sie kann auf keinen Fall durchkommen, weil mindestens acht bis zehn Zentimeter dickes Holz zwischen uns ist.« Doch die Ratte nagte weiter und hatte offensichtlich nicht vor, aufzugeben. Für mich enthielt dieser Traum die Botschaft, darauf zu achten, ob irgend jemand im Ashram beabsichtigte, die Grundlagen unserer spirituellen Arbeit zu untergraben. Vielleicht hatte ich jemanden vertrauensvoll aufgenommen, der dieses Vertrauens nicht würdig war. Was bedeutete »untergraben«?

In diesem Fall würde es bedeuten, daß jemand den Idealen des Ashrams zuwiderhandelte. Es hat keinen Sinn, in einer spirituellen Gemeinschaft zu leben, wenn man ihre Ideale nicht teilt. Als ich meinen Verdacht bestätigt fand, konnte ich handeln.

Wir können auch Warnträume in bezug auf unsere Gesundheit oder Ernährung haben. Die Botschaft lautet dann vielleicht »Iß das nicht« oder »Das ist Gift für dich«. Ein im Ashram lebender junger Mann war wirklich süchtig nach Schokolade. Ich machte mir Sorgen um seine Gesundheit, aber ich wollte nicht »Mama« für ihn spielen, also sagte ich nichts. Einmal, als er in einem kleinen Laden Holzarbeiten ausführte, erwähnte der Ladenbesitzer, daß bei seinem gesamten Schokoladenvorrat das Verfallsdatum überschritten sei und er nun alles wegwerfen müsse. Der junge Mann fragte ihn, ob er die Schokolade mit nach Hause nehmen dürfe. Eine Woche lang aß er nur Schokolade und nahm nicht an einer einzigen Mahlzeit im Ashram teil. Dann hatte er folgenden Traum: Er ging in ein Geschäft, um eine Tafel Schokolade zu kaufen, und der übliche Preis war durchgestrichen. Statt dessen sah er ein Schild mit einem neuen, viel höheren Preis. Bedeutete das, daß der Schokoladenpreis gestiegen war? Nein. Weshalb sollte sein Unbewußtes sich darüber Sorgen machen? Die Botschaft lautete einfach, daß er in bezug auf seine Gesundheit

einen hohen Preis für seinen Schokoladenkonsum zahlen mußte.
Träume können sehr direkt und praktisch sein. Als Pizza bei uns beliebt wurde, beschloß ich, sie ebenfalls zu versuchen, einfach um etwas Neues auszuprobieren und auch an diesem Spaß teilzuhaben. Ich aß sie einmal. In der darauffolgenden Nacht hatte ich einen Traum.

Nicht gut für dich!

Auf einer Art Regalbrett stand eine schöne große Pizza. Doch dann erschien eine riesige Hand, zog sie weg, und eine Stimme sagte: »Nicht gut für dich!«

Ich nahm den Traum natürlich ernst und aß nie wieder Pizza. Außerdem wurde mir durch diesen Traum klar, daß ich mich auch um mein physisches Wohlergehen kümmern mußte. Ich war meinem spirituellen Meister gegenüber sehr kritisch gewesen – er konnte dieses und jenes nicht essen, und ich fragte mich: »Was soll diese ganze Yogapraxis, wenn sie zu so vielen Einschränkungen führt?« Damals verstand ich noch nicht, daß die intensive spirituelle Praxis die Sensibilität der Körperzellen erhöht.
Könnte die Botschaft meines Traumes über den Hinweis auf meine Gesundheit und mein physisches Wohlergehen hinaus noch eine symbolische Bedeutung enthalten haben? Ja, in der Tat. Wäre ich beispielsweise eine junge Dame mit einem italienischen Geliebten gewesen, hätte der Traum mich vielleicht gewarnt, daß »dieses italieni-

sche Zeug« nicht das Richtige für mich ist! Ein anderer Ashrambewohner träumte von wunderbaren, mit Tomaten, Salat und allem möglichen frischen Gartengemüse belegten Broten. Im Traum warf er dieses köstliche Essen jedoch auf den Kompost. Ich deutete an, daß der Traum ihn entweder darauf hinwies, daß sein Verdauungsapparat die aufgenommene Nahrung nicht richtig verwertete oder daß er die spirituelle Nahrung, die er im Ashram erhielt, nicht aufnahm. Ich fragte ihn, ob er wegwarf, was gut für ihn war, und sich von seinen emotionalen Begierden und Wünschen steuern ließ.

Tatsächlich trafen beide Deutungen zu, denn oft führt das Verstehen auf einer vordergründigen Ebene uns zur Deutung auf subtileren Ebenen hin. Das Essen war hier die vordergründige Ebene und sein Körper hatte in der Tat Schwierigkeiten, es gut zu verdauen. Aber er verdaute auch die spirituellen Lehren nicht richtig. Manchmal hat also ein sich anscheinend nur auf die Gesundheit beziehender Traum auch noch eine andere Bedeutung.

Ich frage stets: »Welche Nahrung bietest du deinem Körper an? Und nun sage mir, womit du deinen Geist nährst.«

Ein sehr erfolgreicher Geschäftsmann war ziemlich schwer an Krebs erkrankt. Als ich ihn besuchte, war er schon nicht mehr in der Lage, das Bett zu verlassen, aber auf seinem Nachttisch entdeckte ich einen ganzen Stapel schrecklicher Bücher. Ich sagte zu ihm: »Sie müssen realisieren, daß ihre Tage gezählt sind. Möchten Sie das hier mit auf den Weg nehmen – diesen Müll?«

Womit füttern Sie Ihren Geist? Was erwarten Sie, wenn Sie ihm keine gute, gesunde Nahrung geben? Unter-

scheidungsvermögen und Selbstbeobachtung sind der Schlüssel. Wir können nicht ohne sie leben. Sie können nichts werden, solange Sie nicht bereit sind, daran zu arbeiten. Im täglichen Leben verstehen wir dieses Prinzip, doch viele Menschen weigern sich zu akzeptieren, daß dies auch für das spirituelle Leben gilt – besonders wenn sie über ihre selbstgeschaffenen Begrenzungen hinauswachsen wollen. Manche verschwenden ihr ganzes Leben durch die Haltung: »Das brauche ich nicht zu tun.« Nein, Sie müssen es nicht tun – es sei denn, Sie wollen wirklich etwas in Ihrem Leben erreichen.
Den folgenden Traum verstand ich sofort, ohne ihn besonders interpretieren zu müssen.

Teile, teile, teile!

Ich nahm eine wohlausgewogene, nach wissenschaftlichen Kriterien nahrhafte Mahlzeit zu mir. Ich hatte eine perfekte Methode der Nahrungszubereitung und -aufnähme gefunden, doch ich behielt sie für mich. Plötzlich sagte eine Stimme in meinem Traum: »Teile, teile, teile! Es ist wichtig, daß du auf deinem Weg mit anderen teilst.«

Wenn Sie sich der Tatsache bewußt werden, daß Träume Ihnen Warnungen schicken können, und wenn Sie diese Warnungen ernst nehmen und Ihr Handeln danach ausrichten, können Sie sich vor – manchmal teuren – Fehlern und falschen Schritten bewahren. Auf diese Weise arbeiten Sie mit Ihrem Unbewußten zusammen.

12.
Gemeinsame Träume

Den meisten Menschen fällt es sehr schwer zu verstehen, was mit jener »Einheit« gemeint ist, von der alle spirituellen Meister sprechen. Es gibt auch keine einfache Methode, diese Einheit wahrzunehmen – dies ist nur möglich, wenn man die Interaktion zwischen Menschen auf der geistigen Ebene wirklich erfährt.
Ich erinnere mich an die Unterhaltung mit einer Frau, bei der es um das Thema der gegenseitigen geistigen Beeinflussung ging. Ihr Mann wollte sie wegen einer jüngeren Frau verlassen. In Gedanken bat sie ihn zu bleiben und bot ihm ihre Liebe an. Ohne Erfolg. Sie sagte zu mir: »Falls Sie glauben, ich könnte diese Vorgänge beeinflussen, dann irren Sie sich. Es funktioniert nicht.« Doch in diesem Fall war die Motivation falsch. Es ging ihr nicht darum, etwas über die Wechselbeziehungen auf der geistigen Ebene zu lernen, sondern darum, ihren

Mann unter Einsatz ihrer Willenskraft zur Rückkehr zu bewegen. Leider war er während der Ehe mit ihr ständig ihrem Willen unterworfen gewesen, so daß er gerade dieser Machtausübung zu entkommen suchte.
Doch wenn jemand den aufrichtigen Wunsch hat zu verstehen, wie der Geist über das Gewöhnliche hinaus funktioniert, und wirklich herauszufinden versucht, ob Wahrheit darin liegt – dann kann etwas geschehen. Wenn zwei Menschen offen füreinander sind und keiner den anderen in irgendeinem Lebensbereich dominiert, können sie auf der geistigen Ebene eine wunderbare Kommunikation miteinander haben. Dieses Phänomen kennt man gewöhnlich nur zwischen spirituellem Meister und Schüler – aber auch hier funktioniert es nur, wenn der Schüler empfänglich ist. Vieles, was ich von meinem Guru Swami Sivananda lernte, vermittelte er mir auf einer Ebene jenseits von Worten. Manchmal bat er einen Swami, ein großes Kissen für mich zu bringen, so daß ich beim Satsang neben ihm sitzen konnte. Dann sagte er gewöhnlich: »Setz dich hier auf diese Seite« – zu seiner Linken – »und bedecke dein Gesicht, damit die Leute dich nicht anstarren.« Wenn ich dann innerlich zur Ruhe gekommen war, spürte ich stets einen starken Energiestrom und empfing seine höchst komplexen Lehren auf dieser nonverbalen Ebene sehr viel klarer, als es mit Worten möglich gewesen wäre.
Wenn eine Traumgruppe über längere Zeit sehr eng zusammenarbeitet, kann es geschehen, daß einige Mitglieder zum gleichen Zeitpunkt einen ähnlichen Traum haben oder sogar Teile des gleichen Traumes träumen. Achten Sie darauf, ob in Ihrer Traumgruppe so etwas

vorkommt; es weist Sie auf dieses Wechselspiel zwischen Menschen auf der geistigen Ebene hin. Bei der Traumarbeit mit meinen Schülern im Ashram träumte ich manchmal die andere Hälfte ihres Traumes, was sie in Erstaunen versetzte und oft auch schockierte.
Dieses Phänomen – bei dem eine Person einen Teil des Traumes einer anderen träumt – ist gemeint, wenn ich von »gemeinsamen Träumen« oder »wechselseitigem Träumen« spreche. Dazu möchte ich Ihnen folgendes Beispiel erzählen:

Einmal hatten wir für einige Zeit einen Rabbi im Ashram. Dieser junge Mann wurde sich einige Monate vor seiner Ordination bewußt, daß er zwar die Rituale und Lehren seiner Religion beherrschte, daß er Hebräisch und Althebräisch konnte, seine akademische Ausbildung ihn aber nicht befähigte, Menschen auf ihrem Sterbebett beizustehen oder ihnen wirkliche Antworten auf ihre Fragen über Glaubensdinge zu geben. Sein Wissen half ihm bei seiner eigenen spirituellen Suche nicht weiter. Als er mit einem anderen Rabbi, der mich zufällig kannte, über sein Problem sprach, riet ihm dieser Mann: »Wenn du deine Ausbildung abgeschlossen hast, solltest du für ein Jahr in Swami Radhas Ashram in den Bergen gehen.«
»Was habe ich als Rabbi in einem Ashram in den Bergen verloren?« fragte der junge Mann.
Der Rabbi antwortete: »Mach dir keine Sorgen. Sie wird nicht versuchen, dich zu bekehren, aber du wirst dort finden, was du suchst.«
Also kam er zu uns. Ich machte ihn mit den Yogaübungen

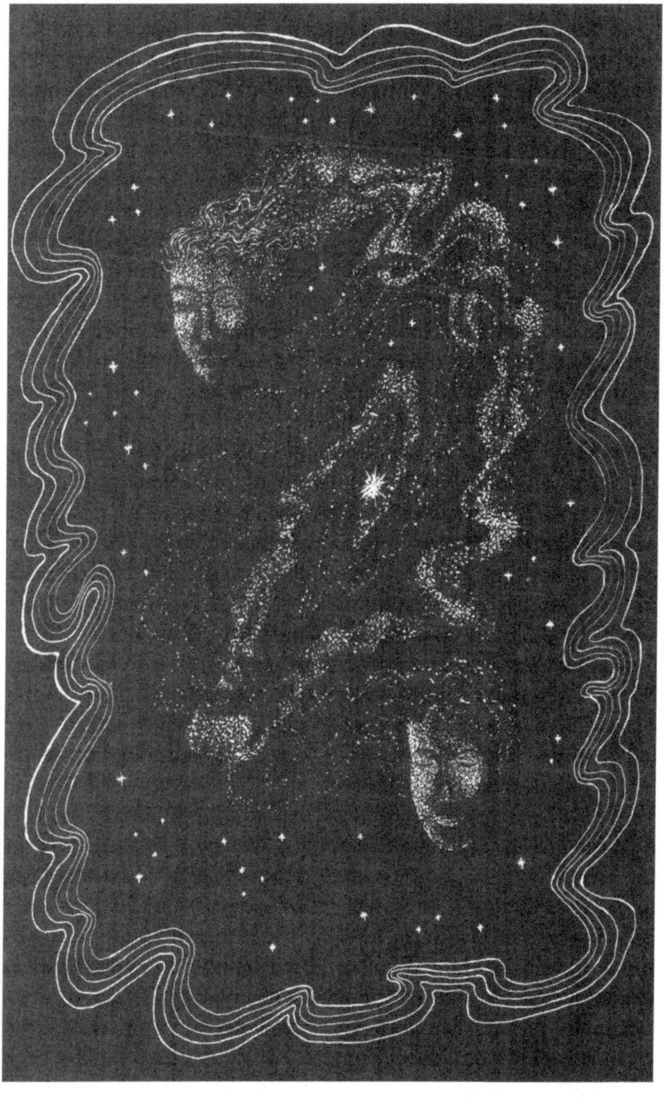

vertraut und bat ihn, für die bei uns verwendeten Worte Entsprechungen in seiner eigenen religiösen Tradition zu suchen: »Übersetze *OM* in das entsprechende Wort aus deiner Religion. Ersetze beim Mantra-Chanten *Hari Om* durch *Elohim.«*[1]

Gemäß der jüdischen Tradition gibt es kein Bildnis Gottes, obwohl die Texte von »Ihm« und »dem Herrn« sprechen, was ja ein Bild enthält. Der junge Rabbi hatte gewisse Schwierigkeiten, die östliche Symbolik zu verstehen, doch bei der Erforschung der tieferen Schichten des Bewußtseins zeigte er sich außerordentlich verständig und tiefsinnig. Wir arbeiteten auch mit seinen Träumen. Manchmal kam er zu mir und sagte: »Ich habe nichts geträumt« oder auch »Heute bringe ich keinen Traum mit.« Anfangs bemerkte ich nicht, daß seine Stimme manchmal verändert war, wenn er dies sagte.

Eines Tages fragte ich ihn: »Hattest du jemals Träume, die dir die geistigen Verbindungen zwischen Menschen offenbarten oder dich über die psychische Ebene hinausführten?«

Er antwortete, er wisse zwar, daß im Judaismus ein mystischer Zweig existiere, er selbst habe aber niemals solche Erfahrungen gemacht.

Eines Abends ging ich sehr müde zu Bett, wachte aber nach zwei Stunden wieder auf. Ich fragte mich, warum ich nicht schlafen konnte und überlegte, ob ich zur Entspannung ein Bad nehmen sollte. Während ich noch darüber nachdachte, erinnerte ich mich an eine Stimme, die ich im Traum gehört hatte und die »Bobbe, Bobbe!« gerufen hatte. Doch am nächsten Morgen dachte ich nicht mehr daran.

Ein paar Tage später saß ich um sechs Uhr morgens im Büro und klebte Adreßaufkleber und Briefmarken auf die Rundbriefe. Ich überprüfte alle Adressen und sortierte die Briefe nach Staaten und Bezirken. Während ich noch damit beschäftigt war, hörte ich plötzlich eine Stimme »Bobbe, Bobbe!« rufen. Ich schaute mich um, entdeckte aber niemanden im Raum. Ich dachte bei mir: »Na gut, wahrscheinlich kommt gleich jemand herein. Laß dich davon nicht stören.« Also klebte ich weiter Briefmarken auf, sortierte die Briefe und bündelte sie mit Hilfe von Gummiringen. Diese wenig anspruchsvolle geistige Aktivität verlangte von mir nur geringe Aufmerksamkeit.

Dann hörte ich wieder die Stimme: »Bobbe, Bobbe!«, doch diesmal dauerte es ein wenig länger an. Plötzlich erinnerte ich mich an meinen Traum. Jetzt schlief ich nicht, aber es war die gleiche Stimme, die ich im Traum gehört hatte. Dann sagte sie: »Geh und wecke Jerry auf. Sag ihm, daß ich hier bin.« (Jerry war der Rabbi.) Ich glaubte immer noch, daß die Stimme zu jemandem gehörte, der sich in der Küche oder einem anderen Teil des Hauses aufhielt und antwortete: »Jerry liegt noch im Bett.«

»Nun, dann geh ihn holen!«

Ich fand das sehr seltsam. Als ich mich umschaute, konnte ich niemanden entdecken! Es war erst sechs Uhr früh, und da alle anderen am Tag zuvor schwer gearbeitet hatten, schliefen sie bestimmt noch wie die Murmeltiere. Mir dämmerte, daß irgend etwas anderes im Gange war. Ich setzte mich und dachte bei mir: »Ist das ein Traum?« Manchmal sehe ich etwas, höre aber nichts. Jetzt höre ich etwas, sehe aber nichts. Welcher Bewußt-

seinszustand kann Stimmen produzieren? Was war das für eine Stimme? Woher kam sie? Ich wollte es wissen.
Gegen acht Uhr trudelten die Ashrambewohner allmählich zum Frühstück ein. Jerry war auch dabei. Ich fragte ihn sofort: »Jerry, wer ist Bobbe?« Bevor er antworten konnte, erklärte ich ihm rasch, weshalb ich das wissen wollte. »Zuerst hörte ich die Stimme im Traum. Dann sagte jemand heute morgen hier im Raum ›Bobbe, Bobbe!‹ und ›Geh und wecke Jerry auf‹. Kannst du dir erklären, was das zu bedeuten hat? Heute morgen war ich wach. Ich machte im Büro die Rundbriefe fertig.«
Jerry stand wie angewurzelt da und wurde kreidebleich. Schließlich setzte er sich, blickte mir in die Augen und fragte: »Kannst du das noch einmal sagen?«
Also wiederholte ich die ganze Geschichte.
Er erwiderte: »Ich hatte einen Traum, den ich nicht in die Gruppe einbringen wollte, weil ich nicht darüber nachdenken wollte. Ja, ich hatte sogar mehrere Träume, über die ich nicht sprechen wollte. Ich wollte nichts davon wissen. Aber jetzt, wo die Sache bis zu dir vorgedrungen ist, muß ich mich wohl damit befassen.« Er erzählte mir, daß er von seiner Großmutter geträumt habe, die er, wie andere jüdische Kinder auch, »Bobbe« nannte. Im Traum habe sie zu ihm gesagt, daß sie es gewesen sei, die seine Schritte hierher gelenkt habe.
Er fragte sie: »Wie kannst du das tun? Ich erinnere mich an dich aus der Zeit, als ich ein kleiner Junge von vier oder fünf Jahren war und du mir Geschichten erzähltest, während ich auf deinem Schoß saß. Aber du bist doch schon lange tot.«
Sie erwiderte: »Nein, das ist ein Irrtum. Ich bin nicht

wirklich tot. Ich bin sehr lebendig. Ich sage dir noch einmal, daß ich deine Schritte hierher gelenkt habe. Ich weiß genau, wo du bist, was du tust, und ich unterstütze dich mit meinen Gebeten.«

Jetzt gab Jerry zu: »Ich wollte nicht darüber nachdenken, was das bedeutet, deshalb habe ich die Träume nicht in die Gruppe eingebracht.« Hier wurden einige seiner tief sitzendsten Überzeugungen in Frage gestellt. Die Interaktion zwischen Jerry und mir war ein Wechselspiel geistiger Kräfte, bei dem meine Hilfe in viel größerem Maße als üblich in Anspruch genommen worden war, um eine Botschaft zu vermitteln und bestimmte Vorstellungen zu durchbrechen. Durch das Zusammenwirken seiner Träume mit meinem Traum und meiner Erfahrung bekam er wieder Zugang zu einer höheren geistigen Ebene. Er begann wirklich zu verstehen, daß nichts ein Ende hat, daß alles im Fluß ist. Alles verändert sich – manchmal sehr schnell, manchmal aber auch sehr langsam – so langsam, daß man es noch nicht einmal während einer Lebensspanne beobachten kann.

Eine andere Erfahrung mit gemeinsamem Träumen machte ich, als eine Frau im Traum eine für mich bestimmte Botschaft empfing. Die Botschaft war, daß mein spiritueller Meister Swami Sivananda die Erde verlassen würde. Der Traum hätte mich wahrscheinlich zu sehr aufgeregt, oder vielleicht hätte ich ihn sogar fast wie eine Zurückweisung empfunden. Deshalb träumte jemand anders diesen Traum und überbrachte mir die Botschaft. Die betreffende Frau sagte zu mir: »Ich bin sicher, Swami Radha, daß es dein Traum ist. Ich bin Swami Sivananda nie begegnet, und ich habe ihn nur auf Bildern mit dir gesehen. Im Traum sagte er zu mir: ›Sage Radha, daß ich ihr den Mantel, den sie mir einst mitbrachte, zurückgebe. Ich brauche ihn nicht mehr.‹« Diesen Mantel hatte ich ihm bei einem meiner ersten Besuche in Indien geschenkt.

In den drei Nächten, die dem Anruf dieser Frau vorausgingen, war ich jeweils um drei Uhr früh aufgewacht und hatte eine Stimme »Sivananda, Sivananda!« rufen hören. Ich wußte nicht, was das zu bedeuten hatte, und war sehr beunruhigt. Eine Freundin, bei der ich gerade zu Besuch war, sagte zu mir: »Meine Güte, was machst du für ein Gesicht? Ich dachte, spirituelle Menschen seien immer glücklich.« Gegen Ende der Woche erreichte mich der Anruf mit dieser klaren Botschaft, die sich bald darauf durch das Hinscheiden meines Meisters bestätigte.

Solche Erfahrungen bringen uns dazu, uns zu fragen: »Was ist Geist? Wo endet der geistige Raum eines Menschen, und wo beginnt der eines anderen?«

13. Vergangene Leben und Träume

Wenn Sie sich in die verborgensten Winkel des Unbewußten begeben und die Möglichkeit früherer Leben erforschen möchten, müssen Sie zunächst einmal klären, weshalb Sie darüber etwas wissen wollen. Warum ist es so wichtig? Wenn Sie glauben, dieses Wissen würde Ihnen helfen, in Ihrem jetzigen Leben eine bestimmte Schwäche zu verstehen oder eine benötigte Fähigkeit zu entwickeln, wird Ihnen diese Information vielleicht durch einen Traum zuteil. Einflüsse aus vergangenen Leben können jedoch nur als Möglichkeiten betrachtet werden, und wir sollten uns mit ihnen nur beschäftigen, wenn sie uns helfen, unsere Aufgaben in diesem Leben zu meistern. Es wäre töricht, sich mit etwas zu beschäftigen, das uns nicht weiterhilft, und es liegt ganz und

gar an Ihnen, wie weit Sie in diesen Bereich vordringen möchten.
Nehmen wir einmal an, Sie sind in diesem Leben ein erfolgreicher Rechtsanwalt, waren in einem früheren Leben aber ein Mönch oder eine Nonne. Der karmische Einfluß aus Ihrem klösterlichen Dasein könnte Sie heute daran hindern, sich an Ihrem Erfolg zu freuen. Ihre Freunde und Bekannten halten Sie vielleicht für einen sehr glücklichen Menschen, weil Sie gesellschaftliche Anerkennung, finanziellen Erfolg und vielleicht eine wunderbare Familie haben. Und doch spüren Sie vielleicht, daß es im Leben mehr geben muß, und dann fragen Sie sich, warum Ihnen so seltsame Gedanken in den Sinn kommen. Wenn die Seele ihre Verpflichtung gegenüber dem Höchsten erfüllen will, werden Sie mit dem Erreichten natürlich nicht glücklich sein, ganz gleich wie hoch Sie auf der Karriereleiter gestiegen sind oder wieviel Geld Sie verdienen. Sie werden immer das Gefühl haben, daß etwas fehlt. Und wenn Sie spüren, daß da noch etwas sein muß, und sich auf die Suche danach machen, können sich Einflüsse aus ferner Vergangenheit wieder bemerkbar machen. Es spielt keine Rolle, daß Sie nicht wissen, wie das geschieht, oder daß Sie es nicht beweisen können. Wichtig ist allein, daß Sie herausfinden, was es für Sie mit *diesem* Leben auf sich hat. Können Sie den Sinn Ihres Lebens herausfinden? Wenn Sie erkennen, daß der Sinn Ihres Lebens Selbstverwirklichung ist – auch wenn Sie das vielleicht nicht so ganz glauben können und nicht wissen, welche treibende Kraft dahinter steht –, sind Sie vielleicht neugierig und ausdauernd genug, um auf diesem Weg weiterzugehen.

Das bewußte Denken dreht sich solange im Kreis, bis Logik und Vernunft sich erschöpft haben und etwas anderes – die intuitive Wahrnehmung – in den Vordergrund tritt. Dann wird zu gegebener Zeit die Antwort auftauchen. Vergessene Bruchstücke können in Träumen an die Oberfläche kommen, und indem Sie all diese kleinen Mosaikstücke zusammensetzen, entsteht plötzlich ein größeres Bild. Vielleicht gelingt es Ihnen nie, bestimmte Bereiche dieses Bildes zu vervollständigen, aber Sie sehen genug, um das Gesamtbild zu erkennen und Ihr Wesen auf einer tieferen Ebene zu verstehen.

Möglicherweise erscheint Ihnen die Vergangenheit im Traum in komprimierter Form und offenbart Ihnen etwas, was für Ihre weitere Entwicklung große Bedeutung hat. Es ist vielleicht gar nicht so wichtig, ob der Traum eine vollkommene Erinnerung an ein früheres Leben übermittelt, solange Sie nur die Botschaft verstehen.

Wenn Sie diesen intensiven Drang, zu wissen und zu verstehen, aber nicht verspüren, macht es keinen Sinn, einfach nur in Erinnerungen zu stöbern, denn mit der Vergangenheit wird auch die Erinnerung an frühere Schwächen wieder wach. Sie müssen bedenken und akzeptieren, daß Sie sich in der Vergangenheit vielleicht gar nicht so großartig verhalten haben. Vielleicht waren Sie untreu und kamen ab vom spirituellen Weg. Vielleicht verkauften Sie Ihre Seele und verfehlten den Zweck Ihres Lebens. In diesem Fall wird der Traum – durch die Szenerie, das Jahrhundert und Ihre damalige Nationalität – Ihnen möglicherweise einen kleinen Schock versetzen, um Ihnen zu der Erkenntnis zu verhelfen, daß Sie sich beeilen sollten, daß Sie es sich eigentlich

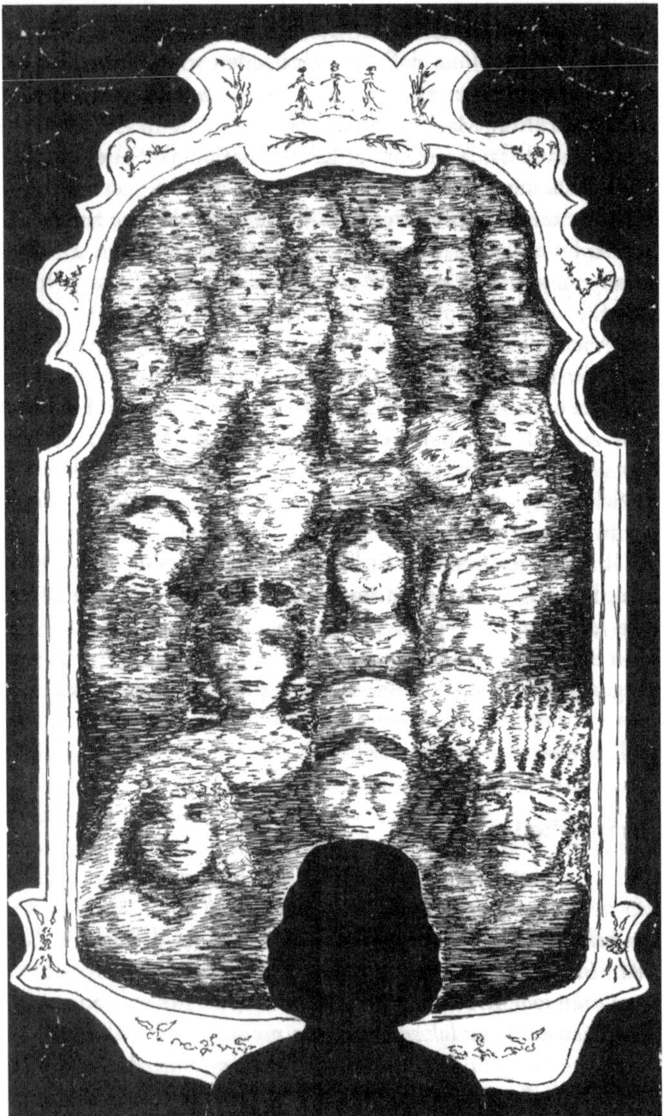

nicht leisten können, Zeit zu vergeuden, und in diesem Leben alles in Ihrer Macht stehende tun müssen.

Niemand muß das Konzept der Reinkarnation akzeptieren, doch die Theorie erscheint vernünftig. Sie können natürlich jederzeit den gegenteiligen Standpunkt vertreten: daß das Leben keinen Sinn hat, daß wir wie Äpfel schließlich vom Baum fallen und verrotten. Doch wenn Sie anfangen, sich zu fragen: »Was gibt es sonst noch?«, sagt Ihnen das Unbewußte vielleicht plötzlich durch einen Traum, was Sie wissen wollen. Vielleicht stehen Sie in diesem Traum vor einem Spiegel, kämmen Ihr Haar und entdecken, daß Ihnen ein anderes Gesicht aus dem Spiegel entgegenblickt. Während Sie es anstarren und sich fragen, was das zu bedeuten hat, verblaßt das Spiegelbild und ein wieder anderes Gesicht kommt zum Vorschein. Nach einer Weile können Sie dieses Schauspiel amüsiert, erwartungsvoll oder neugierig beobachten – ohne zu erkennen, daß Sie im Grunde stets dasselbe Gesicht sehen: Ihr eigenes Gesicht. Sie können sich fragen: »Was ist mein ursprüngliches Gesicht?« und diese Frage so lange weiterverfolgen, bis Sie es *erfahren*.
Wenn Sie das Gefühl haben, ein bestimmter Traum beziehe sich auf ein vergangenes Leben, sollten Sie sich zunächst fragen, wie Sie den Traum in Ihrem gegenwärtigen Leben umsetzen können. Ich arbeitete folgendermaßen mit einem solchen Traum:

Der Kräuterheiler

Eine Stimme sagte: »Du warst einmal ein Indianer, der von allen der Kräuterheiler genannt wurde.« Ich wußte, daß ich einen männlichen Körper gehabt hatte und Mitglied eines am Fuße des Grand Canyon lebenden Stammes gewesen war. Die Stimme sagte auch: »Du wußtest, wie man jede Krankheit heilen kann, denn für jede Krankheit ist ein Kraut gewachsen.« Ich sah ein Dokument, auf dem alle Kräuter für jede Krankheit abgebildet waren. Auf dem Umschlagdeckel des Dokuments waren links ein Vogel und rechts ein fünfzackiges Blatt zu sehen.

War das ein Traum über ein früheres Leben? Wie konnte ich das herausfinden? Bevor ich mich auf diese Gedankenschiene begab, beschloß ich herauszufinden, auf welche Weise ich den Traum hier und jetzt umsetzen konnte. Was weiß ich über Kräuter? Kann ich dieses Wissen jetzt einsetzen? Als es während des Krieges keine Medikamente gab, besannen wir uns auf die guten alten Hausmittel aus früheren Zeiten. Manche der Behandlungsmethoden, die mir meine Großmutter beigebracht hatte, erwiesen sich als sehr wirksam. Vielleicht konnte ich das Wissen über diese Anwendungen und Heilpflanzen, das sie an mich weitergegeben hatte, in mir wieder wachrufen.

Ich machte also einen Spaziergang über das Ashramgelände, um zu sehen, an welche der verschiedenen Pflanzen und Anwendungsmöglichkeiten ich mich erinnern konnte – Klee, Löwenzahn, verschiedene Distelarten. Dann sammelte ich etwas von allen eßbaren Wildkräutern, die ich kannte, und präsentierte den Ashrambewohnern einen ganz neuartigen Salat.

Was konnte ich noch tun? Eine Liste von Kräutern anlegen, Fotos machen und die Pflanzen bestimmen? Ihre botanischen Namen herausfinden? Sollte ich all diese Informationen, nachdem ich sie zusammengetragen hatte, an andere Menschen weitergeben oder vielleicht in einem kleinen Büchlein zusammenfassen? Ich begann, alle Bücher, die ich über dieses Thema finden konnte, zu lesen, ich forschte und sammelte Informationen.

Etwa um diese Zeit besuchte uns der Vorbesitzer unseres Grundstücks. Er sah sehr schlecht aus und erzählte mir, daß er wegen einer schrecklichen Nebenhöhlengeschichte in zwei Wochen operiert werden sollte. Der arme Mann hatte furchtbare Angst davor. Konnte ich ihm vielleicht irgendwie helfen? Als ich ihn fragte, ob er bereit sei, eine Behandlung mit Kräutern zu versuchen, war er sehr erpicht darauf, alles auszuprobieren, was ihm helfen könnte. Ich erklärte ihm, wie er sich eine Salbe herstellen konnte, an deren Rezeptur ich mich noch erinnerte. Er tat es, und sein Zustand besserte sich so sehr, daß er nicht mehr operiert werden mußte. Ich sah also, daß die Reaktivierung meines Wissens über Kräuter sich durchaus segensreich auswirkte, selbst wenn ich nicht davon ausging, daß jener Traum sich auf ein vergangenes Leben bezog.

Einige Zeit später wurde ich von Freunden nach Phoenix, Arizona, eingeladen. Ich fragte sie beiläufig, ob sie etwas über Indianer wüßten, die unten im Grand Canyon lebten. Meine Freunde, die mich seit langem kannten,

vermuteten, daß es einen bestimmten Grund haben mußte, wenn ich so konkret fragte.
Die Gastgeberin fuhr in die Stadt und kam ein paar Stunden später mit einem Lokalblatt zurück, in dem zufällig ein Artikel über die unten im Grand Canyon lebenden Havasupai-Indianer abgedruckt war. Als sie mir die Zeitung in die Hand drückte, konnte ich sie nicht aufschlagen. Ich war wie elektrisiert – mir standen die Haare zu Berge. Ich bedankte mich höflich und behielt die Zeitung lange Zeit, bevor ich wagte, einen Blick hineinzuwerfen. Ich wollte zunächst einfach nichts davon wissen. Was würde es für mich bedeuten, wenn es wahr wäre? Die Tatsache, daß meine Freundin das Blatt entdeckt und auch sofort die Möglichkeit bestätigt hatte, daß mein Traum sich auf ein reales früheres Leben bezog, ist ein Beispiel für ein Phänomen, das ich »Materialisation« nenne.[1]
Schließlich las ich also den Artikel und erfuhr, daß der Stamm heute noch aus zweihundert Mitgliedern besteht, die an einer Stelle leben, wo der Canyon in ein weites Tal übergeht. Nur zweihundert Menschen konnten dort überleben.
Lange Zeit empfand ich es als sehr unangenehm, irritierend und verwirrend, über ein vergangenes Leben zu träumen und so schnell einen Hinweis auf seine reale Existenz zu entdecken. Was war mit meinen anderen Träumen? Hatten vielleicht auch sie eine viel realere Basis, als ich angenommen hatte? Müßte ich vielleicht alle meine Trauminterpretationen überprüfen? Sie noch einmal lesen und neu auswerten? Ich tat es. Stück für Stück arbeitete ich mich vom Anfang bis zum Ende

hindurch. Ich erkannte, welch unschätzbare Kraftquelle meine Träume waren und wie viele Botschaften ich auf einer anderen Ebene nicht verstanden hatte. Es war eine Offenbarung für mich.

Es ist also möglich, daß wir von Dingen träumen, die sich auf frühere Leben beziehen. Doch weil wir im Hier und Jetzt leben, sollten wir uns mit solchen Träumen nur beschäftigen, um herauszufinden, welche Lektion aus jenem vergangenen Leben in diesem gegenwärtigen noch abgeschlossen werden muß. Manche Träume haben vielleicht nur den Zweck, uns daran zu erinnern, daß wir wirklich schon viele Male gelebt haben – so als ob sie uns versichern wollten, daß wir, falls wir es in diesem Leben nicht schaffen, noch mehr Zeit bekommen. Dennoch sollten wir uns mit aller Kraft um unsere Weiterentwicklung bemühen, denn jede Inkarnation ist eine Verzögerung, und jede Verzögerung ist schmerzlich, weil wir die Erfahrung der menschlichen Existenz wieder und wieder durchmachen müssen.

Bei einem Aufenthalt in Mexiko hatte ich nach dem Besuch mehrerer Ruinen folgenden Traum:

Jubal und Incal

Ich kam an ein sehr altes Haus, das wie eine Ruine aussah. Die Wände waren halb verfallen, und überall lagen Haufen von alten Steinen herum. Es war sehr heruntergekommen, aber ein Teil des Hauses schien noch intakt zu sein. Ich stand in der Nähe eines mit einem Tuch verhängten Eingangs, als eine alte Frau erschien.

Sie fragte mich mit schriller Stimme: »Was wollen Sie?« Ich sagte: »Ich suche zwei Leute – Jubal und Incal.« Kurz angebunden erwiderte sie: »Ich wohne hier, solange ich denken kann, und wer diese Leute auch sein mögen, ich kenne sie nicht. Das muß schon sehr, sehr lange her sein. Sie müssen schon vor langer Zeit gestorben sein.«

Neugierde ist nicht immer von Vorteil, und so unternahm ich nach diesem Traum nicht einmal den Versuch herauszufinden, was es mit diesen beiden Namen auf sich hatte – obwohl sie mir im Traum übermittelt worden waren. Könnte es sein, daß manche Träume uns einfach darauf hinweisen, daß wir zu einer bestimmten Zeit in diesem oder jenem Kulturkreis gelebt haben? Möglicherweise werden wir dorthin zurückgeführt, um die Spur unserer früheren Leben wieder aufzunehmen. Aber Sie sollten sich auch fragen: »Vielleicht habe ich damals dort gelebt, vielleicht liegt mein damaliger Körper sogar dort begraben, aber er ist wie ein Gewand, das ich abgelegt habe. Warum sollte ich es wieder anziehen?« Lassen Sie die Vergangenheit ruhen oder, wie Jesus sagte: »Laßt die Toten die Toten begraben.«[2]
Manche Träume können ein Hinweis auf eine Auflösung vergangenen Karmas sein. Vielleicht sehen Sie sich selbst in der Interaktion mit einer anderen Person und erkennen, daß die Konten ausgeglichen sind. Das könnte bedeuten, daß die karmischen Schulden, die Sie beide miteinander verbanden, bezahlt sind. Vielleicht sehen Sie im Traum auch, daß viele Menschen aus den verschiedensten Kulturen sich umarmen, so wie ich es im folgenden Traum erlebte.

Alle umarmen

Ich hieß viele Menschen in einem runden, tempelartigen Gebäude willkommen. Jede Person trug eine andere Kleidung oder Tracht, entsprechend der Kultur, der sie entstammte. Manche trugen sehr seltsame Gewänder, wie ich sie von keiner der heute auf unserer Erde existierenden Kulturen kannte. Jeder einzelne kam zu mir, und wir umarmten uns liebevoll.

Vielleicht symbolisierten diese Menschen alle meine Persönlichkeitsanteile. Falls es so war, konnte ich sehr zufrieden sein, denn es würde bedeuten, daß ich sie alle integriert hatte. Falls sich der Traum aber tatsächlich auf vergangene Leben bezog und mich darauf hinwies, daß ich zu verschiedenen Zeiten in jeder dieser Kulturen gelebt hatte, gab es für mich auch nichts zu bedauern, denn ich hieß sie alle willkommen.

Träume wie diese werfen natürlich Fragen auf. Solange wir die Hintergründe solcher Geschehnisse nicht wirklich verstehen, können wir zumindest unseren Geist ein wenig trainieren und zur Flexibilität erziehen, indem wir alle Möglichkeiten zulassen. Wenn Sie Ihre Traumsymbole studieren, erkennen Sie, wie das Unbewußte uns Einzelheiten und Informationen auf eine für uns akzeptable Weise präsentiert, weil das höhere Bewußtsein eine Sprache benutzt, die unserem Selbst entspringt.

14.
Spirituelle Führung in Träumen

Ihre Träume werden Sie führen, wenn Sie bereit sind, sich dieser Führung anzuvertrauen. Diese Bereitschaft kann sowohl unserer Einsicht und Intelligenz, als auch unserer Verzweiflung entspringen – wenn unsere Probleme und Schmerzen so groß sind, daß die Hinwendung zu unserem höheren Selbst der einzige Ausweg zu sein scheint. Sie können lernen, indem Sie mit dem Göttlichen kooperieren oder indem Sie dazu gezwungen werden, wie ein Alkoholiker, der das Trinken nicht aufgibt, bis er seine menschliche Würde fast vollständig verloren hat. Doch dann bringen Sie selbst das Gesetz des Karmas über sich. Es liegt an Ihnen. Wollen Sie auf die »harte Art« lernen? Wenn Sie es vorziehen, nicht auf sich selbst zu hören, kann Ihnen auch kaum jemand anders helfen.

Sie müssen erst noch verzweifelter werden, noch mehr leiden.

Wenn Sie jedoch auf sich selbst hören können, ist die Führung des Unbewußten in Form von Träumen außerordentlich wertvoll. Ihr eigenes höheres Selbst kann Ihnen in einem Traum oder einer Serie von Träumen zeigen, welche Richtung Sie auf Ihrem spirituellen Weg einschlagen sollten. Jeder Mensch macht verschiedene Erfahrungen. Wenn Sie träumen, daß Sie sieben Tore durchschreiten, könnten Sie daraus wohl schließen, daß der Kundalini-Weg Ihnen am meisten entspricht. Träumen Sie davon, durch einen Park zu spazieren und plötzlich einer Statue Buddhas oder Taras gegenüberzustehen, ist wahrscheinlich der Buddhismus Ihr Weg. Trug das Bildnis japanische, thailändische, tibetische oder indische Züge? Fritjof Capra träumte, die subatomare Welt sei der Tanz des Gottes Shiva und konnte so seinen wissenschaftlichen Hintergrund als Physiker mit seinem Verständnis östlicher Philosophien vereinen.[1]

Wenn Sie von der Göttlichen Mutter träumen, die den Tanz der Schöpfung oder immerwährenden Manifestation tanzt, ist Ihr Weg wahrscheinlich die Hingabe an den weiblichen Gottesaspekt.

Es gibt keinen Weg, der für alle gleichermaßen geeignet ist. Aber es gibt einen ganz bestimmten Weg für Sie – einen, auf dem Sie sich am besten kennenlernen und Ihr spirituelles Wachstum fördern können. Dieser Weg kann Ihnen in Ihren Träumen gezeigt werden.

Träume werden Ihnen bestätigen, daß Sie auf dem richtigen Weg sind, und können Sie trösten, wenn Sie verzweifeln, wenn Sie denken: »Warum kann ich nicht

schneller vorankommen? Warum dauert es so lange?« Träume können Ihnen Ihren eigenen Wachstumsprozeß exakt widerspiegeln.
Als ich von meiner ersten Indienreise in die USA zurückkehrte, hatte ich das Gefühl, unglaublich viel lernen zu müssen, und fragte mich, ob ich überhaupt je Fortschritte machen würde. Ich dachte: »Wann werde ich wirklich zu jenem großartigen, bewußten Wesen aufblühen? Wie kann ich Selbstverwirklichung erlangen? Wahrscheinlich ist es gar nicht möglich. Bestimmt ist es ein Märchen aus uralter Zeit, eine dem Wunsch der Menschen nach Vollkommenheit entspringende Phantasie.«
Während dieser von inneren Kämpfen beherrschten Phase hatte ich folgenden Traum:

Die goldene Blüte des Bewußtseins

Ein winziger Same, so klein, daß er fast wie ein Staubkorn aussah, begann gerade in der Erde Wurzeln zu schlagen. Es war, als hätte ich Röntgenaugen und könnte diese Wurzeln klar und deutlich durch die Erde hindurch sehen. Sie waren weiß, breiteten sich aus und bildeten ein ganzes Netzwerk. Dann schob sich ein kleiner Sproß aus der Erde und begann ganz langsam zu wachsen. Eine Knospe, die noch ihr Inneres verbarg, bildete sich und begann sich ganz allmählich zu zwei sehr groben Blättern zu entfalten. Es schien Ewigkeiten zu dauern, bis der Sproß weiter wuchs. Eine weitere Knospe entfaltete sich, deren Blätter ein wenig feiner waren.

Der Sproß wuchs langsam weiter, bis ein anderes, noch feineres Blätterpaar hervorkam. Der Sproß wuchs höher und höher, und jedes Paar von Blättern, das sich öffnete, war feiner als das vorhergehende. Zum Schluß bildete sich eine andere Art von Knospe. Sie war groß und barg in ihrem Innern viele winzige Blätter. Als sie sich langsam entfaltete, verblaßte der Rest der Pflanze, begann aber von innen zu leuchten. Ich blickte in eine wunderbare, goldene Blüte – die goldene Blüte des Bewußtseins.

Diese Erfahrung veranlaßte mich, mich intensiv dem Studium des Kundalini-Yoga zu widmen, dessen Krönung die tausendblättrige Lotosblüte ist. Die Blüte, die ich in meiner Vision oder meinem Traum gesehen hatte, ähnelte einer Lotosblüte, auch wenn sie nicht ganz genauso aussah. Offensichtlich symbolisierte sie eine Metamorphose und vermittelte mir eine klare Botschaft. Hätte ich von einer anderen Person, selbst von einem Yogi, den Rat bekommen, dem Kundalini-Weg zu folgen, hätte ich vielleicht gedacht: »Ich kann es ja mal versuchen. Doch wie kann ich sicher sein, daß es wirklich das Richtige für mich ist?« Als mein höheres Selbst es mir aber mit Hilfe eines so lebendigen Bildes zeigte, hatte ich keine Zweifel, weil diese Vision meinem eigenen Inneren entsprungen war. Das, was sich auf natürliche Weise aus mir selbst heraus entfaltete, konnte ich nicht anzweifeln. Doch selbst wenn ich es angezweifelt hätte, diese Erfahrung hätte mich dazu gebracht, den Kundalini-Weg zu erkunden. Und dann hätte ich es herausgefunden.

Ihre Träume werden Ihnen auch mitteilen, wann es wichtig für Sie ist, zu beten oder Andacht zu halten. Sie werden Sie in einen Tempel oder eine Kathedrale führen und Ihnen unglaubliche Bilder zeigen, die schließlich am Himmel verblassen oder kolossale Formen annehmen. Ihre spirituellen Träume können zu Meilensteinen auf der Straße Ihrer inneren Entwicklung werden. Vielleicht träumen Sie so klar und deutlich, daß sich ein kleiner, metallener Buddha in Ihrer Tasche befindet und Sie am nächsten Tag nachschauen und sich fragen: »Habe ich hier einen Buddha oder nicht? Habe ich früher bloß nicht bemerkt, daß jemand ihn mir in die Tasche gesteckt hat?« Mit anderen Worten, Sie empfangen die Botschaft, daß das Göttliche Ihnen nähergerückt ist, in der Form, in der Sie sie verstehen können.

Kann man seinen spirituellen Meister durch Träume finden? Im Osten gibt es viele Geschichten über Suchende, die Ihren Guru auf diese Weise fanden. Doch um seinem zukünftigen Meister im Traum zu begegnen, muß man diesen inneren Drang, dieses intensive Heimweh nach dem spirituellen Zuhause verspüren. Solange diese innere Dringlichkeit nicht da ist, kann das Treffen mit dem Meister nicht stattfinden.

Manchmal empfangen Sie vielleicht ein Traumbild, das Sie auf den nächsten, für Ihre spirituelle Weiterentwicklung erforderlichen Schritt hinweist. Doch auch dann ist es nicht einfach zu unterscheiden, ob das Bild sich auf eine konkrete Person bezieht oder symbolisch für Ihr höheres Selbst steht.

Wenn Sie dem Göttlichen wirklich nahekommen wollen, wird Ihr intensives Verlangen Sie für jemanden öffnen, der Ihren Ruf hören kann. Es ist möglich, daß der spirituelle Meister oder die Meisterin sich in den empfänglichen Geist des Schülers hineinprojiziert, insbesondere wenn bereits in früheren Leben eine Verbindung zwischen beiden bestand. Wenn Ihre Intensität und Aufrichtigkeit es zulassen, kann diese Art, dem Guru im eigenen Herzen zu begegnen, realer sein als eine Begegnung auf der physischen Ebene.

Sind Intensität und Empfänglichkeit außergewöhnlich stark, kann im Traum sogar eine Einweihung stattfinden. Doch wenn die nach Einweihung verlangende Person noch weit davon entfernt ist, in ihren Lichtkörper[2] »zu passen«, weiß der spirituelle Lehrer, daß der Zeitpunkt noch nicht gekommen ist, und die Einweihung ist weder im Traum noch im Wachzustand möglich.

Falls Sie bereits mit einem Meister in Verbindung stehen, und er in Ihren Träumen erscheint, müssen Sie sich fragen, was diese Traumbilder bedeuten. Ist es wirklich Ihr Guru, der Ihnen eine wichtige Botschaft übermitteln will? Ist es eine Vision Ihres höheren Selbst, oder meldet sich Ihr Gewissen? Sie müssen beim Interpretieren dieser Dinge sehr klar sein und achtgeben, daß Ihre Deutungen nicht Ihrem Wunschdenken entspringen.

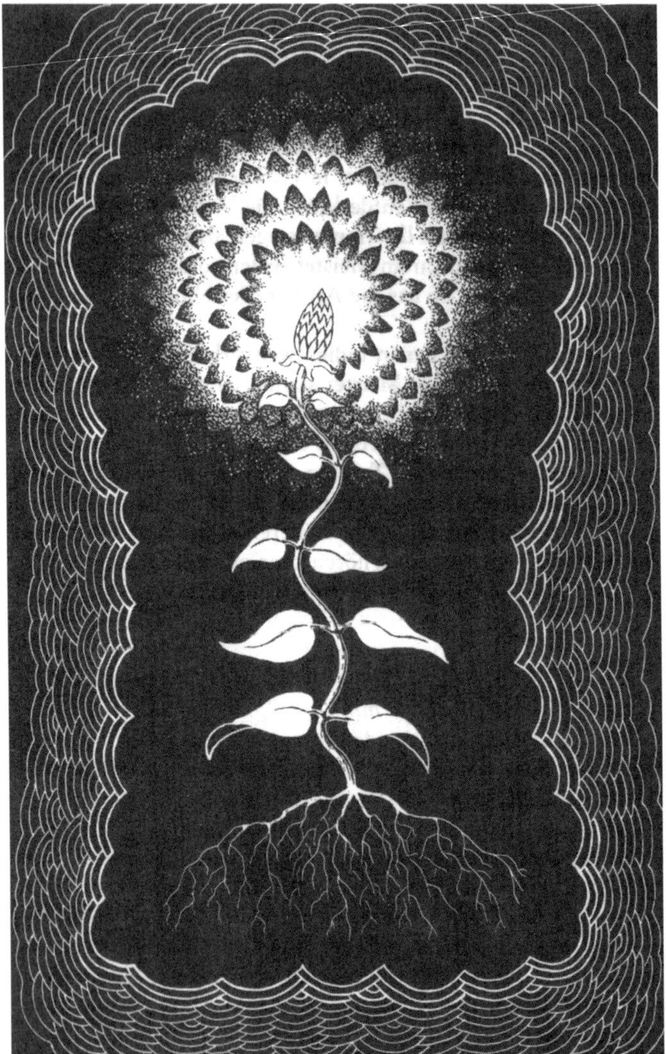

Wenn Ihr Meister Sie beispielsweise in einem Traum kritisch oder urteilend beobachtet, haben Sie Ihren Guru im Geiste wahrscheinlich in eine Art Polizist verwandelt, der auf ziemlich negative Art und Weise als Ihr Gewissen auftritt. Dann können Sie sich vor sich selbst rechtfertigen und triumphierend denken: »Siehst du! Mein höheres Selbst zeigt mir, daß mein Meister in Wirklichkeit nur darauf aus ist, etwas Schlechtes an mir zu entdecken.« Vielleicht erkennen Sie auch, was Ihr Gewissen belastet. Ihr Traum spiegelt also Ihr eigenes Denken und Ihre Beziehung zu Ihrem Meister wider, so daß Sie Gelegenheit haben, sich zu fragen, ob das die Art von Beziehung ist, die Sie sich wünschen.

Ich stimme nicht mit der in Indien weitverbreiteten Überzeugung überein, daß der spirituelle Meister ständig mit dem Schüler ist und daß die Stimme der Weisheit immer dem Guru gehört. Ich erkannte Swami Sivandas Stimme stets an seiner ganz besonderen Art zu sprechen, seiner besonderen Tonlage und seinem indisch gefärbten Englisch. Sprach die Stimme aber in meinem eigenen Englisch, war mir klar, daß die Botschaft von meinem höheren Selbst kam. Wenn Sie im normalen Alltagsleben wirklich hören können, sind Sie auch im Traum in der Lage, die Stimme Ihres Meisters zu erkennen.

Diese Richtung!

Eine donnernde Stimme rief mir zu: »Radha! Genug jetzt. Komm heraus!« Ich befand mich gerade mit vielen Leuten in einem großen Schwimmbecken und hatte eine Menge Spaß. Ich tat nichts Unrechtes. »Diese Richtung!« sagte er.

Die Stimme hatte den typischen Tonfall meines Meisters. Swami Sivananda machte nie viele Worte, und die wenigen, die er sprach, waren stets klar und direkt. Das war's. Ich wußte, daß die Botschaft von ihm kam, und verstand ihre Bedeutung. Ich sollte die begonnene akademische Laufbahn nicht fortsetzen. Ich sollte nicht in diesem Becken schwimmen und meinen Spaß daran haben. Mein Meister hatte anderes mit mir vor, und ich sollte mich nicht ablenken lassen.

Wenn Sie nicht wissen, welches Mantra das richtige für Sie ist[3], kann Ihr Unbewußtes Ihnen in einem Traum auf ähnliche Weise Ihr Mantra zeigen, vorausgesetzt Sie haben Ihre emotionalen Probleme geklärt und verarbeitet. Vielleicht hören Sie die Melodie im Schlaf und erfahren, wie das Mantra gechantet werden muß.

Wir bekommen viel Hilfe, wenn wir offen dafür sind. Wenn Sie bei der Arbeit mit Ihren Träumen aufrichtig und empfänglich sind, werden Sie ihre Anweisungen und Ratschläge erkennen

15. Traumebenen

Wenn Sie sich darin üben, Ihre Träume zu beobachten, zu analysieren und die Sprache Ihres Unbewußten zu erlernen, werden Sie im Laufe der Zeit verschiedene Traumebenen wahrnehmen. Träume können viele Ebenen widerspiegeln: die physische, die psychische, die emotionale – von tiefsten Ängsten bis hin zu höchstem Entzücken. Ihre fünf Sinne können ebenso reflektiert werden wie Ihr Glaube und Ihr intensives Verlangen nach dem Göttlichen. Ihre Träume zeigen Ihnen einfach, wo Sie stehen. Es ist, als schauten Sie in einen Spiegel. Dennoch ist es ratsam, Träume zunächst auf der Ebene des täglichen Daseins zu interpretieren, bevor man nach einer höheren Bedeutung sucht und sich der großen Anstrengung unterzieht, das Bewußtsein auf diese Ebene zu heben. Wenn Ihre Träume sich auch auf eine höhere Ebene beziehen, können Sie ziemlich sicher sein, daß Ihre spirituelle Entwicklung sanft, aber gleichmäßig und stetig fortschreitet. Das ist im allgemeinen besser als eine in Sprüngen verlaufende Entwicklung, die von ständigen Rückschlägen begleitet ist.

Woher wissen Sie, wann der Zeitpunkt gekommen ist, mit Ihren Träumen auf eine andere Weise zu arbeiten und sie nicht mehr nur als Widerspiegelungen der inneren psychischen Prozesse zu betrachten? Wenn Sie in Ihrem Traum eine andere Ebene erkennen können, sollten Sie ihn auf dieser Ebene interpretieren. Erforschen Sie ihn so ausgiebig wie möglich, denn ein Traum kann auf mehreren Ebenen gleichzeitig eine Bedeutung haben. Auf einer Ebene, der Ebene des täglichen Lebens: Ja, das Fenster muß geputzt werden; ich konnte nicht aus dem Fenster sehen, weil es schmutzig war – aber auch auf einer anderen: Kann ich mein Potential nicht klar sehen? Welche Brille habe ich auf? Was ist meine Vision des Göttlichen? Was nehme ich verschwommen wahr?

Es gibt viele Bedeutungsebenen, die gleichzeitig erkannt werden müssen, weil sie Ihnen zeigen, daß es aufeinanderfolgende Stufen der Entwicklung gibt, die Ihnen zugänglich sind. Wir können die symbolische Sprache, in der unser Unbewußtes zu uns spricht, genauer anschauen und auf diese Weise erfahren, wie das innere Wesen sich ausdrückt.

Wenn man die Botschaften vieler Träume zusammensetzt, kann sich daraus eine übergeordnete Botschaft ergeben. Sie können dann all diese Botschaften als Meilensteine auf dem Weg sehen, und erkennen, wo Sie sich vorwärts bewegt haben und wo nicht. Sie können erkennen, wann Ihre Träume nur verdrängte Alltagssorgen widerspiegelten und welche psychischen Hindernisse beseitigt werden müssen, damit die spirituelle Ebene durchkommen kann.

Sie müssen sich jedoch darüber im klaren sein, daß der Traum immer Ihrem eigenen inneren Wesen entspringt, auf welcher Ebene er sich auch zeigen mag. Wenn die Stimme dieses »Ichs«, die durch Träume zu Ihnen spricht, unklar ist, ist ein Teil von Ihnen noch nicht bereit, sie klar zu empfangen. Der Begriff »Ebenen« könnte irreführend sein, wenn Sie damit eine Hierarchie verbinden und eine urteilende Haltung annehmen, weil Sie meinen, Sie selbst bewegten sich auf einer »hohen« oder »niedrigen Ebene«. Bei der Traumarbeit sollte man vermeiden, zu werten und zu urteilen. Wenn wir von Ebenen sprechen, müssen Sie sich bewußt sein, daß »Sie alles in Einem« sind. Denken Sie an den physischen Organismus – wir haben ein Skelett, ein Muskelsystem, ein Verdauungssystem, einen Kreislauf, aber wir würden uns nicht mit nur einem dieser Systeme identifizieren. Sie alle wirken und arbeiten zusammen. Es findet ein Wechselspiel der Kräfte statt, das unsere physische Existenz sichert. Genausowenig, wie wir das Menschliche völlig vom Göttlichen trennen können, können wir der psychischen Ebene entspringende Träume von spirituellen Träumen völlig trennen.

Was ist menschlich, was ist göttlich? Was ist das Ego? Das Ego ist mehr als Eitelkeit, Stolz oder Eigendünkel. Das sind nur seine Eigenschaften. Das Ego ist jene gewaltige Kraft, die unseren physischen Körper und all unsere Zellen zusammenhält. Es ist auch die Kraft, die unsere Persönlichkeitsanteile miteinander verbindet. Wenn Sie einen Persönlichkeitsaspekt herausziehen, lokkert sich die gesamte Persönlichkeitsstruktur. Mit anderen Worten, wenn Sie an Ihren größten Unzulänglichkeiten arbeiten, brauchen Sie sich über viele andere Aspekte keine Sorgen zu machen. Sie werden einfach von Ihnen abfallen.

Das Ego hat seine eigene Realität. Auch die Welt, in der wir unser tägliches Leben führen, hat eine eigene Realität, doch sie sollte die Realität unserer spirituellen Existenz nicht verdecken. Wenn Sie sagen: »Ich kann nicht spirituell sein, weil das mit meinem weltlichen Erfolg nicht zu vereinbaren ist«, sehen Sie die Dinge falsch. Ihre Erfolge sind nicht Ihre eigenen. Ohne die Unterstützung und Hilfe des Göttlichen könnten Sie in Ihrem Leben keine Triumphe feiern. Dies zu erkennen erfordert ein hohes Maß an Bewußtheit.

Das Ego ist auch Teil Ihres eigenen göttlichen Kerns. Die Essenz des Ewigen existiert in jedem menschlichen Wesen, und jeder, der sich darauf einschwingen will, kann sie in sich entdecken. Es ist lediglich eine Frage der Quantität. Ein Tropfen Meerwasser ist nicht der ganze Ozean, aber er hat die gleiche Essenz. Es ist wichtig, sowohl das Wesen des Tropfens als auch das Wesen des Ozeans zu kennen. Wenn Sie den Tropfen wieder ins Meer fallen lassen, werden Sie ihn nie wiederfinden. Die höchste Vereinigung – die Verschmelzung mit dem Göttlichen – kann niemals stattfinden, wenn Sie auf Ihrer Individualität bestehen.

Das Menschliche ist ein Vehikel für den Ausdruck des Göttlichen. Wenn wir als Individuen tatsächlich Teil von

Gott sind, dann wohnen wir in Gott, und Gott wohnt in uns. Das Königreich Gottes lebt im Innern. Wir können kosmische Liebe – selbst in geringstem Ausmaß – nur erfahren, wenn sie dieser ursprünglichen Quelle der kosmischen Liebe entspringt.

Diese Essenz ist stets in Ihnen präsent. Viele Leben lang mag es scheinen, als hätten Sie sie verloren, doch Sie sind stets eine Einheit aus einem menschlichen und einem göttlichen Aspekt. Diese beiden Aspekte müssen zusammenkommen und sind als vollständige Einheit wiederum Teil eines größeren Ganzen. Ein Tropfen Wasser aus dem Meer ist immer noch Teil des Ozeans, er wird nicht zu etwas anderem. Vor vielen Jahren hatte ich einen Traum, der diese Vorstellung auf einfache aber ungewöhnliche Weise ausdrückte.

Der braune und der blaue Schuh

Einer der im Ashram lebenden jungen Männer kam mit einer Schachtel nach Hause, in der sich nur ein Schuh befand. Als ich ihm vorschlug, in den Laden zurückzukehren und den fehlenden Schuh zu holen, schien ihm diese Vorstellung unangenehm, und er bat mich, an seiner Stelle hinzugehen. Also betrachtete ich das vorhandene Exemplar genau und machte mich dann auf den Weg. Dem Angestellten war die Sache ein wenig peinlich, aber er begann nach dem fehlenden Schuh zu suchen. Als er zurückkam, erklärte er, der Schuh befände sich nicht im Laden, und riet mir, den Geschäftsführer zu Hause aufzusuchen. Er beschrieb mir den Weg.

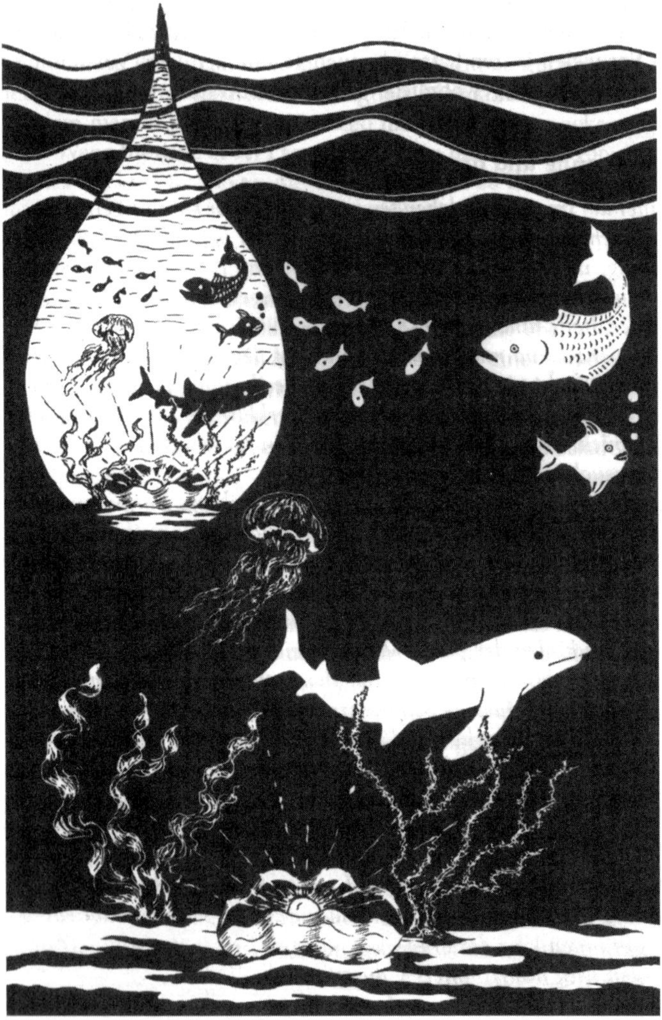

Der Lagerraum im Hause des Geschäftsführers war ordentlich aufgeräumt, aber er mußte dennoch ziemlich lange suchen, bis er den zweiten Schuh auf dem obersten Regalbrett fand. Ich dankte ihm und ging nach Hause. Als wir die beiden Schuhe verglichen, stellten wir fest, daß sie bis auf einen wichtigen Unterschied genau gleich waren: Der Schuh, den der junge Mann bereits besaß, war braun, während jener, den ich mitgebracht hatte, blau war. Er sagte, er könne unmöglich verschiedenfarbige Schuhe tragen, und bat mich, noch einmal zu dem Geschäft zu gehen und zwei gleichfarbige Schuhe zu holen.
Diesmal machte sich der Geschäftsführer nicht einmal die Mühe, nach einem weiteren Schuh zu suchen. Mit einem Lächeln sagte er: »Gehen Sie heim, und denken Sie darüber nach – wir gehen mit einem Fuß auf dem braunen Weg und mit dem anderen auf dem blauen.« Als ich auf dem Nachhauseweg auf meine Schuhe hinunterblickte, bemerkte ich, daß auch ich verschiedenfarbige Schuhe trug: einen für den braunen Weg der Erde – die physische Welt; den anderen für den blauen Weg des Himmels – die spirituelle Welt.

Dieser Traum wies auf die Koexistenz der physischen und spirituellen Ebenen hin. Wenn sie ausgewogen ist, leben wir in Harmonie. Um diese Harmonie zu erreichen, muß man jedoch die Angst vor Kritik verlieren, weil man sonst nicht einmal wagt, sich selbst als göttliches Wesen zu sehen. Doch wenn man das Göttliche im eigenen Innern nicht annimmt, kann man es auch in anderen nicht akzeptieren. Man verleugnet es. Das ist die innere Kreuzigung. Man kreuzigt das Göttliche, indem man es verleugnet. Das Ego muß statt dessen gekreuzigt werden. Wenn Sie dazu in der Lage sind, werden Ihre Träume von einer Ebene des direkten Kontaktes mit dem Göttlichen zu Ihnen sprechen.

Wenn Sie daran arbeiten, die vielen Schichten Ihres inneren Wesens zu verstehen, entdecken Sie vielleicht, daß Ihre Träume ebenfalls sehr vielschichtig sind. Vielleicht zeigen sie Ihnen auf einer psychologischen Ebene, was Sie tun oder was Sie tun sollten, doch sie können Ihnen auch auf einer anderen Ebene – nämlich der spirituellen – Ratschläge und Hinweise geben. Enthält ein Traum eine Botschaft über alltägliche weltliche Dinge, dürfen wir sie dennoch nicht ignorieren. Wir sind, was wir sind, und müssen uns mit allen Aspekten unseres Selbst auseinandersetzen.

Nehmen wir einmal an, Sie sehen in einem Ihrer Träume eine wunderschöne Orchidee. Wie würden Sie diesen Traum einordnen? Auf welche Ebene bezieht er sich, und wie würden Sie das feststellen? Vielleicht würden Sie den Traum zunächst vom rein psychologischen Standpunkt aus betrachten. Sie erkennen vielleicht, daß die Blüte sehr zart ist und die Blätter steif und hart wie Leder sind. Weist das auf etwas Zartes hin, das von etwas Grobem umgeben ist? Vielleicht deuten Sie es so, daß Sie selbst diese beiden Eigenschaften besitzen. Dann könnten Sie sich fragen: »Wo bin ich empfindlich? Wenn es um meinen Stolz geht? Um meine Eitelkeit? Welchen

Sinn hat das Grobe? Soll es diese Empfindlichkeit schützen?«
Doch ist es wirklich nur das? Auch wenn Sie auf dieser Ebene zu einem tiefen Verständnis des Traumes gelangen, wollen Sie sich ja nicht auf diese Aspekte beschränken und eine andere Botschaft übersehen. Sie können weitersuchen. Wenn ich die groben Blätter als Symbol für meine menschliche Natur nehme – ja, die ist da. Könnte die Blüte außer für meinen Stolz noch für etwas anderes stehen? Kommt etwa in meinem Innern etwas zur Blüte? Wenn eine Orchidee sieben Jahre braucht, bis sie zu blühen beginnt, sollte ich vielleicht beharrlich bleiben, um meine spirituelle Entfaltung zu ermöglichen.
Vielleicht wissen Sie, daß eine Orchidee sich an Bäumen hochranken kann, aber nur von Wasser und Luft lebt und nichts von dem Baum selbst nimmt, um sich zu ernähren. Botaniker betrachten die Orchidee als höchstentwickelte aller Zierpflanzen. Beim Deuten dieses Traumes könnten Sie sich also sagen: »Wäre es nicht wunderbar, wenn ich so schlicht und einfach leben könnte? Für meine physische Existenz, die durch das Wasser symbolisiert wird, wäre gesorgt, und die spirituelle Atmosphäre, die durch die Luft symbolisiert wird, würde mein spirituelles Wesen nähren. Ich benötigte nur diese beiden Elemente, alles andere wäre überflüssig. Und doch sind die Blätter fest und stark.«
Sie können es mit diesem einen Traum zur Meisterschaft in der Traumdeutung bringen. Sie könnten herausfinden, wo Orchideen wachsen. Es gibt so viele Arten von Orchideen. Zu welcher Art gehörte die Orchidee

Ihres Traumes? Können Sie eine ähnliche finden? Welche Farbe hatte sie? War es eine jener Gattung, die in der Erde wächst? Oder war es eine jener wilden, unter Naturschutz stehenden Orchideen, die nicht verpflanzt werden dürfen? Vielleicht bezieht sich das nicht auf eine reale Verpflanzung oder einen Umzug in eine andere Stadt oder ein anderes Land, sondern auf Ihr Denken – auf ihren inneren Ort. In Indien sind die Menschen überzeugt, daß jeder von uns seine drei Welten (die Vergangenheit, die Gegenwart und die Zukunft) selbst erschafft. Und weil Sie die Macht haben, sie zu erschaffen, können Sie diese Macht auch zurücknehmen; Sie können Ihre drei Welten zerstören. Wenn die drei Welten in sich zusammenfallen, treten Sie ins ewige Leben oder in Ihr inneres Licht ein, dessen Energie unzerstörbar ist.

Nachdem Sie den Traum auf so vielen Ebenen wie möglich untersucht und verstanden haben, denken Sie vielleicht mehr über Ihre spirituelle Entfaltung nach. Diese Vorstellung könnte verlockend für Sie sein. Vielleicht glauben Sie nicht daran, daß es geschehen wird, doch der Traum sagt Ihnen, daß diese Möglichkeit besteht. Es kann sein, daß Ihre menschliche Natur sich sträubt und sagt: »Nein, dafür bist du nicht gut genug. Sei vernünftig – du bist nur eitel und willst etwas Besonderes sein.« Doch wenn Sie im Wachzustand den spirituellen Aspekt des Traumes sehen können, müssen Sie sich klarmachen, daß Sie ihn, wenn Sie nicht auf dem Weg dorthin wären, gar nicht wahrgenommen hätten. Wenn Sie nicht auf dem Weg nach San Francisco sind, können Sie nicht zur Golden Gate Bridge gelangen.

Schließlich können Sie vielleicht jede Szene Ihres Traumes mit verschiedenen Ereignissen Ihres Lebens in Verbindung bringen und alles wie in einem Puzzle zusammensetzen. Manchmal kann Ihnen jedoch trotz sorgfältigster Deutung ein Aspekt entgehen, weil Sie aufgrund Ihres eingeschränkten Selbstbildes die in einer Botschaft enthaltene Möglichkeit nicht einmal in Betracht ziehen. Sehr selbstkritischen Menschen entgeht häufig das, was ich als »göttliche Botschaft« des Traumes bezeichne. Und es kann wirklich eine wunderbare Botschaft sein: Ein kurzer Ausblick auf Ihr Leben – wie es sein könnte. Es ist erstaunlich, wie das Unbewußte versucht, die Botschaft ins Bewußtsein dringen zu lassen, und es kann Ihnen sehr weiterhelfen, wenn Sie sie akzeptieren können. Was Sie auch über sich selbst denken mögen, Sie sollten versuchen, alle Möglichkeiten in Betracht zu ziehen, denn oft haben wir seltsame Vorstellungen über uns, die unser Potential begrenzen.

Wenn Sie viele Träume erforscht und intensiv an Ihren persönlichen Problemen gearbeitet haben, um Ihre Schwächen und Unzulänglichkeiten zu überwinden, werden Ihre Träume Sie vielleicht zu der Erkenntnis führen, daß Ihr Leben sich gar nicht von einem Traum unterscheidet. Wenn Sie Ihr Leben ändern wollen, können Sie es ändern. Das wird allerdings nicht ganz leicht sein, weil Ihr Verstand und Ihre intellektuellen Strategien, die Ihnen bis jetzt geholfen haben zu überleben, nicht so leicht aufgeben werden. Doch Klarträume können Ihnen die Botschaft schicken, es zu versuchen – jetzt – und nicht in ein oder zwei Jahren.

Wir können uns zu einem Punkt hin entwickeln, wo

bestimmte Träume für uns realer werden als unser Alltagsleben. Wir wissen, daß das Zubereiten unserer Mahlzeiten, das Sauberhalten und Aufräumen unserer Wohnung, unsere täglichen Sorgen und Beschäftigungen real sind – auf dieser Ebene der Realität. Doch wenn wir einen Traum haben wie der große Yogi Milarepa[1], in dem uns gezeigt wird, daß spirituelle Befreiung innerhalb einer Lebensspanne möglich ist, so ist das eine sehr seltene, kostbare Erfahrung, die auf einer ganz anderen Realitätsebene angesiedelt ist und viel größeren Wert hat.

Während Sie mit den verschiedenen Ebenen eines Traumes arbeiten, wird Ihnen vielleicht klar, daß Sie, der Träumer, es besser wissen, als Sie, der Tagträumer. Letzterer mag noch in seine weltlichen Angelegenheiten verstrickt sein, während der Träumer sich schon fragt: »Was soll's?« Er ist vielleicht schon auf dem Weg ins Licht.

16. Eine erweiterte Methode

Wo ist Gott? *Warum glauben Sie, daß es einen Gott gibt? Woher wissen Sie das? Wo wohnt dieser Gott? Woher wissen Sie, wenn Sie beten, daß Ihre Gebete Gott erreichen? Kann Gott zuhören? Und weshalb sollte er zuhören? Sind Sie so wichtig, daß Gott aufmerksam wird? Und wie gelangt Ihr Gebet zu Gott? Wie erkennen Sie Ihren Meister? Ist es eine Frage der Zeit? Hängt es davon ab, wie lange Sie beten? Wie lange brauchen Sie, bis Sie Gott gefunden haben? Wie lange, um Ihren Meister zu finden?*

Unzählige Fragen prasselten bei meinem tibetischen Guru auf mich nieder. Er wählte vier Schlüsselworte, wie *Gott, Guru, Gebet* und *Zeit*, und warf sie mir in Form von

Fragen ununterbrochen an den Kopf.[1] Diese Methode zerstörte viele meiner tiefverwurzelten Überzeugungen und befreite mich von Vorstellungen, die ich einfach von anderen übernommen hatte. Wir bauen uns aus unserer kulturellen und sozialen Konditionierung, aus falschen Überzeugungen und Mißverständnissen unser eigenes geistiges Gefängnis. Diese Art der Befragung beschleunigt unsere Bewußtseinsentwicklung, indem sie die Vorstellungen und Konzepte, die uns gefangenhalten, über den Haufen wirft.

Wenn Sie mit der Technik der Traumdeutung, wie sie im Kapitel »Die Methode« beschrieben ist, gut vertraut sind, können Sie zu einer fortgeschritteneren Methode übergehen, bei der die Technik der schnellen Selbstbefragung angewendet wird. Sie hilft Ihnen, tiefer in die Bedeutung verschiedener Begriffe oder Wortkombinationen einzudringen. So können Sie allmählich die auf Ihrer frühen Konditionierung beruhenden falschen Überzeugungen und festverwurzelten Glaubenssätze und Vorstellungen aufbrechen.

Ich habe festgestellt, daß viele Leute bei der Arbeit mit ihren Traumsymbolen oft eine ganze Reihe von Assoziationsketten niederschreiben. Um diese im westlichen Denken verwurzelte Angewohnheit – Schlüsse zu ziehen, ohne genauer nachzuforschen – zu durchbrechen, gilt bei diesem Ansatz die Regel, jedes Wort auf der Liste der Assoziationen als Schlüsselwort zu behandeln und es in Bezug zu jeder anderen Assoziation mit Hilfe eines solchen Fragenbombardements zu untersuchen.

Diese Methode ist sehr gut geeignet, Sie in die Tiefe zu führen und mit etwas in Ihrem Innern zu verbinden –

letztendlich mit dem Göttlichen. Es ist vorteilhaft, die Fragen auf Band aufzunehmen, weil schreiben länger dauert und Ihre Gedanken ja spontan fließen sollen. Diese Spontaneität kann Ihnen sehr gut weiterhelfen.
Die Methode, die ich Ihnen hier für Ihre Traumarbeit vorschlage, ist nicht ganz so dramatisch, wie die des tibetischen Gurus. Bei der Arbeit mit Ihren Träumen benutzen Sie zumindest Ihre eigenen Worte, die Sie ja bereits zu Papier gebracht haben. Sie sind Ihnen vertraut und deshalb eine gute Ausgangsbasis für diese Arbeit.
Ich will Ihnen anhand eines Beispiels zeigen, wie diese Methode funktioniert. Die Traumbeschreibung einer Person begann mit den Worten: *»Ich wohne an einem Ort, der der Old-Farm-Kommune ähnelt.«* Der Betreffende wählte *»Ich wohne«* als ersten Schlüsselsatz und erstellte die folgende Liste von Assoziationen:

Ich wohne
lebendig, wach, akzeptiert, ein Teil von, aktiv, Sinn finden, arbeiten, erforschen, geben, dienen, fühlen, handeln, offen, liebevoll, verbinden

Das ist eine recht eindrucksvolle Aufzählung von Worten. Wenn der Träumer zu einer tieferen Schicht seines Wesens vordringen will, kann er nun jedes einzelne assoziierte Wort, wie in den folgenden Beispielen gezeigt, in eine Frage kleiden und sich selbst mit diesen Fragen »bombardieren«.
Ich schlage vor, daß Sie die folgenden Fragen nicht nur lesen, sondern die Technik wirklich ausprobieren, indem Sie sich die Fragen laut stellen. Vielleicht hilft es

Ihnen, wenn jemand anders Ihnen die Fragen stellt oder Sie sie auf Kassette aufnehmen. Antworten Sie rasch und spontan, damit die Erfahrung zu einer echten Herausforderung wird.

Lebendig

Was meine ich wirklich, wenn ich sage, daß ich *lebendig* bin?
Wo bin ich *lebendig?*
Was erhält mich *lebendig?*
Was hält meinen Wunsch zu leben in mir *lebendig?*
Wie fühle ich mich, wenn ich spüre, daß ich wirklich *lebendig* bin?
In welchem Zustand befinde ich mich, wenn ich mich nicht *lebendig* fühle und denke, daß ich *lebendig* werden sollte, damit nicht nur mein physischer Körper lebt?
Doch was ist es, das mich *lebendig* erhält und mich *lebendig* macht?

Wach

Ich bin *wach.* Wann bin ich nicht *wach?* Sollte ich *wach* sein?
Sollte ich stets *wach* sein?
Wie hängt die Vorstellung, *wach* zu sein, mit meiner Lebendigkeit oder meinem *Lebendigsein* zusammen?
Kann ich *lebendig* sein, ohne *wach* zu sein?
Bedeutet das, daß ich wirklich *lebendig* bin, wenn ich *wach* bin?

Akzeptiert

Wie wichtig ist es, von allen *akzeptiert* zu werden?
Wer sind diese außergewöhnlichen Leute, von denen ich *akzeptiert* werden möchte?
Wie kann ich wissen, daß ich vom Göttlichen *akzeptiert* werde?
Wann *akzeptiere* ich selbst wirklich etwas?
Wann *akzeptiere* ich etwas nur mit dem Verstand, weil es meinen Zwecken dient?
Weiß ich, wenn ich wirklich *lebendig* bin, wann *Akzeptanz* nützlich, ja sogar wichtig ist?
Werde ich, wenn ich *wach* und bewußt genug bin, unterscheiden, wann es mir wichtig ist, *akzeptiert* zu werden, und wann es wirklich keine Rolle spielt?
In welchem Maße werde ich mir selbst untreu, um *akzeptiert* zu werden?
Welche fest verwurzelten Überzeugungen halten mich davon ab, andere zu *akzeptieren?*

Ein Teil von

Ich *lebe* also, doch bin ich auch *Teil von* etwas – der Welt, eines Landes, einer Stadt, eines Arbeitsplatzes?
Bringt mich die Erkenntnis, *Teil von* etwas zu sein, zu der Überzeugung, daß ich *akzeptiert* bin, daß ich wirklich *lebendig* bin?
Kann ich *Teil von* etwas sein, ohne *wach* oder bewußt zu sein?
Was hindert mich daran, mich als *Teil von* etwas wahrzunehmen?
Was löst in mir den Wunsch aus, *Teil von* etwas zu sein?
Wie wichtig ist diese Aussicht für mich?

Aktiv

Was meine ich damit?

Bedeutet die Tatsache, daß ich *lebe*, auch, daß ich *aktiv* bin?

Welche über die alltäglichen Dinge wie essen, trinken, schlafen und arbeiten hinausgehenden *Aktivitäten* verfolge ich?

Welche *Aktivitäten* entfalte ich, wenn ich *Teil von* etwas bin?

Bin ich *aktiv*, weil ich *akzeptiert* werden möchte?

Bin ich *aktiv*, weil es mich *wach*, bewußt und *lebendig* erhält?

Sinn finden

Ich *lebe*, ich *finde Sinn.*

Wie *finde* ich *Sinn?*

Ist dieser *Sinn* nur für mich *sinnvoll* oder auch für andere?

Steht dieser *Sinn* in Beziehung zum *Sinn des Lebens?*

Finde ich *Sinn* in *Aktivitäten* oder darin, *Teil des* Lebens zu sein, darin, *akzeptiert* zu werden, oder durch Bewußtheit?

Finde ich einen Sinn, wenn ich mich wirklich *lebendig* fühle?

Arbeiten

Ich *lebe* bedeutet auch, daß ich *arbeite.*

Was ist der Unterschied zwischen *Aktivität, arbeiten* und am Leben *teilhaben?*

Welche Art von *Arbeit* meine ich?

Für den Lebensunterhalt *arbeiten?*

An einer Beziehung *arbeiten?*
An mir selbst *arbeiten?*
Ist es notwendig zu *arbeiten*, um einen *Sinn zu finden?*
Sind *Arbeit* und *Aktivität* identisch, oder stehen sie in Beziehung zueinander?
Werde ich *Teil von* etwas anderem, wenn ich *arbeite?*
Werde ich garantiert *akzeptiert*, wenn ich *arbeite?*
Und *akzeptiere* ich automatisch andere, die *arbeiten?*
Kann ich *arbeiten* und gleichzeitig als Schlafwandler durchs Leben gehen?
Und wenn ja, warum? Oder warum nicht?
Welche Vorteile bringt es, wenn ich *arbeite?*
Wo entgehen mir die Vorteile der *Arbeit?*
Arbeite ich für meinen persönlichen Erfolg oder um einen *Sinn zu finden?*
Arbeite ich, um *akzeptiert* zu werden?

Erforschen

Muß ich *lebendig* sein, um *forschen* zu können?
Was *erforsche* ich?
Was reizt mich daran, etwas zu *erforschen?*
Was hoffe ich, bei meinen *Forschungen* zu entdecken oder zu gewinnen?
Forsche ich, indem ich *arbeite?*
Oder *finde* ich *einen Sinn*, indem ich *forsche?*
Oder ist es einfach nur eine weitere *Aktivität?*
Würde ich gerne an einem *Forschungsprojekt teilhaben?*
Fühle ich mich eher *akzeptiert*, wenn ich *forsche?*
Bin ich auch ganz *wach*, wenn ich *forsche?*
Weiß ich dann, daß ich *lebendig* bin?

Geben

Ich *lebe*, ich *gebe.*
Was *gebe* ich – emotional, geistig, finanziell, intellektuell?
Warum *gebe* ich überhaupt etwas?
Damit ich weiß, daß ich *lebendig* oder *wach* bin?
Oder *gebe* ich, weil ich *akzeptiert* werden möchte?
Und was *gebe* ich dafür, *akzeptiert* zu werden?
Ist *Geben Teil* einer bestimmten *Aktivität?*
Finde ich Sinn durch *Geben?*
Gebe ich ohne Hintergedanken oder mit einem ganz bestimmten Ziel?
Gebe ich lieber etwas von mir selbst, oder *gebe* ich lieber Geld?
Wenn ich nicht am Geld hänge, kann ich Geld *geben.*
Wenn ich am Geld hänge, will ich vielleicht kein Geld *geben;* ich werde etwas anderes tun.
Welchen Unterschied macht das beim *Geben?*
Kann man beides *geben* nennen?

Dienen

Ich *lebe*, ich *diene.*
Wem oder was *diene* ich?
Meiner Frau, meinem Mann, meinen Kindern, meinen Eltern, meinen Freunden, meinem Arbeitgeber oder meinen Angestellten?
Sind *dienen* und *geben* das gleiche?
Diene ich, um Wege in mein eigenes Selbst zu *erforschen?*
Kann ich die Früchte meiner Arbeit, ganz gleich worum es sich dabei handelt, *hingeben*, um anderen zu *dienen?*

Kann ich mich einem höheren Zweck *hingeben*, um einen *Sinn zu finden?*
Werde ich durch *Dienen* einen *Sinn im Leben finden?*
Drückt *Dienen* sich durch *Aktivität* aus?
Bin ich, wenn ich *diene, Teil von* etwas?
Fühle ich mich wirklich *akzeptiert, wach* und *lebendig*, wenn ich *diene?*

Fühlen
Ich *lebe*, ich *fühle.*
Ich kann ein ganzes Spektrum von Emotionen *fühlen* – Freude, Wut, Gleichgültigkeit, Liebe, Haß.
All diese Emotionen drücke ich auch anderen gegenüber aus. Wie stark wird mein Leben durch meine *Gefühle* bestimmt, anstatt durch Bewußtheit, *Sinnsuche, Arbeit, Forschen, Geben* und *Dienen?*
Wann beziehe ich die größte Befriedigung aus meinen *Gefühlen?*

Handeln
Ich *lebe*, weil ich *handle.* Stehen *handeln* und *fühlen* in Beziehung zueinander?
Stehen *handeln* und *dienen* in Beziehung zueinander?
Finde ich Sinn im *Geben, Forschen, Arbeiten?*
Ist *Handeln* eine Form des *Dienens* und *Gebens*, eine Form des *Forschens?*
Sind *aktiv* sein und *handeln das* gleiche?
Worin liegt der Unterschied?
Handeln als Teil einer Gruppe – eines *Arbeitsteams*, eines Familienverbandes, einer Gruppe von Freunden.
Falsch *handeln*, richtig *handeln* – hat das Einfluß auf mein *Akzeptiertwerden?*

Und wie kann ich zwischen beiden unterscheiden?

Offen

Ich *lebe*, weil ich *offen* bin.
Bin ich das?
Ich muß die Auswirkungen meines *Handelns* auf andere (und meines Umgangs mit anderen) sowie meine *Handlungsimpulse* betrachten, um herauszufinden, ob ich *offen* bin.
Kann man im *Handeln* oder *Fühlen offen* sein?
Kann ich im *Dienen* und *Geben offen* sein?
Wie *offen* bin ich beim *Forschen* und *Arbeiten?*
Finde ich eher einen *Sinn*, wenn ich *offen* bin, als wenn ich *aktiv* bin?
Kann ich *Teil* einer Gruppe *offener* Menschen sein, oder fühle ich mich durch ihre *Offenheit* bedroht?
Wie *offen fühle* ich mich im täglichen Leben?
Und was wäre das Gegenteil davon?
Verschlossenheit?

Liebevoll

Kann ich *liebevoll* und *offen* sein?
Oder ist es mir peinlich, *offen* und ehrlich zu *handeln* oder meine *Gefühle offen* zu zeigen?
Fühle ich mich *liebevoll* und *gebend?*
Was würde es bedeuten, bei meinen *Forschungen liebevoll* vorzugehen?
Kann *Arbeit* auch ein Ausdruck von *Liebe* sein?
Ist *Liebe* eine Möglichkeit, *Sinn zu finden?*
Steht *Liebe* hinter meinen *Handlungen*?
Werde ich mehr *akzeptiert*, wenn ich *liebevoll* bin?

Hilft es mir, bewußter zu sein?
Bin ich wirklich *lebendig*, wenn ich *liebevoll* bin?

Verbinden

Was bedeutet es, *verbunden* zu sein?
Weshalb brauche ich ein Gefühl der *Verbundenheit?*
Was gewinne ich durch *Verbundenheit?*
Bin ich *liebevoller*, wenn ich mich *verbunden* fühle?
Bin ich dann auch *offener?*
Handle ich anders?
Zeige ich dann meine *Gefühle?*
Verbindet mich das *Dienen* mit anderen?
Auf welche Weise würde *Geben* mich noch mehr mit anderen *verbinden?*
Verbinden und *forschen* – wohin würde mich das führen?
Zur Entdeckung der Vergangenheit, der Zukunft, der Gegenwart, des »Jetzt«, dieses Augenblicks?
Fühle ich mich durch meine *Arbeit verbunden?*
Finde ich einen Sinn, wenn ich mich mit etwas *verbinde?*
Bedeutet *sich verbinden aktiv* sein, oder ist es Teil einer bestimmten *Aktivität?*
Kann ich sicher sein, daß ich *akzeptiert* werde, wenn ich *verbunden* bin?
Muß ich *verbunden* sein, damit ich *akzeptiert* werde?
Muß ich *wach*, bewußt sein, um *verbunden* zu sein?
Löst der Zustand der *Verbundenheit* in mir ein Gefühl der *Lebendigkeit* aus?

Wie Sie sehen, wird jedes auf der Liste der Assoziationen stehende Wort mit Hilfe von Fragen auf seinen Bezug zu jedem anderen Wort auf der Liste untersucht. Das gleiche geschieht dann mit dem nächsten Schlüsselwort – *Ort: Standort, Szenario, Haus, Szene, mein eigener Platz, Standort, magischer Ort.* Jedes einzelne Wort wird in Verbindung mit den anderen erforscht. Um eine weitere »Verbindung« zu schaffen, kann man die zweite Liste mit der ersten kombinieren, doch ist es ratsam, zuerst separat mit ihnen zu arbeiten.

Wenn Sie sich das Göttliche als einen riesigen Ozean vorstellen, können Sie durch diese Methode die Essenz in einem Tropfen finden. Der Zeitpunkt, diese Technik anzuwenden, ist gekommen, wenn Sie bereits seit längerem mit Ihren Träumen arbeiten und bereit sind, Ihre Wahrnehmungsfähigkeit zu erhöhen, also den Wunsch nach Bewußtseinserweiterung verspüren.

Das ist der nächste Schritt.

Mit diescr Methode können Sie auch Ihre Gedanken über die verschiedenen Aspekte des Göttlichen untersuchen. Was meine ich beispielsweise, wenn ich *Shiva* sage? Was, wenn ich von *Krishna, Buddha, Jesus,* der *Jungfrau Maria*, von *Saraswati, Radha* oder *Kali* spreche, und in welcher Beziehung stehen diese Gottesaspekte zueinander? Vielleicht beginnen Sie dann zu verstehen, daß all diese Kräfte in gewissem Maße auch in Ihnen selbst existieren.

Mein Ziel war es, Mittel und Wege zu finden, die es anderen Menschen ermöglichen, diese Arbeit selbst zu tun. Doch diese Werkzeuge müssen benutzt und verfeinert werden, damit sich Ergebnisse einstellen.

II
Bewusstsein, Illusion und Wachträume

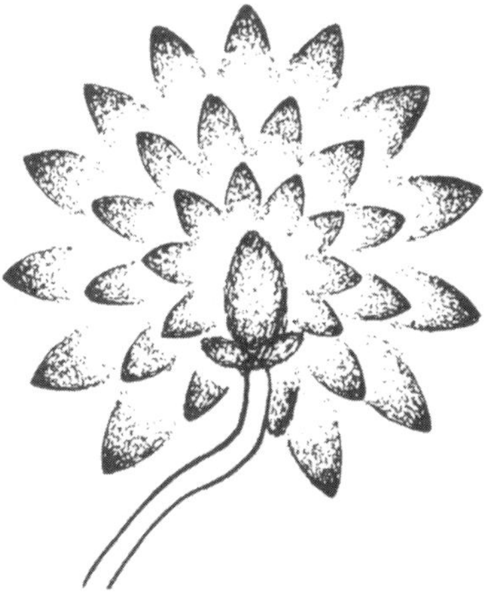

17. Bewußtsein und Träume

Weshalb müssen wir uns, um Träume erforschen zu können, mit unserem Geist beschäftigen? Fragen Sie sich einmal, wo der Traum entsteht. Werden unsere Träume durch die Aktivität unseres Geistes hervorgebracht? Der Geist kann von Emotionen getrieben sein, doch Träume sind nicht das Produkt unserer Emotionen. Wie ein Traum sich darstellt, hängt von unserer geistigen Verfassung ab, so wie unsere Traumdeutungen von unserem geistigen Entwicklungsstand abhängen. Ihr mentaler und emotionaler Zustand bestimmt, was Sie tun und wie Sie es tun. Deshalb ist es sehr wichtig, daß Sie sich bewußtmachen, was in Ihrem Geist vor sich geht.

Meistens gehen wir wie Schlafwandler durchs Leben oder sind wie junge Welpen, deren Augen sich gerade zu öffnen beginnen. Wir müssen uns unserem eigenen Geist sehr vorsichtig nähern, damit wir durch das plötzliche Erkennen seines ungeheuren Potentials nicht erschreckt oder überwältigt werden und diesen Kräften nicht hilflos gegenüberstehen. Wir müssen herausfinden, wie der Geist funktioniert, was wir von ihm erwarten können und wie wir unsere geistigen Kräfte steigern können. Beim Traum-Yoga wollen wir uns zu jeder Zeit in geistiger Bewußtheit üben – selbst wenn wir zu schlafen glauben.

Durch Träume können wir leichter Zugang zu unseren geistigen Prozessen finden als durch all unsere bewußten Bemühungen, denn bei letzteren ist der Geist ja das Instrument, das sich selbst erforscht, was die Sache schwieriger macht. In unseren Träumen manipulieren wir den Geist nicht bewußt, und die Botschaften können klarer zu uns durchdringen. Während wir träumen, ist jener Teil des Geistes abgeschaltet, der mit unserer Intuition konkurriert und ständig versucht, sie zunichte zu machen. Deshalb können Träume uns führen und auf unserem Entwicklungsweg weiterbringen.

Unser bewußtes Denken ist der Übersetzer, der uns die von einer höheren Bewußtseinsebene zufließenden Informationen entweder durchlassen oder blockieren kann. Tut er letzteres, machen wir furchtbare Fehler, für die wir manchmal zwanzig oder dreißig Jahre lang zahlen müssen – beispielsweise, wenn wir die falsche Person heiraten.

Der Geist ist sowohl Schöpfer als auch Übersetzer und Deuter. In den östlichen Lehren wird der Geist auch als sechster Sinn bezeichnet, weil er alles, was wir mit den anderen fünf Sinnen wahrnehmen, interpretiert. Er deutet Ereignisse, Emotionen, Gefühle. Doch wie tut er das? Er sammelt Eindrücke, speichert sie im Gedächtnis, um später darauf zurückzugreifen. Doch nehmen wir überhaupt richtig wahr? Erinnern wir uns genau? Unsere Erinnerungen sind normalerweise lückenhaft und unzuverlässig, weil sich die Sinne störend einmischen, besonders wenn sie sich nicht in harmonischem Gleichgewicht befinden.[1]

Wie lassen Sie Ihren »Übersetzer« arbeiten? Mit welcher Befugnis interpretiert der Verstand ein Ereignis oder einen Traum auf ganz bestimmte Art und Weise? Wie können Sie sicher sein, daß der Verstand, der Übersetzer, seine Arbeit korrekt tut? Von welchen Einflüssen oder Kriterien hängt die Interpretation ab?

Sie dürfen nicht vergessen, zu welcher mentalen Akrobatik der Verstand fähig ist, um Dinge zu manipulieren – wie er etwas konstruieren kann, um recht zu behalten, wie er von dem emotionalen Bedürfnis, wichtig, einzigartig, außergewöhnlich zu sein, getrieben werden kann. Wenn unser Geist nicht unterscheidungsfähig ist, kann er uns sehr in die Irre führen. Womit nähren Sie sich auf der emotionalen Ebene? Welche Nahrung bieten Sie Ihrem Geist an? Was setzen Sie ihm vor? Was lesen Sie? Im Wachzustand beschränken sich unsere geistigen Aktivitäten hauptsächlich auf unwesentliches Geplapper und unsere Phantasie. Füttern Sie Ihren Geist mit Dingen, die ihn wirklich nähren. Tun Sie das absichtlich und bewußt. Warten Sie nicht, bis das Göttliche Sie wachrüttelt. Es macht einen Unterschied, ob Sie durch eigene Entscheidung und eigenen Wunsch zur Bewußtheit gelangen oder ob sie Ihnen abgerungen werden muß. Wenn Sie Ihren Geist besser kennenlernen, beginnen Sie herauszufinden, wie Sie Ihre Konflikte, Probleme und Unsicherheiten durch Anhaftung und Unbewußtheit selbst kreieren. Wie kommt es zu solchen Fixierungen? Sinnliche Wahrnehmung läßt Verlangen entstehen, und wenn Verlangen erfüllt wird, entsteht Anhaftung. Manchmal geschieht das auch bereits während der Erfüllung eines Wunsches. Dieses Verhaftetsein bringt eine Mischung aus Leidenschaft, Wut, Enttäuschung und Illusion hervor – wobei sich diese Zustände gegenseitig bedingen und schließlich zu verzerrten Erinnerungen und dem Verlust des Unterscheidungsvermögens führen. Wenn Sie dieses selbstzerstörerische Muster klar sehen, erkennen Sie vielleicht, daß das kleine Selbst stets über sich selbst emporgehoben werden muß, um schließlich zum höheren Selbst zu werden.

Auch wenn eine gewisse Bereitschaft zum Verzicht, ein gewisses Maß an Losgelöstheit vorhanden ist, dürfen Sie nie die vielen anderen, verbleibenden Anhaftungen aus den Augen verlieren. Auch sie müssen abgetrennt werden. Andernfalls bleiben Sie immer ein Sklave Ihrer Abhängigkeiten. Dann kann niemand etwas für Sie tun. Wenn jemand Ihre Abhängigkeiten unterstützt, ist es, als würde er einem Alkoholiker ein Glas Wein anbieten. Könnten Sie jemandem dankbar sein, der Ihre Schwächen stärkt? Ein Drogenabhängiger, der Ihnen erklärt, weshalb er die Droge braucht und Sie zu überzeugen versucht, daß sie für ihn wirklich lebensnotwendig ist, wird Sie dennoch hassen, wenn Sie sie ihm geben, weil er im Innersten weiß, daß es nicht richtig ist. Denken Sie über Ihre Träume nach, damit Sie sich selbst klar sehen und erkennen, wie subtil Sie sich und andere manipulieren. Können Sie sich selbst manipulieren, um etwas Bestimmtes zu träumen? Mit Sicherheit. Können Sie einen unangenehmen Traum beenden? Ich glaube, viele von Ihnen haben das schon getan. Sie denken: »Oh, mein Gott, ich habe geträumt!« und schließlich wecken Sie sich selbst auf und denken: »Was für ein schrecklicher Traum!« Wer mischt sich da eigentlich ein und sagt: »Oh, ich glaube es ist besser, wenn ich mich jetzt aufwecke?« Was ist das für eine beobachtende Instanz, die sich so etwas vornehmen und entsprechend handeln kann?

In uns gibt es einen »Beobachter«, und wir müssen verstehen, was es damit auf sich hat. Dieser Beobachter ist keine separate Wesenheit, er ist ein Aspekt unseres Geistes, der uns hilft, bewußt zu werden. Was in uns sieht? Die Augen sehen, aber der Geist, der Verstand interpretiert. Wie können wir diese »sehende« Instanz in uns stärken? Indem wir unsere getönte Brille abnehmen und auch das anschauen, was wir nicht sehen wollen. Schließlich verschmelzen der Akt des Sehens, der Sehende und das Gesehene miteinander.

Der Beobachter unterscheidet sich von jenem Teil unseres Geistes, der zu seinem eigenen Vergnügen oder seiner Befriedigung alle möglichen Bilder fabriziert. Der Stoff, aus dem unsere Träume sind, entspringt teilweise diesem Bereich. Um die wirklich wichtigen Informationen von den unwesentlichen unterscheiden zu können, müssen wir wissen, aus welchem Bereich unseres Geistes das Traummaterial kommt, damit wir es richtig einordnen können. In der indischen Philosophie heißt der allmächtige Schöpfer *Brahma.* Er erschuf und kreierte, bis er gar nicht mehr wußte, was er tat. Ist Ihnen jemals in den Sinn gekommen, daß ein Teil unseres Geistes ohne Unterlaß Gedanken produziert, ganz gleich, was um uns herum tatsächlich geschieht? Gemäß der indischen Mythologie suchten schließlich alle anderen Götter gemeinsam Brahma auf und sagten zu ihm: »So kannst du nicht weitermachen.« Das ist der Augenblick, in dem die bewußte Wahrnehmung sich zu Wort meldet und sagt: »Welchen Sinn hat es, diesen endlosen Gedankenstrom zu produzieren?« In bewußten Augenblicken können wir beobachten, wie unser Geist einen Satz bildet und gleichzeitig bereits über ein zukünftiges Ereignis spekuliert. Der menschliche Geist ist listig, wenn wir uns weiterentwickeln wollen, müssen wir uns dessen bewußt sein.

In der Meditation soll der Geist zur Ruhe gebracht werden, was allerdings sehr selten gelingt. Man muß sich sehr lange im Beobachten des Geistes üben und viele psychische Probleme überwinden, bevor der Geist still werden kann.

Leben ist ständige Bewegung, und selbst wenn unsere bewußte Wahrnehmung während des Schlafes reduziert ist, ist unser Geist ständig in Bewegung. Winzige Stimuli oder Impulse, die wir gar nicht bemerken, rasen durch unser Gehirn, wie Züge durch einen Bahnhof. Die »Gedankenzüge« fahren sehr langsam hinaus. Der Geist ist ein wenig ruhiger geworden. So, wie sich unsere Augen beim Spaziergang im Dunkeln an die Umgebung anpassen und anfangen, Dinge zu erkennen, nehmen wir im

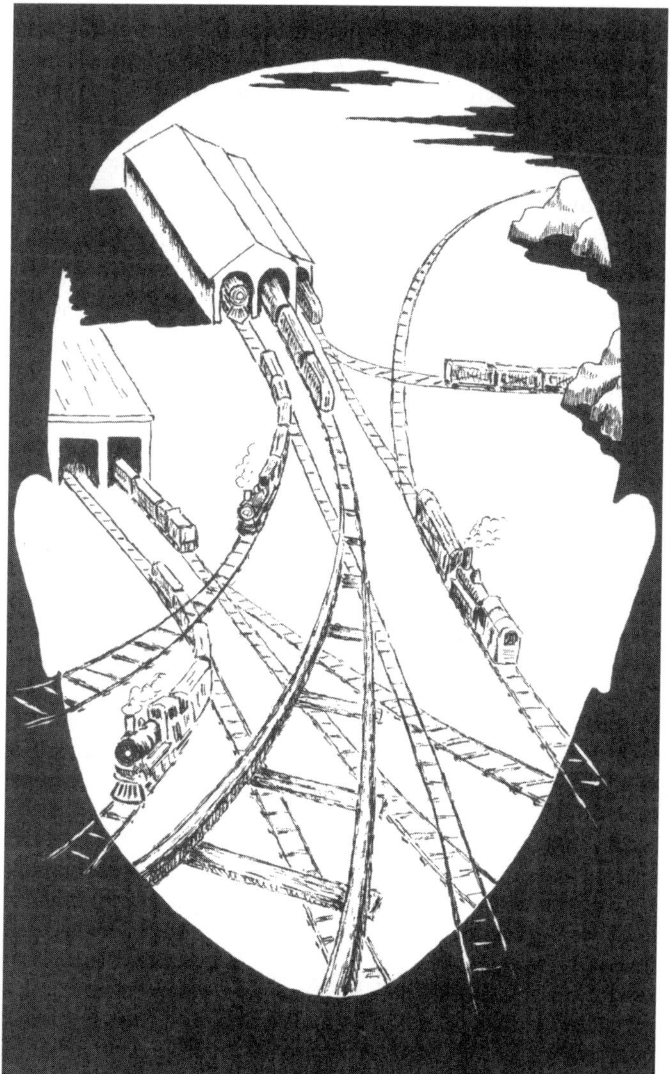

Traum Dinge wahr, die wir normalerweise nicht bemerken. Wenn ich Sie fragen würde, welches Muster der Fußboden in dem Raum hat, in dem Sie täglich arbeiten, würden Sie sich vielleicht nicht daran erinnern. Vielleicht wissen Sie nur noch, daß er hell ist. Doch wenn Sie sich in einem stockdunklen Raum befänden, in dem Sie die Wände mit Ihren Händen ertasten müßten und in den ein kleiner Lichtstrahl des Mondes oder eines vorbeifahrenden Autos hineinfiele, würden Sie alles ganz scharf wahrnehmen – dort ist eine Ecke, hier könnte eine Tür sein; und war dort drüben nicht ein Fenster? Sie werden sehr wach, Ihre Sinne werden außerordentlich geschärft.

Diese detaillierte Wahrnehmung setzt sich auch im Schlaf, in unseren Träumen, fort. Wenn soviel mentale Aktivität stattfindet, während ein Teil von uns schläft, könnte man sich fragen, was der Unterschied zum Wachzustand ist. Besteht da überhaupt ein Unterschied?

Wir glauben, in einem erleuchteten Zeitalter großartiger intellektueller und technischer Errungenschaften zu leben und sind doch nicht in der Lage, miteinander zu kommunizieren. Wir können technische Wunderwerke schaffen, und doch sind wir nicht fähig, unsere Meinungsverschiedenheiten friedlich beizulegen. Unser Mangel an geistiger und emotionaler Disziplin hat uns an einen Punkt gebracht, wo wir die ganze Welt zerstören könnten. Bereits vor Tausenden von Jahren sagten die *Rishis* (Seher): »Wir sehen den Niedergang der geistigen Kräfte des Menschen. Wir werden das Wissen der Zeitalter niederschreiben, damit es nicht verlorengeht.«

Die Rishis besaßen die Gabe der intuitiven Wahrnehmung. Ihre Macht war so groß, daß sie in indischen mythologischen Texten als »geistgeborene Söhne« bezeichnet wurden. In welchem Maße haben wir die Fähigkeit verloren, kraft unseres Geistes Realitäten zu erschaffen?

Schritt für Schritt müssen wir dorthin zurückfinden. Schritt für Schritt müssen wir die Kräfte des menschlichen Geistes wiederentdecken. Und wir können sie nur dann wirklich verstehen, wenn wir lernen, unsere Träume zu verstehen. Wenn ein König im Mittelalter die an ihn gerichteten Briefe selbst lesen wollte, mußte er lesen lernen. Es spielte keine Rolle, wie stark seine Armeen waren, die Schrift hatte dennoch Macht über ihn. Und wenn er sich diese Macht zu eigen machen wollte, mußte er sie erwerben. Auch Sie müssen, wenn Sie bestimmte geistige Kräfte erlangen wollen, etwas dafür tun.

Der menschliche Geist besitzt ein unglaubliches Potential, aber weil wir unsere geistigen Kräfte als selbstverständlich hinnehmen, erkennen wir dieses Potential nicht einmal. Erforschen Sie Ihren Geist: Ihre Fähigkeit zu denken, die für das Denken notwendige Energie, die Energie, mit deren Hilfe Gedanken in Sprache übersetzt werden; Ihre Urteilskraft, Ihre Fähigkeit zur Konzentration. Unser Erinnerungsvermögen ist vielleicht unsere großartigste geistige Gabe und diejenige, die wir am leichtesten verstehen können. Wo begannen unsere Probleme? Sind sie auf Ereignisse aus unserer Kindheit zurückzuführen? Solche Ereignisse haben sich tief und fest in unser Gedächtnis eingeprägt.

Frühe Kindheitstraumata – ein Unfall, der Tod eines geliebten Menschen – wirken sich auf unser späteres

Leben aus. Das ist in der Psychologie allgemein bekannt. Doch manche Traumata waren so flüchtig – vielleicht nur eine Bemerkung einer Autoritätsperson –, daß wir sie völlig vergessen haben. Und doch kann diese Bemerkung uns so getroffen haben, daß wir ihre Auswirkungen ein Leben lang zu spüren bekommen, bis wir sie zu ihrem Ursprung zurückverfolgen. Warum sollte eine einzige Bemerkung, die vielleicht nur ein paar Sekunden dauerte, in unserem Geist gespeichert bleiben? Weil sie uns auf der Gefühlsebene so stark traf.

Gemäß der östlichen Reinkarnationstheorie beschränken sich unsere Erinnerungen an frühere Leben auf diese emotional geladenen, in unserem Mental- und Emotionalkörper gespeicherten Ereignisse. Tauchen Sie in Ihr Unbewußtes ein. Schauen Sie, was es dort zu entdecken gibt. Viele Kunstgegenstände, die Jahrtausende unter der Erde verborgen lagen, werden erst jetzt ausgegraben. Wenn materielle Dinge so lange überdauern können, können es mentale ebenfalls. In unseren Träumen können diese Erinnerungen auf relativ undramatische Weise an die Oberfläche gelangen.

Traumarbeit erfordert ein gutes Erinnerungsvermögen. Wenn Sie sich täglich darin üben, Ereignisse zu reflektieren und sich ins Gedächtnis zu rufen, trainieren Sie sowohl Ihr Erinnerungsvermögen als auch Ihre Beobachtungsgabe. Wenn Sie Ihr Gedächtnis stärken wollen, müssen Sie Ihre Konzentrationsfähigkeit schulen, weil sonst die Gefahr besteht, daß die Erinnerungen sich mit anderen Gedanken vermischen. Sie können Ihr Gedächtnis trainieren, bis Sie bereit sind, sich daran zu erinnern, wann Sie Ihre Ideale verrieten oder halbherzig handel-

ten. Das allein kann schon ein interessantes Forschungsgebiet sein. Wenn Ihr Gedächtnis genügend geschult ist und Sie die Möglichkeit früherer Leben akzeptieren, kann es sein, daß diese Erinnerungen einfach auftauchen, weil Sie keine Angst mehr davor haben. Vielleicht denken Sie auch: »Ich bin froh, daß ich bewußt genug geworden bin, die Probleme, die ich in diesem Leben geschaffen habe, zu lösen. Doch was ist, wenn ich wieder auf die Erde komme? Ich muß achtsamer sein.«
Wir können die Welt über den Verstand begreifen, doch irgendwann können wir auch zu einer anderen Art von Wissen gelangen, einem Wissen, bei dem das Bewußtsein unabhängig vom Gehirn oder von körperlichen Prozessen funktioniert. Um auf diese Stufe zu gelangen, muß ein Mensch sich jedoch fast ausschließlich dem spirituellen Leben widmen. Zunächst ist es aber am wichtigsten, sich darum zu bemühen, ein liebevolles, warmherziges menschliches Wesen zu werden. Man sollte nicht versuchen, den Berggipfel zu erklimmen, bevor man wirklich den Ruf dazu erhalten hat. Und dann tut man es einfach.

Übungen und Reflexionen

1.
Den Geist beobachten: Beobachten Sie zehn Minuten lang, was in Ihrem Geist vor sich geht, und nehmen Sie sich dann weitere zehn Minuten Zeit, um Ihre Beobachtungen niederzuschreiben. Führen Sie diese Übung im Laufe der kommenden Woche täglich eine Stunde

lang durch. Lesen Sie Ihre Aufzeichnungen zum Schluß noch einmal sorgfältig, damit Sie die Hindernisse und Probleme, die Ihre Energie absorbieren, ausfindig machen können. Mit Hilfe verschiedenfarbiger Markierstifte können Sie einen Farbcode für Ihre Gedanken entwickeln, indem Sie jeder Kategorie von Gedanken – positiven, negativen, Gedanken der Wut, Eifersucht, Minderwertigkeit usw. – eine andere Farbe geben. Schauen Sie, welche Gedanken sich wiederholen. So können Sie herausfinden, was Sie aus Ihrem »Programm« löschen müssen. Diese Art der Gedankenbeobachtung hilft Ihnen auch zu verstehen, wie Ihr Geist funktioniert.

2.
Welche Eigenschaften besitzt der Geist? Erstellen Sie eine Liste in der Ihnen sinnvoll erscheinenden Reihenfolge.

3.
Welche Kräfte wohnen dem Geist inne? Listen Sie sie auf. Welche geistigen Kräfte würden Sie gerne weiterentwickeln?

4.
Schauen Sie Ihre Traumaufzeichnungen durch. In welchen Träumen sind Sie der Beobachter? Beobachten Sie bewußt oder weil Sie Angst haben zu handeln?

5.
Schreiben Sie Ihre Gedanken zu folgenden Fragen nieder: Wie denken Sie?
Wissen Sie, wie Sie denken?
Wissen Sie, woher Ihre Gedanken kommen, wenn Sie träumen?
Wissen Sie, woher Ihre Gedanken kommen, wenn Sie wach sind?
Wann ist Ihr Geist bewußt?
Wie wird er bewußt?
Welche Instanz in Ihnen denkt?
Nehmen Sie die beim Denken eingesetzte Energie bewußt wahr?
Was geschieht, wenn diese Energie genutzt wird?
Zu welchen Ergebnissen führen Ihre Gedanken?

6.
Achten Sie auf Ihre innere Unruhe, und nehmen Sie wahr, wie die Unruhe anderer Menschen Sie beeinflußt. Als ich Swami Sivananda vor vielen Jahren zum erstenmal begegnete, forderte er mich auf, »nach Indien heimzukommen« – jedoch nicht, bevor ich fünf Stunden lang still sitzen könne. Diese Übung war für mich eine große Herausforderung, doch sie bescherte mir einige unglaubliche Erfahrungen. Wir alle sind innerlich so ruhelos, daß wir diese Anstrengung auf uns nehmen sollten.[2] Versuchen Sie herauszufinden, wie lange Sie vollkommen still sitzen können. Unser Bedürfnis nach ständiger Bestätigung und Rückversicherung entspringt ebenfalls dieser Ruhelosigkeit, denn in unserer Wegwerfgesellschaft besteht stets die Nach-

frage nach etwas Neuem. Ganz gleich, was das Göttliche auch für uns tut, es ist nie genug: »Oh, das war gestern. Was wirst du mir heute geben? Und auf was kann ich mich morgen freuen?« Jeder von uns muß für sich selbst die feineren Ebenen in seinem Leben erkennen und seine Dankbarkeit für die ihm zuteil gewordene Hilfe ausdrücken. Weshalb sollte Ihnen weiterhin geholfen werden, wenn Sie keinerlei Dankbarkeit verspüren?

18.
Bewußte Einflüsse

Wenn Sie herausfinden wollen, wie Ihr Geist funktioniert und auf welche Weise das bewußte Denken die Informationsübermittlung aus dem Unbewußten stört, sollten Sie beobachten, was geschieht, wenn Sie aus dem Schlaf erwachen. Ist das bewußte Denken in der Lage, die aus dem Unbewußten aufsteigenden Botschaften klar zu empfangen und weiterzugeben? Und falls nicht – warum nicht? Welche Wechselwirkung besteht zwischen den mentalen Aktivitäten? Welche Verschleierungstaktik wenden Sie an, um die Botschaften zu blockieren? Was hält Sie davon ab, diese Botschaften so eindeutig, wie sie gegeben wurden, anzunehmen?
Es ist wichtig, daß wir unsere Träume genau erinnern. Wenn Ihnen das nicht möglich ist, sollten Sie die Gründe dafür untersuchen. Ist es einfach Nachlässigkeit oder mangelnde Aufmerksamkeit? Oder wollen Sie manch-

mal die Botschaft eines Traumes einfach nicht sehen? Vielleicht kommt es auch manchmal vor, daß Sie nach dem Aufwachen einen Traum vorschnell interpretieren, weil Sie befürchten, in diesem Traum nicht sonderlich gut dazustehen. Beim Niederschreiben des Traumes nehmen Sie dann kleine »Korrekturen« vor, schreiben beispielsweise nicht »Ich *rannte weg«*, sondern »Ich *entfernte mich«*, weil es besser klingt. Sie wissen, daß Sie sich später, bei der ausführlichen Deutung, anschauen müssen, wovor Sie wegrennen, und Sie würden sich selbst lieber nicht als einen Menschen betrachten, der vor irgend etwas wegrennt. Weshalb aber sollte Ihr Unbewußtes sich die Mühe machen, Ihnen die Botschaft zu übermitteln, wenn Sie sie bewußt manipulieren?

Mit anderen Worten, weil Sie den Traum auf eine bestimmte Weise interpretieren wollen, verdrehen Sie die Einzelheiten ein wenig und erhalten so nicht die wahre Botschaft. Das geschieht häufig, wenn im Traum Gewalt angewendet wird und wir beispielsweise jemanden umbringen. Doch solange Sie nicht herausfinden, was Sie töten wollen, können Sie den Traum nicht beurteilen. Der oder die im Traum Getötete kann eine bestimmte Eigenschaft symbolisieren, die in der Tat »zerstört« werden sollte. So ist es beispielsweise ganz in Ordnung, jenes Monster zu töten, das im Traum ein unschuldiges Kind angreift oder wahllos Essen in sich hineinschlingt und das Ihre Gier symbolisiert. Sie sollten die Traumbotschaft niemals verändern (»Ich beabsichtigte, ihn zu töten« oder »Ich hätte ihn töten können«), weil Sie fürchten, andere könnten schlecht von Ihnen denken. Machen Sie sich nicht davon abhängig, was andere den-

ken. Und außerdem müssen Sie Ihre Traumaufzeichnungen ja niemandem zeigen.
Wenn Sie sich mit der Traumbotschaft nicht konfrontieren können, unterwerfen Sie sich lediglich Ihrem Ego, das meint, um sein Überleben kämpfen zu müssen. Ich betrachte diesen Überlebensdrang als Versuch, vor den eigenen Augen bestehen zu können. Es gibt einen physischen Überlebenswillen, aber auch das Bedürfnis, vor den Augen anderer, beispielsweise den Augen unserer Vorgesetzten, Kollegen, Freunde und Familienmitglieder – den eigenen Eltern und Kindern – zu bestehen. Und es gibt noch eine andere Art von Überlebenstrieb – das Bedürfnis, vor sich selbst zu bestehen, das persönliche Gefühl von Würde aufrechtzuerhalten. Das Eingestehen unserer negativsten Eigenschaften wäre für uns zu schmerzlich und quälend. Doch wenn wir den Drang oder zumindest die Versuchung verspüren, uns auf Kosten der Wahrheit besser darzustellen, sollten wir uns fragen: »Vor wessen Augen will ich bestehen?« Was, wenn es die Augen des Ego sind, jenes Teils von uns, der viele unserer Entscheidungen trifft? Was, wenn es die Augen jener Persönlichkeitsanteile sind, die mit anderen Anteilen unseres Selbst in gnadenlosem Konkurrenzkampf stehen?
Denken Sie einmal darüber nach. Was bringt es Ihnen, vor den Augen Ihres Ego zu bestehen? Ist es nicht wichtiger, vor den Augen des Göttlichen im eigenen Innern bestehen zu können? Wollen Sie die Botschaft, die Ihnen als Hilfe geschickt wird, zurückweisen, weil sie Ihnen nicht angenehm erscheint? Der Traum kann trotz einer unangenehmen, schmerzhaften oder beäng-

stigenden Botschaft neutral sein. Ja er kann, richtig verstanden, sogar ein Segen sein. Wenn Sie die richtige Einstellung haben, kommen Sie vielleicht zwangsläufig zu der Frage: »Was muß ich tun?« Vielleicht empfinden Sie das, worauf der Traum Sie hinweist, als häßlich – wie aber sollten Sie es erkennen, wenn der Traum es nicht beleuchten würde? Wenn Sie bewußt genug sind, können Sie sich entschließen, das Häßliche auszumerzen. Doch wenn Sie es nie sehen, wird es fortbestehen, und auch andere werden es sehen.

Wenn Sie sich wünschen, in Ihren Träumen besser dazustehen, sollten Sie sich sagen: »Ich will nicht nur besser dastehen, ich will besser *sein.* Deshalb will ich alle meine Träume aufmerksam betrachten und auf ihre Botschaften hören, weil sie mir zeigen, wie ich mich weiterentwickeln kann.«

Wenn Sie nicht von den Urteilen und der Kritik anderer abhängig sein wollen, können Sie statt dessen auf Ihre Träume hören und Ihrem eigenen Unbewußten vertrauen. Doch dann müssen Sie den Mut haben, auch die »negativen« Träume anzunehmen. Vielleicht müssen Sie sogar im Gebet um diesen Mut und um kurze, klare Träume bitten, damit der Verstand die Botschaft nicht mißdeuten kann.

Der folgende Traum war für mich nicht angenehm, und dennoch empfand ich ihn als Segen:

Du hast die Wahl

Eine Stimme sagte: »Du brauchst dir über nichts Sorgen zu machen – außer über eine Sache. Und wenn du die gemeistert hast, wirst du das erreichen, was du dir so sehr wünschst: die Einheit mit Gott.«
Ich fragte, was diese eine Sache sei.
Die gleiche Stimme antwortete: »Paß auf, jetzt kommt es.«
Ich erbrach eine ekelhafte Masse und versuchte, sie so schnell wie möglich auszuspucken.
Daraufhin sagte die Stimme: »Du sollst nichts sagen, was andere verletzen kann. Deine alte Konditionierung bringt dich dazu, aber du sollst sie nun durch einen tieferen Glauben ersetzen. Wenn du darauf hörst, brauchst du dich vor nichts und niemanden zu fürchten. Du kannst durch Sanftheit oder durch Druck lernen. Du hast die Wahl.«

Ich träumte diesen Traum in der Anfangszeit meiner spirituellen Arbeit, einer Zeit, in der ich soviel Kritik ausgesetzt war, daß ich schließlich aus Selbstschutz zurückzuschlagen begann, anstatt die Dinge in mir selbst zu verarbeiten. Daß mir dieses Problem durch den Traum vor Augen geführt wurde, war ein Segen – den man ergründen muß. Mir wurde gezeigt, woran ich zu arbeiten hatte. Der Traum führte mich nach Indien zu meinem Guru zurück, der einst zu mir gesagt hatte: »Du mußt lernen, ungerechte Kritik entgegenzunehmen und sie an dir vorüberziehen zu lassen, ohne dich zu verteidigen und ohne die andere Person zu kritisieren.«

Träume mit unerwünschten oder unangenehmen Inhalten können die erhebendsten von allen sein. Sie zeigen uns, daß wir tatsächlich keine Angst mehr davor haben, uns selbst ehrlich zu betrachten. Es kommt eine Zeit in unserem Leben, wo wir entscheiden müssen, ob wir mit einem Dutzend Lügen und Illusionen im Himmel leben wollen, der ebenfalls eine unserer Illusionen sein könnte, oder ob wir lieber mit der nackten Wahrheit leben, selbst wenn das bedeuten würde, in der Hölle zu sein. Wenn Sie diese Entscheidung einmal getroffen haben, müssen Sie weder vor den Augen anderer, noch vor den Augen Ihres eigenen Ego bestehen.

Wenn Sie mit Ihrer Seele in Kontakt kommen wollen, müssen Sie verstehen, weshalb das bewußte Denken diese Bemühungen ständig sabotiert. Wenn Sie bewußter werden, Ihr Bewußtsein sich also erweitert, beginnt der Verstand, kindische (nicht kindhafte, sondern tatsächlich kindische) Spielchen zu spielen. Er kann es nicht ertragen, durch die Präsenz eines höheren Bewußtseins ständig eingeschränkt zu werden. Für das höhere Selbst gestaltet sich der Versuch, mit dem normalen Wachbewußtsein zu kommunizieren, ebenfalls sehr schwierig. Es ist etwa so, als würde Einstein versuchen, einem Fünfjährigen die Prinzipien der Nuklearphysik zu erläutern. Das ist unmöglich. Das unwissende Ego weiß einfach nicht, wie es damit umgehen soll, und fängt an, sich sehr seltsam zu benehmen. Wie jemand, der durch Lachen oder eine andere unangemessene Reaktion versucht, eine traumatische Erfahrung abzuschütteln. Versuchen Sie das aber nicht zu voreilig, wenn es darum geht, Ihrem höheren Selbst zuzuhören. Schauen

Sie sich zuerst einmal genau an, welche Erfahrung das Unbewußte Ihnen vermitteln will.
Das Ego wird möglicherweise tief in die Trickkiste greifen. Wenn Sie ernsthaft versuchen, es aus Ihren Träumen zu verbannen, fängt es vielleicht an, Ihre Träume zu manipulieren und seine eigene Tagesordnung in Ihr Unbewußtes zu projizieren. Es kann sehr schwierig sein, dies aufzudecken; man muß dazu die Prozesse und die Sprache des eigenen Unbewußten wirklich systematisch studieren. Beherrschen Sie dann die gesamte Skala des Unbewußten, können Sie die Tricks Ihres Ego aufdekken. Aber Sie müssen auch die kreativen Seiten des Geistes betrachten und verstehen lernen. Deshalb ist es gar nicht so gut, wenn man zu früh anfängt zu meditieren – man kann nicht unterscheiden, wann man halluziniert, tagträumt oder wirklich in Kontakt mit jener kreativen Instanz im eigenen Innern ist.
Vielleicht träumen Sie, daß Sie eine hochgestellte Priesterin sind und erzählen am nächsten Tag überall herum: »In meinem früheren Leben war ich eine von allen verehrte und bewunderte Hohepriesterin.« Wenn der Traum sich jedoch nicht auf Ihr tägliches Leben auswirkt und Sie weiterhin Ihr egoistisches kleines Selbst pflegen, können Sie sicher sein, daß es sich lediglich um eine Manifestation Ihres Ego handelte. Spüren Sie andererseits aber im tiefsten Innern, daß der Traum eine echte spirituelle Bedeutung hat, zögern Sie vielleicht sogar, darüber zu sprechen. Er ist Ihr Geheimnis. Sie werden sich zumindest selbst beobachten und sich fragen, wie Sie der Botschaft des Traumes gemäß leben können. Wenn sich Ihr Leben, Ihre Einstellung und Ihr

Handeln durch den Traum ändern, weihen Sie vielleicht jemanden, von dem Sie glauben, daß er Sie verstehen wird, in Ihr Geheimnis ein. Plätschert Ihr tägliches Leben aber unverändert dahin, zeigt das, daß Sie den Traum nicht wirklich ernst genommen haben.
Wenn Sie trotz Ihres aufrichtigen Bemühens Fehler bei der Interpretation machen, werden Ihre Träume Sie sehr sanft darauf hinweisen.
Vielleicht haben Sie in verschiedenen Selbsterfahrungsgruppen schon einmal beobachtet, daß die Mutigen am meisten bewundert werden – nicht diejenigen, die den Fragen ausweichen, sondern die, die Einsicht zeigen. Jeder kann die betreffende Schwäche oder Unzulänglichkeit sehen, und so bewundern alle denjenigen, der sie zugibt: »Ja, so bin ich wirklich!« Wenn Sie das in einer Gruppe erleben, sollten Sie sich selbst gegenüber die gleiche Haltung einnehmen.
Wer kreiert in Ihrem Leben eine fast unannehmbare Situation? Wer fällt Urteile? Es sind ein oder zwei oder drei Persönlichkeitsaspekte, die sagen: »Nein! Das kann ich mir nicht eingestehen.« Dann müssen Sie sich klar machen, wieviel Macht Sie Ihren Persönlichkeitsanteilen unnötigerweise gegeben haben. Es ist ratsam, ihnen diese Macht so schnell wie möglich zu entziehen, sonst ist es so, als übertrage man einer total unfähigen Person eine sehr verantwortungsvolle Tätigkeit. Im Geschäftsleben würden Sie das bestimmt nicht tun. Betrachten Sie den betreffenden Persönlichkeitsaspekt unter gleichen Gesichtspunkten. Machen Sie sich ein Bild von seinen Leistungen, warnen Sie ihn vor den Folgen, falls er sich nicht ändert, und feuern Sie ihn, falls nötig, wie

sie einen unfähigen Angestellten feuern würden. Weisen Sie ihm zumindest den ihm angemessenen Platz zu: »Hier hast du nichts verloren, und du kannst auf keinen Fall auf dem Richterstuhl sitzen.«

Eine meiner Schülerinnen, eine dreiundsechzigjährige Frau, sagte eines Tages, sie würde nie wieder über Träume sprechen. Traumdeutung funktioniere bei ihr einfach nicht, und überhaupt sei sie ein so schlechter Mensch, daß sie bestimmte Dinge nicht einmal vor sich selbst zugeben könne.

Ich sagte: »Wenn ich an unser Traumseminar denke, fällt mir nichts ein, was deine starre Haltung erklären könnte.« Nachdem ich ihr eine ganze Woche lang gut zugeredet hatte, rückte sie schließlich mit dem Traum, der sie so verstört hatte, heraus. In jenem Traum ging sie in die Kirche – eine wunderschöne Kirche – und begegnete dort dem Papst. Dann hatte Sie eine Liebesaffäre mit ihm. Als sie das erzählt hatte, brach sie in Tränen aus. »Siehst du jetzt, was ich meine, wenn ich sage, wie schlecht ich bin?«

Ich erwiderte: »Einen Augenblick! Was denkst du über Nähe? Wie stellst du dir Einheit vor? Was ist für dich Liebe?«

Sie konnte Nähe, Intimität und Liebe durchaus in Zusammenhang mit einer Umarmung zwischen einem Mann und einer Frau bringen.

»Was repräsentiert der Papst?«

»Der Papst ist ein Vertreter des Göttlichen auf Erden.«

Ich fragte sie: »War dein Traum mit sexuellen Gefühlen verbunden?«

»Nein, nur mit einer wunderbaren Wärme und Sanftheit, dem Gefühl, ganz nahe beieinanderzuliegen, aber ohne sexuellen Kontakt.«

»Worüber machst du dir dann solche Gedanken?«

»Ich weckte mich selbst auf! Aber wenn ich es nicht getan hätte, hätte etwas Schlimmes, Verbotenes geschehen können! Und dann?«

Ich sagte zu ihr: »Selbst in deinen kühnsten Phantasien würde dein Geist niemals die Vorstellung einer Umarmung zwischen dir und Jesus zulassen. Das nächstbeste Symbol für die Vereinigung mit dem Göttlichen war der Papst, weil er zumindest noch ein Mensch ist.« Ich hatte das Gefühl, daß sie bald auf die eine oder andere Weise eine Umarmung mit dem Göttlichen erleben würde. »Dieser Traum kündigt dir an, daß diese Vereinigung für dich noch in diesem Leben stattfinden wird – spätestens zum Zeitpunkt deines physischen Todes.« Nachdem ich ihr noch einige meiner eigenen Träume erzählt hatte, um sie mit der Symbolik vertraut zu machen, wirkte sie wie befreit.

Plötzlich konnte sie ihre sorgenvollen Gedanken loslassen und wurde wieder sie selbst. Sie verließ den Ashram mit der festen Absicht zurückzukehren, um für immer hier zu leben. Doch dann hörte ich ein halbes Jahr lang nichts mehr von ihr. Ich rief schließlich in ihrem Büro an und erfuhr, daß sie nach ihrer Rückkehr einen Schlaganfall erlitten hatte und von der Taille aufwärts gelähmt war. Sie konnte nicht sprechen und war verzweifelt darüber, daß sie mich nicht hatte benachrichtigen können. Da ihr Hörvermögen nicht beeinträchtigt war, konnte ich mit ihr sprechen. Ich gab ihr folgende Worte mit auf den Weg: »Der Papst war ein Symbol, das dir zeigte, daß

Gott dich in seinen Armen halten wird. Hab keine Angst, du brauchst dich um nichts zu sorgen.« Ein paar Monate später starb sie.

Das bewusste Denken positiv einsetzen

Fragen Sie sich: »Kann ich mich dazu bringen, mich jeglichen Urteils zu enthalten?« Das ist sowohl auf der bewußten als auch auf der Traumebene sehr wichtig. Wenn Sie anderen unversöhnlich gegenüberstehen, können Sie sich auch eigene, ähnliche Fehler nicht verzeihen und werden zum Zeitpunkt Ihres Todes Ihr eigener Richter sein. Und das ist das letzte Urteil, das gefällt wird. Versuchen Sie also, verständnisvoller, mitfühlender zu werden, und lernen Sie, Ihre unmittelbaren Impulse, Einwände und kritischen Äußerungen im Zaum zu halten.

Die Forschungsarbeit, die Sie in bezug auf Ihre eigene Person leisten, ist außerordentlich wichtig. Stellen Sie Ihre geistigen Konzepte und Vorstellungen durch ein *brainstorming* immer wieder in Frage, um die Macht Ihrer fixen Ideen und selbstauferlegten Begrenzungen zu brechen, die Ihre Forschungsarbeit untergraben. Für diese Reise ins eigene Ich brauchen Sie viel Mut, Ehrlichkeit und Aufrichtigkeit. Wie sieht diese Arbeit nun praktisch aus? Sie stellen sich Fragen, wie: »Kann ich mich dazu bringen, mich jeglichen Urteils zu enthalten?« Das ist eine Frage, auf die zwangsläufig viele andere folgen werden. So müssen Sie sich beispielsweise auch fragen: »Wie kann ich mit meinen Ängsten umgehen? Wie sieht es mit meinem Bedürfnis nach geistiger und emotionaler Sicherheit aus? Wie muß ich mein vertrautes und bequemes Weltbild – das sich natürlich nur auf meine eigene, persönliche Welt bezieht – verändern?«

Fragen Sie sich: »Bin ich bereit, mich in diese unbekannten Gewässer des Unbewußten zu wagen, für die es keine Karten gibt?« Genau das tun wir, wenn wir uns selbst erforschen. Wir kartographieren diesen Ozean. Wir wollen entdecken, was es dort alles gibt. Wir wollen wissen, wo die Unterströmungen sind, wo sich Riffe und Klippen unter der Wasseroberfläche befinden, und das ist eine riskante Sache.

Fragen Sie sich dann: »Wie werde ich mit meinen Ängsten umgehen? Wie wird sich meine innere Wahrnehmung verändern, und auf welche Weise wird meine geistige und emotionale Sicherheit so davon beeinflußt, daß ich manche Phänomene – beispielsweise prophetische Träumc – als etwas Reales betrachte?«

Ein Psychiater, dem ich auf einer meiner Reisen in einer Großstadt begegnete, sagte zu mir: »Wissen Sie, ich hatte einen außergewöhnlichen, sehr klaren Traum über Ihren Ashram, nachdem Sie das letzte Mal abgereist waren. Gibt es bei Ihnen ein Gästehaus, ein kleines Büro, einen kleinen Buchladen und ein altes Haus, in dem Sie die Mahlzeiten Einnehmen?« Ich erwiderte: »Ja, genau.«

Er fuhr fort, Einzelheiten des Ashramgeländes zu beschreiben, und fragte mich dann: »Lebt in Ihrem Ashram ein junger Mann mit besonders großen blauen Augen?« Er beschrieb den Mann noch genauer.

»Ja. Warum kommen Sie uns nicht besuchen und schauen sich alles mit eigenen Augen an?«
Als er schließlich kam und ich mit ihm über das Ashramgelände schlenderte, zeigte er mir Grenzsteine, an die er sich aus seinem Traum erinnerte. Als ein junger Mann mit außergewöhnlich großen blauen Augen vorbeiging, sagte er: »Das ist er; der, den ich in meinem Traum gesehen habe.«
Der Psychiater bekam es mit der Angst zu tun. Er mußte seine Traumerfahrung akzeptieren, weil sie sich durch seinen Besuch bestätigt hatte, aber er wollte sie nicht akzeptieren. Angst! »Ich muß mein Weltbild, meine Wahrnehmung der Welt, ändern.« Angst! »Ich muß meine Vorstellungen über das Leben ändern.« Angst! »Ich muß meine Vorstellung über die Wahrnehmungsfähigkeit meiner Sinne ändern.« Angst! »Ich muß mehr Verantwortung für meine Wahrnehmung übernehmen.« Und natürlich stand auch noch sein Stolz auf dem Spiel. Er hatte einen zehntägigen Aufenthalt im Ashram gebucht, aber er verließ uns bereits nach wenigen Stunden und mietete sich ein Hotelzimmer in der Nähe. Es war einfach zuviel für ihn.
Sie müssen sich also fragen: »Wie muß ich mein vertrautes und bequemes Weltbild ändern?« In diesem bequemen Weltbild gibt es keine außergewöhnlichen Phänomene, weil es keine empirischen Beweise dafür gibt. Doch es gibt eine enorme Menge von Beweisen außerhalb unseres eigenen sozialen, kulturellen und ethnischen Rahmens, die wir einfach nie beachtet haben.
Die Verfechter des wissenschaftlich-technologischen Weltbildes werden sagen: »Ja, wir können Raketen bau-

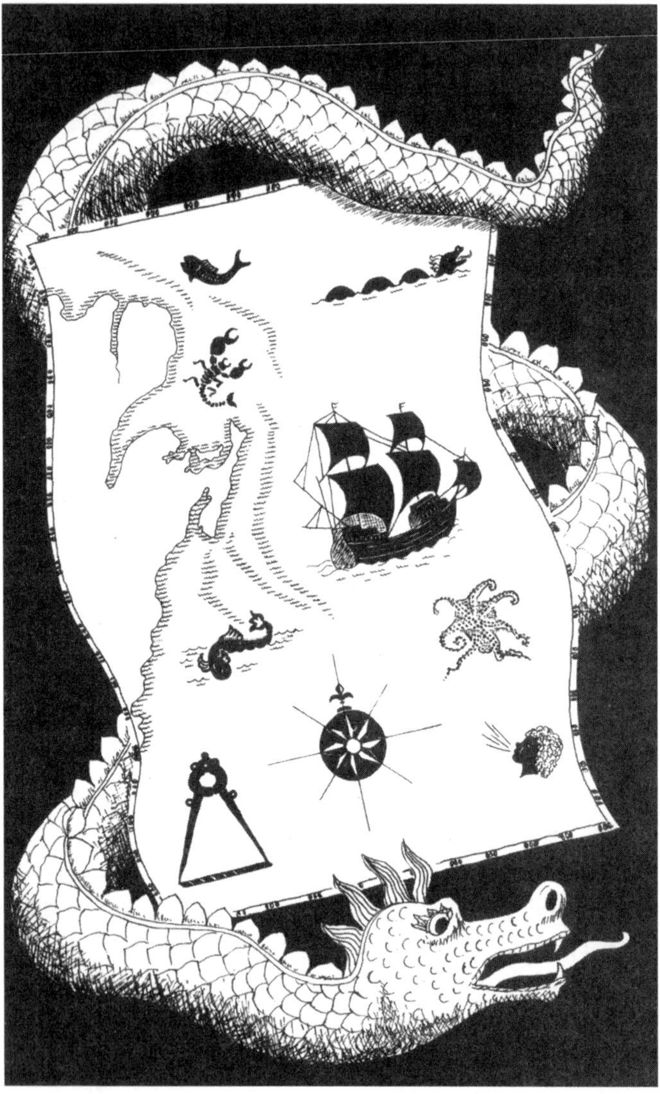

en. Wir können zum Mond fliegen, und bald werden wir auch Mars und Saturn erreichen.« Doch wenn wir in der Lage sind, komplizierte Apparate zu konstruieren, die uns über die Grenzen unseres Schwerkraftfeldes hinaustragen können, sollten wir uns auch fragen, was uns, symbolisch gesprochen, über den Orbis unseres eigenen Geistes, über unser mentales Gravitationsfeld hinaustragen kann? Wenn der menschliche Geist auf der physischen Ebene Vorrichtungen erfinden kann, welche die viel größeren Kräfte im äußeren Raum überwinden können, sollten wir logischerweise davon ausgehen, daß er auch jene Grenzen, die einer Erweiterung des Bewußtseins im Wege stehen, überwinden kann. Alles, was der Geist erdenken kann, kann er auch tun. Die Wissenschaftler wissen ziemlich genau über die unsere Erde umgebenden Barrieren Bescheid: die Schwerkraft, die elektromagnetischen Felder, den Van-Allen-Gürtel usw. Welche Barrieren hindern den Geist daran, sein Bewußtsein zu erweitern? Bewußtheit erfordert jene zusätzlichen Energien, die der Geist gewöhnlich zur Aufrechterhaltung seiner Barrieren einsetzt. Welche der Schwerkraft ähnlichen Kräfte sind es, die Möglichkeiten niederhalten und uns in die dichteste Atmosphäre zurückziehen? Angst, Überlebenstrieb, Begierden und mentales Hintergrundrauschen bilden gemeinsam jenen Ballast, der uns am Starten hindert. Er verhindert, daß die Botschaften aus dem Unbewußten uns erreichen.

Das höhere Selbst versucht, einen Klärungsprozeß einzuleiten, aber wenn Sie nur mit Ihrem Ego beschäftigt oder in Ihren Vorstellungen über das, was möglich ist, festgefahren sind, wird es sehr schwierig. Je besser es

Ihnen gelingt, Ihren Geist von alten Überresten zu befreien, desto mehr neue Einsichten können Sie gewinnen. Dieser Prozeß erhöht allmählich Ihre Wahrnehmungsfähigkeit und diese erhöhte Wahrnehmungsfähigkeit bedeutet Bewußtheit. Erst dann wird sich Ihnen das weite Feld Ihrer geistigen Kräfte erschließen.

Übungen und Reflexionen

1.
Beobachten Sie sich sorgfältig beim Aufzeichnen Ihrer Träume, damit Ihnen nicht entgeht, wenn Sie versuchen, einen Traum zu verändern, während Sie ihn niederschreiben. Beobachten Sie, an welchen Punkten es Ihnen zu schmerzhaft erscheint, der Wahrheit ins Gesicht zu sehen. Fragen Sie sich: »Würde ich lieber an der Illusion eines günstigeren Selbstbildes festhalten, als den Tatsachen ins Auge zu sehen?« Denken Sie daran, daß Sie irgendwann den Tatsachen ins Auge sehen müssen und daß Sie, wenn Sie sich weigern, auf Ihre Träume zu hören, eines Tages auf viel unsanftere Weise mit diesen Tatsachen konfrontiert werden. Die Arbeit an und mit Ihren Träumen gibt Ihnen Gelegenheit, mit Ihrer spirituellen Entwicklung zu kooperieren.

2.
Schreiben Sie Ihren Traum genauso nieder, wie er ist, bevor Sie versuchen, ihn zu entschlüsseln, und machen Sie eine Kopie von Ihrer Aufzeichnung.
Später können Sie Ihre Träume in Kategorien einteilen,

beispielsweise in Ihrer Meinung nach »positive« und »negative« Träume. Wenn Sie dann sehen, daß Sie genug positives Material besitzen, müssen Sie nicht mehr versuchen, sich selbst etwas vorzumachen, um vor sich selbst gut dazustehen.

3.
Was würde es in Ihrem Leben bedeuten, »vor sich selbst zu bestehen«? Was brauchen Sie, um emotional überleben zu können?

4.
Schreiben Sie einen Traum nieder, der Sie sehr aufgeregt hat, einen, von dem Sie glauben, daß Sie sich sehr gut an ihn erinnern werden, weil Sie sehr stark auf ihn reagierten. Versehen Sie die Aufzeichnung mit Datum und Unterschrift, stecken Sie sie in einen Umschlag, und verschließen Sie ihn. Rufen Sie sich diesen Traum einen Monat später ins Gedächtnis, und schreiben Sie genau nieder, woran Sie sich erinnern. Öffnen Sie dann den Umschlag und schauen Sie nach, wie Ihr Gedächtnis den Traum verändert (oder verzerrt) hat.

5.
Wenn Ihr Wunsch zu erfahren, weshalb Sie in Ihrem Leben immer wieder in die gleichen Situationen geraten, stark genug ist, kann Ihnen folgende Methode helfen, die Hintergründe zu verstehen. Notieren Sie am Montag abend kurz, was Sie im Laufe des Tages erlebt haben. Stecken Sie das Blatt in einen Umschlag, verschließen Sie ihn, und versehen Sie ihn mit Datum.

Tun Sie das gleiche am Dienstag, Mittwoch, Donnerstag, Freitag und Samstag. Am Sonntag schreiben Sie auf, was Ihnen von der ganzen Woche im Gedächtnis geblieben ist, ohne in die Umschläge zu schauen. Öffnen Sie sie dann, und schauen Sie nach, was Sie vergessen, verändert oder verzerrt haben. Sie können den Zeitraum auch auf zwei Wochen ausdehnen und erst dann aufschreiben, was Ihnen aus dieser Zeit im Gedächtnis blieb. Dehnen Sie den Zeitraum weiter auf zwei Monate, drei Monate, ein Jahr, aus. Wenn Sie im gleichen Zeitraum Ihre Träume aufzeichnen, werden Sie erstaunt sein, wie dieses Gedächtnistraining Ihre Träume beeinflußt.

Diese Methode erfordert großen Einsatz, doch wenn Sie dazu bereit sind, werden Sie mehr über Ihr Leben, über die Fehler, die Sie machen, und über die Hintergründe und Ursachen Ihrer jetzigen Lebensumstände erfahren. Sie werden erkennen, wo Sie andere Entscheidungen hätten treffen können. Wenn Sie sich die Mühe machen, werden Sie schließlich in der Lage sein, sich an jedes beliebige Ereignis in Ihrem Leben zu erinnern. Nach zwei Jahren ständigem Training sind Sie in der Lage, sich Ereignisse aus vergangenen Leben ins Gedächtnis zu rufen.

6.

Stellen Sie sich folgende Fragen:

Wie verläßlich ist mein Gedächtnis?

Wie verläßlich ist meine Wahrnehmung?

Wie beeinflussen und verdrehen meine Sinne die Tatsachen?

Wer oder was bewirkt die Veränderungen in meiner Erinnerung von Ereignissen?

7. Fragen Sie sich:
Kann ich mich dazu bringen, mich jeglichen Urteils zu enthalten?
Bin ich bereit, mich in die unbekannten Gewässer meines Unbewußten zu wagen?
Wie werde ich mit meinen Ängsten umgehen?
Wie werde ich mit meinem Bedürfnis nach geistiger und emotionaler Sicherheit umgehen?
Wie muß ich mein vertrautes und bequemes Weltbild ändern?
Welche geistigen Barrieren verhindern eine Erweiterung meines Bewußtseins?

19.
Das Unbewußte im täglichen Leben

Beim Erforschen unserer Träume haben wir gesehen, wie das Unbewußte uns durch Träume Botschaften vermitteln kann, und wir haben uns gerade angeschaut, wie unser bewußtes Denken diese Botschaften verändern oder beeinflussen kann. Doch beeinflußt das Unbewußte auch unser Wachbewußtsein im täglichen Leben? Gibt es wirklich Menschen, die ausschließlich von Vernunft und Logik geleitet werden? In unserer westlichen Welt werden diese Eigenschaften zwar als die wertvollsten geistigen Qualitäten betrachtet – aber sind sie das wirklich? Die schöpferischen Kräfte von Logik und Vernunft sind eine Sache, doch wir müssen auch den irrationalen Geist und seine Fähigkeit, etwas ganz anderes zu erschaffen, erforschen. So, wie wir in unseren Träumen nach Botschaften suchen, können wir auch tagsüber im wachen Zustand nach Symbolen Ausschau halten. Was fesselt unsere Aufmerksamkeit? Unser Unbewußtes lenkt unseren Blick.

Was sehen Sie morgens als erstes, wenn Sie die Augen aufschlagen? Die Uhr? Ist Zeit ein wichtiger Faktor in Ihrem Leben? Haben Sie je darüber nachgedacht, was Zeit eigentlich ist? Finden Sie es heraus, falls Blumen in Ihrem Zimmer stehen und Ihr Blick von den leuchtend roten Blüten angezogen wird – weist Sie das darauf hin, daß Sie heute ein wenig Anregung brauchen? Falls Sie sich aber mehr zu den lilafarbenen hingezogen fühlen, brauchen Sie an diesem Tag vielleicht etwas mehr Ruhe und Sanftheit, so, wie es dieser weicheren Farbe entspricht. Sagt es etwas über Ihre Gesundheit oder Ihr Wachstum aus, wenn eine gesunde grüne Pflanze Ihre Aufmerksamkeit auf sich zieht? Oder empfinden Sie die Pflanze als zu schlicht und suchen mit Ihrem Blick nach Farben?

Wenn Sie dann aufstehen und zum Kleiderschrank gehen, spiegelt die Wahl Ihrer Kleidung Ihre Stimmung wieder. Was möchten Sie heute anziehen? Eine weiße Bluse, eine blaßgelbe, eine leuchtend gemusterte, eine mit langen Ärmeln oder eine mit kurzen? Etwas Festliches? Etwas Schlichtes? Oder etwas Gedecktes? Falls Sie einen Gürtel tragen möchten, welcher Gürtel soll es sein? Wollen Sie sich schmücken? Oder müssen Sie sich einschnüren? Engen Sie sich ständig mit Selbstvorwürfen ein?

Was Ihren Blick zu Hause anzieht, hat oft etwas mit Ihrem gegenwärtigen Gemütszustand zu tun. Vielleicht fällt Ihr Blick ständig auf die Fenster und Türen, und dann öffnet sich plötzlich eine Tür und stößt an Ihren Kopf, und Sie denken darüber nach, weshalb das jetzt geschah. Vielleicht gibt es eine Tür, durch die Sie nicht hindurchgehen sollten. Auf diese Weise verfeinert sich Ihre Beobachtungsgabe, und Sie erkennen, welchen Wink Ihre eigenen Handlungen Ihnen geben. Irgendwann müssen Sie sich dann nicht mehr allein auf Ihre Träume verlassen.

Wenn Sie bemerken, daß Ihr Blick immer wieder auf das Telefon fällt, könnten Sie innehalten und sich fragen: »Sollte ich vielleicht mit jemand bestimmtem Kontakt aufnehmen?« Das muß nicht heißen, daß Sie die Person anrufen müssen. Vielleicht sollten Sie ihr schreiben oder auf irgendeine andere Art und Weise mit ihr kommunizieren. Wenn wir allmählich zulassen, daß sich unser intuitiver Kanal öffnet, fangen wir an, mehr als dieses eine Fünftel unseres Gehirns zu nutzen, auf das wir uns laut wissenschaftlichen Aussagen beschränken. Was ist mit den anderen vier Fünfteln? Wäre es nicht interessant, zumindest zum zweiten Fünftel Zugang zu haben, anstatt nur auf einen Bruchteil unserer geistigen Kapazität beschränkt zu sein?

Falls Ihr Blick von etwas Angenehmem, Schönem angezogen wird, spiegelt das wahrscheinlich Ihren gegenwärtigen geistigen Zustand wider. Nehmen Sie aber fortwährend unerwünschte oder unangenehme Dinge wahr, so reflektieren diese wahrscheinlich ebenfalls die Vorgänge in Ihrem Unbewußten. Wenn Sie sich selbst beobachten, werden auch Ihre verborgenen Wünsche in Ihr Bewußtsein treten, und Sie beginnen, ein tieferes Verständnis für sich selbst zu entwickeln. Eine Frau sagte eines Tages im Brustton der Überzeugung zu mir: »Weshalb kaufen manche Leute nur diese künstlichen Blumen? Ich finde sie schrecklich – jetzt sind schon die Blumen künstlich! Was wird noch alles künstlich werden in unserem Leben?«

Als ich Sie eines Tages zu Hause besuchte, fiel mein Blick auf ein wunderschönes Blumengesteck. Doch als ich näher trat, um es zu bewundern, sah ich, daß es aus künstlichen Blumen bestand. »Wieso haben Sie Ihre Meinung geändert?« fragte ich.

»Ich weiß es wirklich nicht. Nachdem, was ich zu Ihnen und allen anderen gesagt habe, müssen Sie mich für eine Heuchlerin halten. Ich weiß nicht, warum ich sie gekauft habe.«

Ich erwiderte: »Kommen Sie, trinken wir eine Tasse Tee miteinander. Vielleicht können wir es herausfinden.«

Für mich war es offensichtlich. Sie lebte in Scheidung und machte gerade eine sehr schwierige Zeit durch. Sie empfand einen Mangel an Freude und Farben in ihrem Leben. Da sie es sich zur Zeit nicht leisten konnte, jede Woche frische Blumen zu kaufen, hatte sie diese künstlichen gekauft, um etwas Farbe und Freude in ihr Leben zu bringen. Sie konnte sie solange behalten, wie sie wollte, und wegwerfen, wenn sie ihr nicht mehr gefielen. Sie würden nicht absterben, wie ihre Ehe abgestorben war. Dies zeigte mir, daß wir, wenn unser Leben aus dem Gleichgewicht geraten ist, manchmal zu sehr seltsamen Mitteln greifen, um dieses Gleichgewicht wiederherzustellen, selbst wenn wir damit gegen unsere eigenen Prinzipien oder Überzeugungen verstoßen.

Symbole sind wichtig, weil wir nicht die ganze Wahrheit auf einmal vertragen, während wir ums Überleben oder Akzeptiertwerden kämpfen. Das wäre zu schwierig. Wenn wir uns jedoch nicht um Selbsterkenntnis bemühen, werden wir stets anderen für unsere eigenen Fehler, Nachlässigkeiten und Versäumnisse die Schuld geben, weil das Ego keine Kritik vertragen kann. Doch unsere Seele weint, ja, sie weint wirklich. Manchmal wissen wir nicht, weshalb wir weinen. Wenn wir unser inneres Selbst ständig niederdrücken und verletzen, werden wir unser inneres Licht durch unser eigenes Tun eines Tages ausgelöscht haben.

Ein Freund meines Vaters war ein bekannter deutscher Psychiater. Als Kind wurde ich manchmal zu seiner Praxis geschickt, um ihm eine Einladung zum Abendessen zu überbringen. Oft mußte ich lange warten. Als ich wieder einmal in seinem Wartezimmer saß, war dort noch ein Patient. Ich hatte mir eine Menge Papier und viele Malstifte mitgebracht, und der Mann bat mich, ihm etwas davon abzugeben. Ich gab ihm ein paar Stifte und ein Blatt Papier, und er begann darauf herumzukritzeln. Als die Sprechstundenhilfe kam und ihn ins Behandlungszimmer rief, schaute er erst auf sein Blatt, dann auf mich und beschloß, seine Zeichnung liegenzulassen. Ich nahm sie an mich. Später beim Abendessen fragte ich den Psychiater: »Was hat dieser Mann zu dir gesagt?«

Er erwiderte: »Oh, das ist nicht für Deine Ohren bestimmt. Aber warum fragst du?«

Ich antwortete: »Ich glaube, er wird sich erschießen.«

»Warum glaubst du denn so etwas?«

Ich zeigte ihm das Gekritzel des Mannes. Er konnte die Pistole nicht darin erkennen, bis ich sie ihm zeigte.
Als Psychiater war er mehr darauf eingestellt, zu *hören*, was seine Patienten sagten. Nach diesem Vorfall versuchte er, die Botschaften des Unbewußten zu *sehen.* Er experimentierte, indem er Papier und Malstifte für seine Patienten bereitlegte, und er bat mich, hin und wieder eine Stunde in seinem Wartezimmer zu verbringen. Manchmal kam er zu uns nach Hause und fragte mich: »Nun, Sylvia, was sagt dir dieses Bild?«[1]
Das Unbewußte gibt uns Informationen über uns selbst und andere. Wir müssen nur herausfinden, was es uns sagen will. Diese Fingerzeige kommen aus dem Unbewußten, weil unser bewußtes Denken immer so beschäftigt ist – stets ist es abgelenkt, zerstreut, hat irgend etwas zu tun –, daß es kaum wirklich zuhört. Denken Sie einmal darüber nach, und versuchen Sie herauszufinden, welche Rolle Symbole und Metaphern in Ihrem Leben spielen. Sie werden erstaunt feststellen, in welch großem Maße Ihr tägliches Leben, das Sie Ihrer Meinung nach so bewußt gestalten, vom Unbewußten gesteuert wird.

Wir müssen unser inneres Selbst kennenlernen, und manchmal hilft uns dabei auch ein Blick nach außen. Wenn Sie sich äußerlich immer von anderen abheben wollen, weist das darauf hin, daß Sie sich mit anderen vergleichen, daß Sie mit ihnen konkurrieren. Sie können andere Menschen aber immer nur vorübergehend mit Ihren Kleidern, Ihrem Schmuck und Ihrer teuren Uhr beeindrucken. Sobald Sie ein wenig mehr von sich zeigen – vielleicht beim zweiten Treffen, vielleicht schon nach fünf Minuten –, verblaßt das Reklamebild, und Ihr Gegenüber fragt sich: »Was steckt dahinter? Wieviel davon ist echt?« Menschen, die ein falsches Bild nach außen projizieren, können sich stets nur für eine kurze Zeit etwas vormachen. Irgendwann haben sie zuviel Ballast angesammelt, und ihre Handlungen und Einstellungen stehen im Gegensatz zu dem, was sie wirklich tun oder wie sie wirklich sein wollen.

Wenn Sie möchten, daß andere in Ihnen einen hilfsbereiten Menschen sehen, müssen *Sie* hilfsbereit werden. Wenn Sie als guter Freund betrachtet werden wollen, sollten Sie herausfinden, was es bedeutet, ein echter Freund zu sein. Dann wird man Sie als das sehen, was Sie wirklich sind. Sie werden authentisch. Sie müssen sich keine Sorgen mehr darüber machen, was passiert, wenn die anderen hinter Ihre Maske schauen oder wenn die Vorstellung vorbei ist. Eine Vorstellung dauert nur eine bestimmte Zeit, und wenn sie vorüber ist, ist die Wirkung schnell vergessen. Wenn ich daran denke, wie viele Premieren und große Vorstellungen ich gesehen habe, kann ich mich in diesem Augenblick nicht einmal an eine bestimmte erinnern. Aber ich erinnere mich noch heute an eine außergewöhnlich warmherzige und hilfsbereite Lehrerin aus meiner Schulzeit.

Ich habe viele aus der Kriegsgefangenschaft heimgekehrte Männer gefragt, was sie in jener schweren Zeit innerlich aufrecht hielt. Viele sagten, es sei die Erinnerung an einen guten Menschen gewesen, den sie früher gekannt haben – eine alte Lehrerin, ein Professor an der Universität oder der Verkäufer in dem kleinen Laden an der Ecke. Auf jeden Fall waren es nicht diejenigen, die bei ihren »Auftritten« ein sprühendes Feuerwerk entfachten, das gleich darauf wieder erlosch. Während wir noch »Oh, wie wundervoll!« rufen, ist es schon vorbei. Solche Bilder bleiben uns nicht im Gedächtnis, weshalb sollten wir sie also immer wieder produzieren? Wir alle wünschen uns etwas Dauerhaftes, also müssen wir uns hinsetzen und darüber nachdenken, was in uns selbst beständig ist. Das müssen wir stärken und fördern, denn dann können wir in Frieden und Harmonie und viel angstfreier leben.

Wenn wir uns mehr von unseren eigenen symbolischen Botschaften leiten lassen, ihnen mehr Beachtung schenken, werden wir kreativer. Unser Leben wird soviel reicher und klarer. Wenn eine Frau sich beispielsweise bewußt wird, daß sie nicht aufrecht geht, kann sie anfangen zu erkunden, was hinter ihrer gebückten Haltung steckt, indem sie sich Fragen stellt wie: »Nehme ich keinen Standpunkt ein? Kann ich nicht für mich selbst einstehen? Drückt irgendeine Last meinen Körper nieder? Was ist es?« Diese Selbsterforschung kann sie viel leichter akzeptieren, als die Ratschläge irgendeiner anderen Person, die zu ihr sagt: »Schau, du bist so und so, und das und das mußt du tun, um dich zu ändern.« Sie wäre wahrscheinlich beleidigt oder würde sich schlecht behandelt fühlen.

Forschen Sie gründlich. Wenn Sie auf Bilder, Symbole und Metaphern in Ihrem Alltag achten, haben Sie die

Freiheit, von sich selbst zu lernen, statt durch die Kritik oder die Urteile anderer. Je aufmerksamer Sie sind, desto mehr Hilfe erhalten Sie von Ihrem inneren Führer. Dann werden Sie entdecken, daß Sie in Ihrem Innern nicht nur einen Lehrer oder Guru haben, sondern einen wirklich guten Freund, den es glücklich macht, Ihnen zu helfen, wenn Sie es nur zulassen.

Es gibt einige schöne Bilder, auf denen Jesus an eine Tür klopft, die außen keinen Türgriff hat. Diese Bilder übermitteln die Botschaft: Die Tür muß von innen geöffnet werden.

Klären Sie für sich, was die beiden Worte »Symbol« und »Bild« bedeuten. Sind sie für Sie austauschbar? Unterscheidet sich beispielsweise eine wunderschöne Darstellung Buddhas für Sie von Buddha als Symbol? Wann ist der Buddha ein Symbol? Ist er nur ein Symbol für eine Religion, oder könnte er auch noch etwas anderes symbolisieren? Wenn Sie sehen, wie Menschen sich vor dieser Statue verneigen, denken Sie vielleicht: »Was für ein seltsames Verhalten. Warum tun die das?« Denn für Sie ist der Buddha nur ein Objekt, ein Stück zurechtgeschnitztes Holz oder behauener Stein. Doch für den gläubigen Buddhisten ist das Bildnis Buddhas ein Symbol für den Zustand jenseits des Verstandes.

In der christlichen Lehre sprechen wir von Jesus als dem Menschensohn, dem Messias, dem guten Hirten, dem Sohn oder Lamm Gottes, dem Heiler, Lehrer und Zimmermann. Obwohl wir Jesus verschiedene Namen geben, handelt es sich stets um die gleiche Person. Aber wie erschaffen wir in unserem Geist ein Bild, das Jesus nicht als Person, sondern als Symbol für höheres Bewußtsein oder Christusbewußtsein darstellt? Um dieses Bild erschaffen zu können, müssen wir die Begriffe klären, mit denen wir »höheres Bewußtsein« – für das es eigentlich keine Bilder gibt – symbolisch ausdrücken, weil wir sonst nur Verwirrung in unserem Geist schaffen.

So sind auch die Chakras im Kundalini-System nicht einfach nur Bilder.[2] Sie stehen symbolisch für die spirituellen Übungen, die notwendig sind, um das volle Potential jeder einzelnen Bewußtseinsebene verstehen und so schließlich volles Bewußtsein erlangen zu können.

Sehen wir, wenn wir eine Darstellung Radhas oder Krishnas betrachten, ein Bildnis oder ein Symbol? Es ist beides. Krishna wird im menschlichen Körper dargestellt, weil Menschen das Göttliche, die kosmische Energie, nur in Form ihres eigenen Ebenbildes verstehen können. Um darauf hinzuweisen, daß er kein gewöhnliches menschliches Wesen ist, wird er mit blauer Hautfarbe dargestellt, die die Unendlichkeit des Himmels symbolisiert. Wir Menschen wollen das Gefühl haben, daß etwas Höheres als wir existiert, deshalb bilden wir das Göttliche auf diese Weise ab. Der andere Aspekt ist Radha, die die Schöpfung symbolisiert. Im Hinduismus und Buddhismus steht der weibliche Aspekt für die Schöpfung, weil das schöpferische Potential einer Frau durch Schwangerschaft und Geburt sichtbar wird, während Vaterschaft nicht so offenkundig ist. Radha repräsentiert die sich manifestierende schöpferische Kraft und somit alles, was jemals erschaffen wurde. Radhas Liebe zu Krishna und Krishnas Liebe zu Radha symbolisieren die Liebe der kosmischen Kräfte zur Schöpfung und die Liebe der Schöpfung zu den kosmischen Kräften.

Schauen Sie einmal, welche Bilder und Symbole Sie in Ihr eigenes Leben eingewoben haben und wie diese sich heute auf Sie auswirken. Was bedeuten Ihr Vater und Ihre Mutter auf der symbolischen Ebene? Wir vergessen, was wir uns als Kinder eingeprägt haben. Sehr oft werden unsere späteren beruflichen oder familiären Probleme durch die Überreste dieser alten Bilder verursacht. Wenn Ihr Vater immer zu beschäftigt war, um mit Ihnen zu spielen, und Ihre Mutter häufig zu ihm sagte: »Du mußt den kleinen Hans bestrafen«, kennen Sie das väterliche Prinzip nur als strafende Instanz, als den, der verbietet und Regeln aufstellt.

Als erwachsener Mann oder erwachsene Frau sollten Sie nicht zulassen, daß diese alten Bilder weiterhin Macht über Sie haben. Sie rauben Ihnen Energie. Sie müssen sich die Überreste all dieser Bilder und Symbole anschauen, die immer noch in Ihrem Geiste herumschwirren. Wenn Sie dann irgendwann verstehen, daß Ihre Eltern zwar nicht immer die beste Wahl trafen, aber in Anbetracht ihres Bewußtseinsstandes ihr Bestes taten, befreien Sie sie und damit auch sich selbst.

Als Sie durch die Pforte des Leibes Ihrer Mutter kamen, um ins Leben einzutreten, wußten Sie nichts über die Welt, in die Sie hineingeboren wurden. Wenn Sie ins spirituelle Leben eintreten, wissen Sie ebenfalls nicht, was dieses Leben Ihnen bringen wird. Bei einem nordamerikanischen Indianerstamm gab es für diesen Eintritt ins Unbekannte ein Ritual, genannt »der Feuerkreis«. Der auf dem Boden entzündete Feuerkreis stand symbolisch für Wissen. Der Initiand mußte den Mut aufbringen, durch das Feuer ins sichere Zentrum des Kreises zu springen, in dem ihm Wissen zuteil wurde. Man braucht wirklich Mut, um in den Kreis zu springen, weil man nicht weiß, was einen erwartet.

Übungen und Reflexionen

1.
Versuchen Sie, die Begriffe »Symbol« und »Bild« für sich selbst durch Beispiele aus Ihrem eigenen Leben zu definieren. Beginnen Sie mit Ihrer Familie. Was symbolisierte Ihr Vater für Sie? Welches Bild von ihm tragen Sie heute noch in Ihrem Innern? War Ihr Vater der Herr im Haus? War er der Richter? Der Bestrafende? War er der Ernährer? Der Sorgende? War er der Geldgeber? War er innerhalb Ihres Familiengefüges der Aufbauende? War er der Zerstörer? (Vielleicht erinnern Sie sich, wie Sie vor langer, langer Zeit Ihre Bauklötze auftürmten und er sie lachend umstieß und so eine Schöpfung zerstörte, die für Sie ganz wichtig war.)

2.
Schauen Sie sich nun Ihre Mutter an. Als Sie klein waren, war sie wahrscheinlich diejenige, die Sie tröstete und nährte. Aber hat sie Sie auch – vielleicht schon

als sehr kleines Kind – getadelt und ermahnt? War sie sowohl Ihre Lehrerin als auch diejenige, die Sie disziplinierte? Weckte sie Hoffnungen in Ihnen, zerstörte aber auch welche? Vielleicht war sie für Sie eine Quelle der Freude. Vielleicht erschien sie Ihnen übermächtig, wie eine Göttin. Für kleine Kinder sind Vater und Mutter wie ungeheuer mächtige Götter und Göttinnen.

3.
Nachdem Sie über die mit Ihrer Familie verbundenen Bilder und Symbole nachgedacht haben, können Sie nun Ihren eigenen Körper betrachten. Stellen Sie sich vor einen Spiegel – in dieser oder jener Kleidung oder auch nackt. Was für ein Bild geben Sie ab? Mögen Sie das Abbild Ihres Körpers? Ist Ihr Körper ein Symbol? Was symbolisiert er? Schwelgerei? Askese? Gesundheit oder einen gesunden Lebensstil? Der Körper ist wie ein offenes Buch, in dem man lesen kann.

4.
Betrachten Sie Ihr Gesicht im Spiegel. Was drückt es aus? Freundlichkeit oder Ablehnung? Ist es ein Gesicht, das Hoffnung, Fürsorge, Vertrauen ausdrücken kann?

5.
Eine andere Möglichkeit, etwas über Ihre unbewußten Einstellungen zu erfahren, ist das bewußte Wahrnehmen Ihrer eigenen Worte. Was sagen Sie? Wie sprechen Sie? Das Unbewußte spricht, aber wir müssen zuhören.

6.
Können Sie Ihre Kreativität steigern und Ihr Leben bereichern, indem Sie Symbole und Metaphern bewußter in Ihr Leben einbeziehen? Auch bei Ihren täglichen Verrichtungen können Sie mit Symbolen spielen. Denken Sie beispielsweise beim Geschirrspülen: »Mein Geist soll so strahlend und klar werden wie dieses Glas.« Beim Bügeln oder Bettenmachen können Sie darum bitten, daß Ihre »geistigen Falten« sich glätten.[3] Und beim Autowaschen können Sie daran denken, daß Ihr Geist gereinigt wird. Wenn Sie den Hinterhof kehren, können Sie sich vorstellen, daß der Hinterhof Ihres Geistes vom Müll alter Glaubenssysteme gesäubert wird. Indem Sie diese Arbeit für sich tun, brauchen Sie sich nicht der Kritik anderer auszusetzen.

7.
Im Wachzustand fällt es vielen Menschen schwer, wirklich zuzuhören. Die meisten hören kaum ihren eigenen Gedanken zu, geschweige denn denen anderer Menschen. Haben Sie sich jemals gefragt, warum so viele Götter und Göttinnen mit wunderschönen Ohrringen dargestellt werden? Das Ohr, das zuhört, ist kostbar. Wie sonst könnte man darauf hinweisen, daß ein Ohr etwas Kostbares ist? Sie können eine Faust machen und jemanden schlagen, und mit der gleichen Hand können Sie jemanden sanft streicheln. Manche Göttinnen werden mit einem Armband aus Lotosblüten dargestellt, um symbolisch darauf hinzuweisen, daß die Hand, die heilen kann, etwas Kostbares ist.
Heutzutage trägt man Schmuck, um den Körper zu

dekorieren. Er symbolisiert nicht mehr Kostbarkeit. Aber Sie können Ihren Schmuck bewußt als symbolische Erinnerungshilfe benutzen: Ohrringe für das unschätzbar wertvolle Ohr, das hört; Ringe oder Armbänder für die Hand, die liebevoll berühren und mitfühlend entgegengestreckt werden kann; Halsketten, um symbolisch den Wunsch auszudrücken, den eigenen Willen dem göttlichen Willen unterzuordnen.

20. Wachträume

Nächtliche Träume und Tagträume sind aus dem gleichen Stoff, denn beiden liegen die gleichen geistigen Kräfte zugrunde. Wir müssen unsere Gedankenprozesse beobachten lernen, die uns normalerweise unbewußt bleiben, weil sie sich sonst verselbständigen können und wir *unwissentlich* zum Schöpfer des Guten und Schlechten in unserem Leben werden. Um uns selbst zu erkennen, müssen wir die vielen Bilder, die uns durch den Kopf gehen, betrachten – das gilt insbesondere für durch Emotionen ausgelöste Bilder und Vorstellungen. Untersuchen Sie sie sorgfältig, prüfen Sie sie, und finden Sie heraus, wie sie sich auswirken.

Was ist der Unterschied zwischen einem Tagtraum und einem im Schlaf geträumten Traum? Im Wachzustand haben wir viele Neigungen. Wenn wir zulassen, daß unser bewußtes Denken sich einmischt, wird es unsere

Wahrnehmung verzerren. Jeder von uns versucht, ein Bild mit dem nächsten zu verbinden, aber wir wissen nicht, ob es uns gelingt, weil die Bilder von einer anderen geistigen Instanz interpretiert werden. Und jede geistige Instanz schreibt ihr eigenes Drehbuch mit ihren eigenen Traumqualitäten: schöne Frau, häßliche Frau, guter Mann, schlechter Mann, bedrohliche Person – und es kann sein, daß keine dieser Einschätzungen zutrifft. Wir müssen uns die Mühe machen, genau hinzuschauen, um zu sehen, was real ist.

Vor einigen Jahren besuchte mich der Rektor einer Eliteuniversität. Er war ganz verstört. Ein Ehepaar hatte ihn aufgesucht und ihm viele Fragen über die Universität gestellt. Da die beiden wie Angehörige der unteren Mittelklasse aussahen, hatte er sie ziemlich herablassend behandelt. Später hatte er herausgefunden, daß diese unscheinbar wirkenden Leute im Begriff waren, seiner Universität zwei Millionen Dollar zu spenden, doch dann ihre Meinung geändert und das Geld einer anderen Universität zur Verfügung gestellt hatten. Er war sehr wütend. Ich fragte ihn: »Denken Sie, daß jeder mit einem IQ von 150 eine Hornbrille trägt?« Wir kreieren diese Klischees, wie ein reicher Mensch aussieht, ein Intellektueller, ein Arzt usw.

Im spirituellen Bereich gibt es unbegrenzte Möglichkeiten. Zwanzig Leute haben zwanzig verschiedene Vorstellungen von einem spirituellen Meister. Ich selbst machte mir schon ganz zu Anfang meines Lebens als Sannyasin klar, daß ich ebensogut als Tänzerin am Theater hätte bleiben können, wenn ich solche Spielchen spielen wollte. Weshalb hätte ich ein angenehmes, luxu-

riöses Leben aufgeben sollen, um weiterhin das gleiche Spiel zu spielen?
Es gibt Menschen, die ein bedrohliches Bild auf jemand anders projizieren. Warum sollte ein Mensch einen anderen bedrohlicher machen, als er in Wirklichkeit ist? Weil er sich dann bedeutender und wichtiger fühlen kann. Es ist, als würde er sagen: »Schaut, wie ich mit einem so furchterregenden Individuum fertig werde!« Er verzerrt die Realität.
Vielleicht sind auch Sie manchmal überzeugt, aus Ihrer Intuition heraus zu handeln, während Sie in Wirklichkeit von alten Konditionierungen gesteuert werden. Vielleicht bringen Sie beispielsweise jemandem Mißtrauen entgegen und merken nicht, daß Ihr Mißtrauen einfach auf dem »Gesetz der Gedankenassoziation« beruht – sein rotes Haar und seine grünen Augen erinnern Sie an jemanden, der Sie einst enttäuschte oder Ihnen Gewalt antat, also fürchten Sie unbewußt, daß diese Person Ihnen das gleiche antun wird. Sie können sich solche Vereinfachungen nicht länger leisten. Sie müssen herausfinden, wie das »Gesetz der Gedankenassoziation« sich in Ihrem eigenen Leben auswirkt.
Wenn Sie sich selbst beobachten, werden Sie feststellen, daß es sehr schwierig ist, neue Erfahrungen als solche zu betrachten und zu verstehen. Stets sehen wir sie im Licht unserer früheren Erfahrungen. Wenn wir nur etwas Blaues oder Rotes, einen Menschen mit Glatze, kurzem, langem, blondem oder rotem Haar, jemanden mit Brille sehen – wir assoziieren ununterbrochen. Und wenn wir sehr starke Überzeugungen ausgebildet haben, fällen wir gedankenlos Urteile über andere. Viel-

leicht sagen wir uns: »Jemand, der eine Brille trägt, kann nicht sehen, was direkt vor ihm liegt«, und dann verhalten wir uns auch so.

Die wenigsten von uns nehmen die Realität war, wie sie ist. Es ist in der Tat außerordentlich schwierig, klar wahrzunehmen. Vielleicht gelingt es uns in einigen Bereichen, doch in anderen haben wir einfach »blinde Flecken«, und es fällt uns sehr schwer, dort Licht hineinzubringen. Noch schwieriger ist es, wenn wir von der Existenz dieser »blinden Flecken« gar nichts wissen.

Ein Beispiel: Nehmen wir an, an einer Wand hängt ein orientalischer Teppich. Wir sehen ihn aus einiger Entfernung und können deshalb nicht genau sagen, was es ist. Ich denke vielleicht, es könnte sich um eine interessante Tapete mit einem Medaillon in der Mitte handeln. Sie sind vielleicht anderer Meinung und denken, daß es ein an der Wand aufgehängter Teppich mit einem Medaillon in der Mitte ist. Ich beharre auf meiner Wahrnehmung, daß es sich um ein Muster in der Tapete handelt, und behaupte steif und fest, daß Teppiche nur auf den Boden gehören. So argumentieren wir hin und her, ohne zu irgendeinem Ergebnis zu kommen. Kommt nun eine dritte Person hinzu und behauptet ebenfalls, daß es sich um eine gemusterte Tapete handelt, beginnen Sie sich vielleicht zu fragen, ob Ihre Wahrnehmung korrekt ist. Wenn drei Leute das gleiche sagen, kommen Sie vielleicht schließlich selbst zu der Überzeugung, daß es sich tatsächlich um eine Tapete handelt.

Das ist Gehirnwäsche. Jemand sagt Ihnen, daß das, was Sie wahrnehmen nur auf eine Art verstanden werden kann, und Sie fangen an, es auf diese Weise zu sehen,

weil Sie sich dadurch akzeptiert fühlen. Das kann sich durch Ihr ganzes Leben ziehen, bis Sie schließlich Ihrer eigenen Wahrnehmung nicht mehr trauen. Sie folgen der Masse – man sagt Ihnen, was Sie glauben sollen, also glauben Sie es. Wenn Sie *glauben*, müssen Sie nicht prüfen oder in Frage stellen. Doch wenn Sie wirklich *wissen* wollen, werden Sie sich die Mühe machen müssen, zu forschen und die Wahrheit herauszufinden.
Die Werbung profitiert enorm von der Unwissenheit und Unbewußtheit der Menschen. Sie sagt Ihnen, daß etwas gut für Sie ist, jedenfalls wesentlich besser, als das Produkt der Konkurrenz, und deshalb wollen Sie es haben. Man kann das als Hypnose bezeichnen. Wenn Sie genügend hypnotisiert wurden, essen Sie Dinge, die vielleicht gar nicht gut für Sie sind, schmieren Creme auf Ihre Haut, die Sie gar nicht brauchen usw.
Unsere ganze Lebensweise ist ziemlich konditioniert. Wenn jemand eine Meinung vertritt, die zu Ihrer Überzeugung in Gegensatz steht, werden Sie das nur schwer akzeptieren können. Es kann Sie völlig durcheinanderbringen. Sie wurden darauf konditioniert, etwas Bestimmtes als wahr zu betrachten, ohne es wirklich zu wissen, ohne es nachgeprüft zu haben. Tatsächlich beruhen all unsere Probleme und Schwierigkeiten letztendlich auf alten Konditionierungen. Unser Geist ist wie ein Computer, der auf bestimmte Weise programmiert wurde, und wenn die Umstände es erfordern, daß wir entgegengesetzt zu diesem Programm handeln, kann der Verstand nicht damit umgehen.
Nehmen wir ein Beispiel aus dem Bereich der Religion. Stellen Sie sich vor, man habe Ihnen gesagt, Sie könnten

nur durch Jesus erlöst werden und in den Himmel gelangen, und Sie glauben das. Später, während Ihres Studiums an der Universität, stellen Sie fest, daß die Gelehrten sich darüber streiten, ob es überhaupt historische Beweise für das Leben Jesu gibt. Ihr Glaubenssystem, das in Ihren geistigen Computer einprogrammiert wurde, gerät durcheinander. Das kann soweit gehen, daß Ihr ganzes Leben aus dem Gleichgewicht zu geraten scheint, weil Sie mit diesem Glauben lebten. Was können Sie tun?

Vielleicht flüchten Sie sich aus dem Dilemma auf die intellektuelle Ebene, oder Sie geben den Glauben an Jesus auf und nehmen einen anderen Glauben an – über den Sie allerdings auch nicht mehr wissen. Wenn dann jemand daherkommt und sagt, Sie sollten das auch nicht glauben, weil es keine historischen Beweise dafür gibt, werfen Sie vielleicht verzweifelt die Arme in die Luft und fragen sich: »Wohin soll das führen?« Es führt Sie zu der Möglichkeit, Ihren Glauben und Ihre Urteile einmal beiseite zu lassen. Sie können aus Ihren Glaubenssystemen aussteigen, statt sich automatisch von ihnen steuern zu lassen. Sie können sagen: »Es klingt interessant, und vielleicht ist es möglich, aber ich muß herausfinden, ob es wirklich der Wahrheit entspricht.« Ob es nun einen historischen Jesus gab oder nicht, Sie können sich auf das Christusbewußtsein, das Jesus symbolisiert, einstimmen. Sie können fünfhundertmal am Tag das Vaterunser beten oder die Bergpredigt auswendig lernen und sie für sich wiederholen. Durch persönliche Erfahrung gelangen Sie zu einer anderen Art von Wissen.

Ihr Unbewußtes wird Sie führen, wo Ihr logisches, bewußtes Denken versagt. Vielleicht müssen Sie bestimmte Dinge für eine gewisse Zeit glauben – aber nur so lange, bis Sie selbst die Wahrheit kennen. Und das ist nur durch Erfahrung möglich.

Erforschen Sie Ihre Denkprozesse. Finden Sie heraus, aufweiche Weise der Verstand sich aus Teilinformationen sein eigenes Bild macht. Wenn Sie etwas betrachten, sagen wir ein Mikrofon, und über seine Funktion nur soviel wissen, daß es Klänge empfangen und zu anderen Orten übertragen kann, nimmt Ihre Vorstellungskraft Ihr unvollständiges Wissen vielleicht als Ausgangspunkt, um sich dann ziemlich kreativ zu betätigen. Vielleicht sagen Sie: »Es gibt da eine ziemlich komplizierte Anordnung von Drähten, die Klänge empfangen und Schwingungen weiterleiten, welche dann decodiert werden...« Vielleicht bringen Sie Ihre Vermutungen so überzeugend vor, daß es klingt, *als ob* Sie es wüßten. Wir tun das sehr häufig. Wenn wir keine vollständigen Informationen besitzen, fügen wir Spekulationen hinzu, als ob es sich dabei um Tatsachen handele. Doch solches »Wissen« hat nichts mit der Realität zu tun. Unser Verstand hat es sich einfach aus winzigen Bruchstücken von Fakten »zusammengestrickt«.

Wenn ich einen Menschen treffe, den ich nicht kenne, und mir über die in meinem eigenen Geist ablaufenden Prozesse nicht bewußt bin, werde ich eine ganze Reihe von Schlüssen über diesen Menschen ziehen. Meistens tun wir das unbewußt. Ich sage mir vielleicht: »Dieser junge Mann trägt eine Brille, eine dunkle Hose und ein weißes Hemd. Er sieht sehr ordentlich und gepflegt aus, also ist er bestimmt seriös und arbeitet fleißig. Wahrscheinlich ist er in einem Büro angestellt und ziemlich intelligent.«

Ich glaube dann, etwas über den Charakter und das Verhalten dieses jungen Mannes zu wissen. Ich ziehe alle möglichen Schlüsse – doch worauf beruhen sie? Hauptsächlich auf der kreativen Vorstellungskraft meines Geistes, die nur mit Bruchstücken von Fakten gefüttert wurde.

Kommt eine andere Frau hinzu und teilt mir ihre Wahrnehmungen und Gedanken über diesen Mann mit, wird mein Geist diese Aussagen in das Gesamtbild einweben. Dieses Gesamtbild ist wiederum das Ergebnis der Kreativität meines eigenen Geistes. Wenn ich dann mit ihm zu tun habe, denkt er vielleicht bei sich: »Sie kennt mich eigentlich gar nicht. Ich muß ihr Gelegenheit geben, mich besser kennenzulernen.« Doch das ist unmöglich, wenn ich bereits vorab entschieden habe, was für ein Mensch er ist. Das von mir erschaffene Bild seiner Person wird dann zu seinem Rivalen, und vielleicht erfahre ich nie, wie er wirklich ist.

Das Leben ist sehr komplex. Wenn wir das verstehen, können wir liebevoller miteinander umgehen und uns leichter verzeihen, weil wir wissen, daß jedem jederzeit ein solches Mißverständnis unterlaufen kann. Der Geist webt seine Stoffe unablässig aus jedem kleinen Fädchen, jedem Materialfetzen, den er bekommen kann. Haben diese Gebilde irgend etwas mit der Wahrheit zu

tun? Nein. Wenn ich Ihnen nicht erlaube, Ihr wahres Wesen zu offenbaren, kann das Bild, das ich von Ihnen habe, nicht real sein. Es ist eine von mir kreierte und gespeicherte Illusion.
Manchmal haben wir auch eine illusorische Vorstellung von Gott. Wenn Sie Ihre Gedanken über jene Energieform, die Sie »Gott« nennen, erst einmal formuliert haben, haben Sie von Gott eine ebenso feste Vorstellung wie von einem anderen Menschen. Diese Vorstellung rivalisiert in Ihrem Innern mit Gott. Sie ist Ihre Illusion.

Phantasien, Tagträume und Halluzinationen sind geistige Kräfte. Es kommt nur darauf an, ob man die eigene Vorstellungskraft intelligent oder unintelligent einsetzt. Tagträume sind Abfolgen innerer Bilder, die nicht mit einer bestimmten Absicht oder einem bestimmten Ziel verbunden sind. Sie werden weder vom emotionalen Feuer noch von dem Wunsch, zu erschaffen und zu kreieren, gespeist. In meinen Tagträumen kann ich mir vorstellen, ich sei die schönste oder intelligenteste Frau der Welt. Wenn wir so vor uns hin träumen und mit unseren Tagträumen nichts anfangen, schweift der Geist einfach umher, und wir verlieren eine Menge Energie.
Beim Tagträumen kreieren wir eine Phantasiewelt und ein Phantasiebild von uns selbst. Wir entwerfen eine Phantasie nach der anderen, insbesondere über andere Menschen, bis irgend etwas Unangenehmes geschieht und uns unsanft aufweckt. Dann sagen wir: »Oh, damit

habe ich nicht gerechnet. Ich wußte nicht, daß du so bist.« Wir tun das, weil wir nicht den Mut haben, genau hinzuschauen und die Realität zu akzeptieren.

Vielleicht haben Sie sich eine Illusion von Zusammengehörigkeit kreiert. Sie wollten an eine Liebe glauben, die nicht wirklich existierte, und machten sich nicht die Mühe herauszufinden, ob sie wirklich real war, weil Sie mit Ihrer Illusion glücklich waren. Doch dann zerbricht die Ehe, und Sie erwachen recht unsanft aus Ihrem Traum. Die Realität holt Sie ein. In einer zwanzig- oder dreißigjährigen Ehe haben Sie sich vielleicht eine eigene Welt geschaffen. Wenn Ihr Partner Sie dann verläßt, bricht diese Welt zusammen, weil Sie plötzlich erkennen, daß Ihre Vorstellung von Zusammengehörigkeit nie eine reale Basis hatte – sonst wäre sie nicht zusammengebrochen.

In der Yogapraxis schaffen wir uns eine Grundlage, indem wir ganz langsam lernen zu sehen, *was ist.* »Ich sehe. Der Akt des Sehens. Und was gesehen wird.«[1] Ist das Gesehene überhaupt real? Oder sehen Sie nur die Trugbilder Ihrer eigenen geistigen Schöpfungen? Manchmal können Sie einer solchen Phantasie vielleicht Leben einhauchen, und dann denken Sie: »Ah, es ist echt.« Doch für wie lange? Wenn Sie eine Vorstellung kreieren, wird sie nur durch Ihre eigenen geistigen Kräfte aufrechterhalten. In dem Augenblick, in dem Sie diese Kräfte abziehen, fällt das Phantasiegebilde in sich zusammen.

Womit nähren wir unseren Geist? Es ist sehr wichtig, sich darüber im klaren zu sein. In welchen Phantasien schwelgen wir? Die psychiatrischen Krankenhäuser sind voll mit Menschen, die ihre eigene Phantasiewelt kreieren und diese dann für real halten. Halluzinationen sind nichts anderes als intensive Phantasien: Hier gelang es den Vorstellungs- und Gefühlskräften, Vernunft und rationalen Verstand unkontrolliert zu überschwemmen. Als mein spiritueller Meister die Probleme erahnte, die nach meiner Rückkehr in den Westen auf mich zukommen würden, sagte er: »Ich sehe dunkle Wolken im Westen heraufziehen.« Aus diesen Worten hätte mein Geist einen dramatischen, zerstörerischen Traum kreieren können. Wenn man auf so etwas lange genug sitzen bleibt, kann man die Situation selbst erschaffen oder zumindest dazu beitragen, daß sie tatsächlich eintritt. Verstricken wir uns in einem negativen Tagtraum, beispielsweise eine Depression, bieten wir eine Angriffsfläche für Krankheit. Und manchmal hindern uns unsere eigenen machtvollen Gedanken an der Genesung oder an der Schaffung eines positiveren Lebensplans. Wenn unsere Würde, unser Ruf oder unser Selbstwertgefühl durch destruktive Kritik zerstört wurden und wir das akzeptiert haben, können wir tatsächlich zu einem schwachen, wertlosen Individuum werden und uns selbst auf diese Weise betrachten.

Jeder von uns hat seine Wachträume. Vielleicht stellen wir uns unser Traumhaus vor oder träumen davon, das Allheilmittel für Krebs zu entdecken. Die Motivation hinter unseren Träumen kann von dem Wunsch nach persönlichem Ruhm und Gewinn bis zu großem Mitgefühl reichen. Manchmal ist auch, wie bei einem Cocktail, ein bißchen von allem darin enthalten. Doch weil das Ganze als Traum in unserem Geiste beginnt, machen wir nicht die verschiedenen Phasen des Entwicklungsprozesses durch, die zur Realisierung des Traumes notwendig wären. Das würde den Traum in seiner Vollkommenheit beeinträchtigen. Wenn unsere Wachträume nicht wahr werden, empfinden wir Schmerz. Aus yogischer Sicht ist dieser Schmerz selbstgeschaffen.

Ich wurde oft von Psychologen zu Seminaren eingeladen, die nach dem *Workshop* mit mir über ihre Arbeit sprechen wollten. Einmal brach in einem solchen Seminar eine Frau weinend zusammen. Die anderen Gruppenteilnehmer scharten sich um sie, klopften ihr auf die Schulter und sagten: »Weine nicht. Wir alle lieben dich. Du mußt nicht weinen.«

Als der Psychologe bemerkte, daß ich mich mit dieser Situation sehr unwohl fühlte, sagte er: »Sie möchten offensichtlich etwas sagen?«

Ich erwiderte: »Ja. Das ist alles total verlogen. Ihre Gesten sind unter den gegebenen Umständen einfach absolut unehrlich. Diese Frau leidet wirklich, und jetzt klopfen ihr alle auf die Schulter und versichern sie ihrer Liebe. Doch wenn sie morgen mit ihren zwei kleinen Kindern vor Ihrer Tür steht und sagt: ›Kann ich hierbleiben, bis ich eine Arbeit gefunden habe?‹, ist es vorbei mit Ihrer Liebe. Sie wollen sich im Augenblick nur selbst ein gutes Gefühl verschaffen, aber es ist nicht ein Körnchen Wahrheit an dem, was sie sagen. Illusionen.« Wir kreieren eine Scheinwelt für uns selbst und andere und sagen ihnen, sie sei wirklich, sie könnten darin leben. Unser Glaube an die Realität unserer eigenen Existenz ist ebenfalls so stark, daß wir nicht der Tatsache des Todes ins Gesicht sehen wollen. Doch wenn wir es tun, stellen wir vielleicht fest, daß es gar nicht viel anders ist, als sich von einem Zimmer in ein anderes zu begeben. Mit dem Tod wechseln wir von einer Dimension in eine andere. Es gibt wirklich keinen Grund, sich zu fürchten.

Wie mächtig unser Geist doch ist. Er kann Dinge erschaffen und erträumen! Er verfügt über enorme Kräfte. Jede Frau und jeder Mann trägt ein Bild ihres oder seiner Traumgeliebten im Innern.[2] Das ist eine andere Art Traum, aber wir müssen auch seine Existenz anerkennen. Der Traumgeliebte einer Frau ist immer groß und gutaussehend. Er tut stets das Richtige im richtigen Augenblick. Er ist der große romantische Beschützer und natürlich ein großartiger Liebhaber. Er verfügt über genügend Geld oder ist vielleicht sogar sehr reich. Wenn die Frau nun einen Mann kennenlernt, vergleicht sie seine Qualitäten mit denen ihres Traumgeliebten. Männer tun das gleiche. Wer kann sich damit messen? Das Bild des Traumgeliebten wird nie einer realistischen Prüfung unterzogen. Könnte es so einen Menschen überhaupt geben?

Der Traum ändert weder unseren Ehemann oder unsere Ehefrau, noch tritt der Traumgeliebte wirklich auf den Plan, nur weil er in unserem Geist existiert. Wenn das Bild nicht mit der Realität unseres Partners aus Fleisch und Blut übereinstimmt, gibt es Ärger. Weil wir den Traumgeliebten scheinbar nicht bekommen können, tun wir möglicherweise das Gegenteil und lassen uns in unserer Vorstellung zu jemandem werden, der den Traumgeliebten nicht verdient hat. Wir sind zu schuldig, zu schlecht, zu dumm, zu häßlich. So erzeugen wir in uns ein Gefühl der Unsicherheit und Wertlosigkeit. Viele Frauen versuchen nach der Hochzeit, ihren Ehemann zu dem Mann zu machen, den sie wirklich wollten. Doch er ist nicht der Traumgeliebte, und so entsteht ein endloser Kampf.

Es gibt keine ideale Beziehung. Selbst die von uns erträumte ist nicht ideal. Deshalb sind wir enttäuscht und fühlen uns in unserer Ehe einsam. Wir fühlen uns verletzt und übergangen und versuchen, dieses Gefühl der Einsamkeit zu überwinden. Doch wir werden allein geboren, und wir sterben allein. Was teilen wir wirklich miteinander? Wir können materielle Dinge teilen, doch was im Inneren vorgeht, ist absolut individuell. Jeder menschliche Geist interpretiert die Welt auf seine Weise. Die ideale Beziehung ist ein Tagtraum, den viele Menschen zu realisieren versuchen. Sie erwarten etwas, das es nicht geben kann. Was werden sie tun? Entweder mit Gewalt versuchen, ihren Traum wahr werden zu lassen, oder sich mit der Tatsache abfinden, daß sich ihr Traumbild verändert, einfach weil andere Träumer andere Träume haben. Zwei Menschen mögen vorübergehend den gleichen Traum haben, weil sie sich das gleiche wünschen, doch wenn sich ihre Wünsche erfüllt haben, streben sie wieder in verschiedene Richtungen.

In der Kino- und Fernsehwerbung sehen wir das junge, verliebte Paar Hand in Hand fröhlich durch die Felder laufen. In diesem Stadium ihrer Liebesbeziehung sind sie nur auf die Sonnenseite konzentriert, auf diesen wunderschönen Tag im Paradies. Aber wir können nicht im Paradies bleiben. Wenn man vierzig oder fünfzig Jahre alt geworden ist, muß man seine Traumbilder überdenken. Warum? Weil man gereift ist. Man hat gelernt, nicht nur den Himmel der eigenen Vorstellungen zu sehen, sondern auch den Horizont. Man sieht das Licht und den Schatten und lernt, beides zu akzeptieren.

Manche Leute haben romantische Vorstellungen über vergangene Leben. Eine Frau war überzeugt, sie sei die Königin Mumtaz gewesen, für die das Taj Mahal erbaut worden war, und war sich noch nicht einmal bewußt, daß es sich um ein Grabmal und nicht um einen Palast handelte. Sie war eine gewöhnliche Hausfrau, die endlich jemand sein wollte. Wenn Sie »jemand« sein wollen, müssen Sie etwas dafür tun. Lernen Sie, studieren Sie, üben Sie, erwerben Sie Fähigkeiten. Werden Sie einzigartig. Phantasien und Tagträume werden Sie hier nicht weiterbringen. Es kann sogar sein, daß manche Menschen Sie als Illusionisten abtun.

Tagträume können uns in große Schwierigkeiten bringen, weil der Illusion eine enorme Kraft innewohnt. Manche Menschen erkennen ihre Illusionen gar nicht als solche, weil ihnen der Wunsch, anerkannt und akzeptiert zu werden, das Bedürfnis nach einem höheren Selbstwertgefühl im Wege steht. Es ist absolut notwendig, Unterscheidungsfähigkeit zu entwickeln. Wenn Sie genug Schmerz und Enttäuschung erlebt haben, beginnen Sie zu erkennen, wie Sie in Illusionen leben und zwar in solchem Maße, daß Sie ständig enttäuscht und in Ihrem Stolz verletzt werden.

Wenn Ihnen bewußt wird, wieviel Energie Sie Ihre Illusionen, Wünsche und Emotionen kosten und daß Sie diese Kraft statt dessen auf das Erreichen eines höheren Bewußtseins richten können, haben Sie ein wirklich gutes Geschäft gemacht. Die meisten Menschen wissen nicht einmal, daß sie dieses Geschäft machen können. Schmerz und Enttäuschung lassen Sie irgendwann endlich sehen, was Sie sich antun. Doch muß das tausend Leben dauern... hunderttausend, eine Million Leben? Der Preis ist zu hoch. Handeln Sie jetzt.

Übungen und Reflexionen

1.
Mit Tag- oder Wachträumen arbeiten Sie genauso wie mit Ihren nächtlichen Träumen, d. h., Sie schreiben diese »Träume« zunächst nieder und filtern die Schlüsselworte heraus.

2.
Sie können auch eine Alltagssituation nehmen – insbesondere eine emotional geladene – und sie studieren, als wäre sie ein Traum.
Wie ist die Szenerie?
Wer sind die »Mitspieler«?
Was ist die Handlung?
Welche Position nehmen Sie als das *Ich* im Traum ein?
Um welches *Ich* handelt es sich?
Zu welcher Lösung kommen Sie, oder welche Frage bleibt offen?

3.
Schauen Sie sich all Ihre Erwartungen an – selbst in den Unterhaltungen, die Sie mit anderen in Ihren Tagträumen führen.

4.
Untersuchen Sie Ihre Sinneswahrnehmungen.
Wissen Sie, welche Ihrer Sinne vorherrschen und welche weniger entwickelt sind?
Konkurrieren Ihre Sinne miteinander?
Wenn Sie einen Menschen beispielsweise äußerlich attraktiv finden, seine Stimme in Ihren Ohren aber schrecklich klingt, lehnen Sie ihn oder sie vielleicht ab, weil Ihr Gehör über Ihre Augen dominiert. Vielleicht denken Sie sogar, daß Sie ein auf Logik und Vernunft oder Intuition beruhendes, weises Urteil fällen. Versuchen Sie herauszufinden, inwieweit dies auf Ihr Leben zutrifft.
Inwieweit sind Ihre Sinneswahrnehmungen beteiligt, wenn Sie spontane Entscheidungen treffen?
Wie verläßlich sind Ihre Sinneswahrnehmungen?

5.
Versuchen Sie einmal, jemandem zuzuhören, während Sie gerade eine Arbeit verrichten. Sie werden wirklich hören, was die Person sagt. Wenn Sie die Person direkt anschauen, hören Sie nur die Hälfte von dem, was sie sagt, weil das Gesicht oft eine ganz andere Botschaft übermittelt als die Stimme.
Wenn diese beiden Botschaften im Widerspruch zueinander stehen, ist die Kommunikation gestört.

6.
Schauen Sie Ihre Traumaufzeichnungen durch, und stellen Sie fest, welche Sinne in Ihren Träumen aktiv sind. Wenn Sie alle fünf Sinne in Ihre Träume einbringen und sich später an ihre Beteiligung erinnern können, schärfen Sie so auch Ihre Sinneswahrnehmung im Wachzustand. Das wird sich in Ihrem Leben deutlich auswirken, weil wir die Welt über unsere Sinne erfahren.

7.
Schulen Sie Ihre Sinne, indem Sie darauf achten, wie sie funktionieren. Nehmen Sie sich jeweils eine Woche Zeit, um einen Ihrer Sinne intensiv zu erforschen. Möglicherweise wird Ihnen bewußt, daß Sie bisher nur an der Oberfläche gekratzt haben.[3]

8.
Versuchen Sie, folgende Fragen zu beantworten: Was ist Wahrnehmung?
Spielt sich Wahrnehmung auf der geistigen Ebene ab?
Geschieht Wahrnehmung intuitiv?
Ist Wahrnehmung sinnlich?
Ist es ein Unterschied, ob Wahrnehmung intellektuell oder intuitiv ist?
Wie können Sie Zugang zu Ihren Wahrnehmungskräften finden?
Wie können Sie feststellen, ob Ihre Wahrnehmungsfähigkeit sich vergrößert?
Bedeutet es, daß Sie mehr verstehen?
Geschieht dieses Verstehen eher auf der Herzebene oder auf der Verstandesebene?

9.
Finden Sie heraus, wo vergangene Erfahrungen Ihre klare Wahrnehmung stören.
Auf welche Weise wenden Sie das »Gesetz der Gedankenassoziation« unbewußt in Ihrem Leben an?
In wie vielen verschiedenen Lebensbereichen tritt es auf?
Setzen Sie diese Kraft positiv ein?
Oder untergräbt sie stets Ihre eigene Sicherheit?

10.
Fragen Sie sich:
Was ist ein Traum?
Wer ist der Träumende?

21.
Die Kraft lenken

Statt in Illusionen gefangen zu bleiben, können Sie die (gleiche) Kraft der Imagination nutzen, um etwas Wertvolles zu schaffen. Eine Möglichkeit, dies zu erreichen, bietet uns die Technik der kreativen Visualisierung. Wenn sie sich beispielsweise sehr unglücklich fühlen, aber noch nicht in der Lage sind, Ihre Probleme direkt anzugehen, könnte ich zu Ihnen sagen: »Setzen Sie sich hin, entspannen Sie sich, schließen Sie die Augen, und lassen Sie sich von mir in eine Phantasiewelt führen. Wir gehen in einen wunderschönen Garten, wo Sie das leise Plätschern eines Baches hören und die verschiedensten Blumen und Vögel sehen können.« Wenn Ihre Vorstellungskraft dann angeregt ist, können Sie dieses Bild weiter erforschen und vervollständigen. So können Sie eine negative, destruktive Stimmung ins Gegenteil umkehren.[1]

Das Problem, das Ihre Verzweiflung auslöste, verschwindet dadurch nicht einfach, aber Sie können Ihr Nervensystem und Ihre Gefühlswelt auf diese Weise zumindest zeitweilig entlasten. Dann kann ich Sie vielleicht so, wie ich Sie in die Phantasiewelt geführt habe, zu der Erkenntnis führen, daß der Grund Ihrer Verzweiflung ebenfalls nur eine Phantasie oder ein weiterer Traum ist.
Damit der Geist lernt, mit seiner Vorstellungskraft positiv umzugehen, muß man ihm eine Richtung vorgeben. Wenn ich etwas erfinden will, muß ich meine Wünsche und meine Vorstellungskraft fokussieren und emotional aufladen. Dann kann ich kreativ sein und meinen Traum verwirklichen. Handelt es sich bei einem Tagtraum nur um eine Phantasie des nach Bewunderung dürstenden Ego, wird nicht viel dabei herauskommen. Kreativität erfordert den Einsatz des Willens – man muß aktiv werden. Der Unterschied zwischen dem Künstler und dem Tagträumer besteht darin, daß aus dem Tagtraum des Künstlers etwas entsteht, während der auf sein Ego fixierte Mensch, der sich in Gedanken selbst als Held oder als die schönste Frau der Welt sieht, nichts Nützliches hervorbringt. Es bleibt eine Illusion, die zwangsläufig zerstört wird.
Wir müssen erkennen, daß eine der treibenden Kräfte hinter unseren nächtlichen Träumen, unseren Tagträumen und Illusionen unser Begehren ist. Wir wollen unsere Wünsche erfüllen und widmen den größten Teil unseres Lebens diesem Versuch. Diesen Gedankenprozessen oder Träumen entspringt unser Handeln. Manche Menschen handeln schnell, und stark gefühlsorientierte Menschen handeln oft sogar zwanghaft. Doch wenn

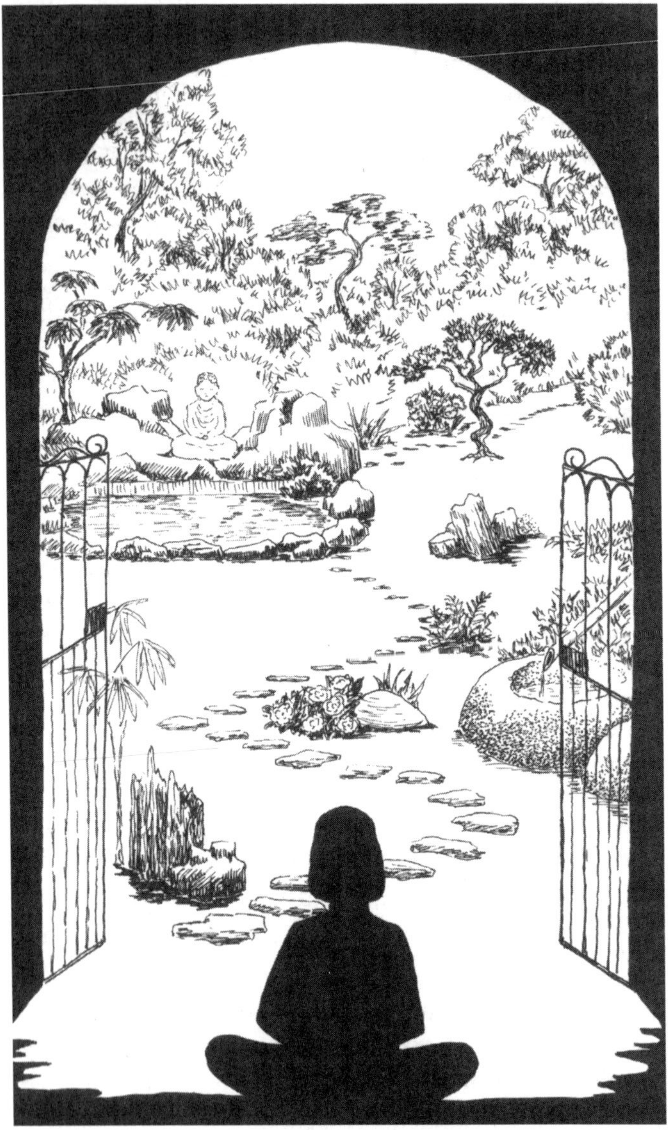

wir aufrichtig sind, wird das Göttliche die Umstände erschaffen, um unsere guten Wünsche, die sich auch auf andere segensreich auswirken, zu erfüllen. Mein Guru sagte stets: »Träume, daß du eine Heilige bist, und du wirst eine werden.« Doch dann muß man seinen Traum umsetzen, man muß anfangen, wie ein Heiliger zu denken. Er sagte auch: »Sieh dich selbst immer als Radha, und nichts ist unmöglich.« Die Bibel sagt das gleiche: Wenn wir glauben, können wir Berge versetzen, können das Unmögliche erreichen.

Auslöser für die Bilder in unserem Kopf sind unsere Wünsche. Wenn wir ein Bild klar und intensiv visualisieren, arbeiten wir damit auf seine Verwirklichung hin. Wenn Sie Ihre Träume in die Wirklichkeit umsetzen wollen, müssen Sie durch den kreativen geistigen Prozeß hindurchgehen. Sie brauchen beides – Ihren Traum und den Wunsch, ihn zu verwirklichen. Dann können Sie auf dem von Ihnen gewählten Weg zur Erfüllung gelangen. Manchmal müssen Sie Ihren Traum ein wenig zurechtstutzen, ihn ein wenig kleiner werden lassen, um seine Realisierung zu ermöglichen. Sind die Erwartungen zu hoch gespannt, entspringen sie oft dem Ego. Sie wissen bereits, daß Sie sie nie verwirklichen können, weil sie sich nicht im Bereich des Menschenmöglichen bewegen. Damit haben Sie sich eine gute Ausrede geschaffen. Wenn Ihr Wunschdenken Sie beflügelt, so ist das großartig. Halten Sie ruhig daran fest, aber machen Sie sich nicht vor, daß Ihr Wunsch in Ihrem Leben bereits Realität geworden sei. Ihr Traum zeigt Ihnen vielleicht, was Sie werden könnten, aber Sie sind womöglich noch nicht dort angekommen.

Wenn geschäftlicher Erfolg Ihr Ziel ist und Sie genug Energie investieren (was vielleicht mit Weiterbildung oder besonderer Spezialisierung verbunden ist), können Sie Ihr Potential in Ihrer Karriere verwirklichen und erfolgreich werden. Träumen Sie jedoch davon, ein selbstverwirklichter Mensch zu werden, sind außerordentliche Bemühungen notwendig. Wie können Sie erwarten, etwas über Spiritualität zu wissen und zu erfahren, wenn Sie Ihre gesamte Aufmerksamkeit, Zeit und Energie dem materiellen, täglichen Leben widmen? Es kommt der Zeitpunkt, wo Sie entscheiden müssen, was Sie mit dem Rest Ihres Lebens anfangen wollen, weil Sie nichts von alldem, was Sie auf der materiellen Ebene angehäuft haben, mitnehmen können. Was nehmen wir mit uns?

Alle Religionen sprechen von einem Leben nach dem Tod. Was bedeutet es für Sie, wenn Sie sich vorstellen, daß eine Seele in den Himmel kommt oder, wie man im Osten glaubt, wiedergeboren wird? Solange Sie hier und jetzt, in diesem Leben nichts verändern, können Sie doch wohl kaum erwarten, nach Ihrem Tod anders zu sein. Wieso sollten Sie dann weiser sein, bloß weil Sie Ihre begrenzende körperliche Hülle abgelegt haben? Versuchen Sie, sich einen Energiewirbel – das Bewußtsein – vorzustellen, der alles enthält, was Sie auf der geistigen, emotionalen und spirituellen Ebene sind, und der auch den Körper und das Gedächtnis steuert. Wissenschaftler sind sich einig, daß Energie unzerstörbar ist. Natürlich kann man Energie umwandeln, aber man kann sie nicht völlig zerstören oder auslöschen. Jener Energiewirbel könnte sich dann einen anderen Ort zum Leben suchen, eine andere Zeit, um sich auszudrücken, sich zu entwickeln und zu vervollkommnen. Vielleicht ist es das, was wiedergeboren wird.

Wir könnten einwenden: »Sind nicht auch Philosophie und spirituelles Leben ein Traum?« Ja, doch dieser Traum kann sich sehr segensreich auswirken, er kann uns auf unterschiedlichste Weise nähren, uns zu einem höheren Bewußtseinszustand führen und eine ganz neue geistige Qualität in uns wecken. Wenn wir für uns klären, nach welchen Idealen wir streben, indem wir uns fragen: »Was für ein Mensch möchte ich sein?«, ist das in der Tat auch ein Traum, aber seine Verwirklichung liegt im Bereich des Möglichen. Ich kann davon träumen, wie wunderbar es wäre, wenn ich rundum gesund wäre, eine positive Lebenseinstellung hätte und nicht nur oberflächlich lächeln würde, sondern mein Lächeln wirklich von Herzen käme. Bezieht sich der Traum ausschließlich auf mich selbst, so steht es in meiner Macht, ihn zu verwirklichen. Doch ich muß seine Bedeutung erkennen und die zu seiner Realisierung notwendigen Kräfte entwickeln.

Manche Dinge können wir mit unseren gegenwärtigen, begrenzten geistigen Kräften nicht verwirklichen. Ich sage nicht, daß sie unmöglich sind, aber es mangelt uns an der notwendigen Fähigkeit, unseren Geist über längere Zeit zielgerichtet zu konzentrieren. Bevor unsere Träume Realität werden können, müssen wir bestimmte geistige Kräfte entwickeln. Wir haben den Kontakt zu unserem inneren Wissen darüber, wer wir wirklich sind, verloren. Wir haben unseren göttlichen Ursprung, unser göttliches Erbe vergessen und uns in der Falle der menschlichen Existenz verstrickt. Wir können uns unsere Mythologien anschauen, um unser Potential besser verstehen zu lernen. Diese Mythologien stellen tatsächlich symbolisch die Geschichte der Menschheit dar: den Mythos über die jungen Götter aus dem mittleren Himmel, die von Neugier getrieben auf die Erde hinabstiegen.[2] Als sie dann zu lange auf der Erde blieben, zu lange die irdischen Freuden genossen, begannen sich ihre wunderschönen ätherischen Körper zu verhärten. Der ätherische Körper oder Energiewirbel verlor schließlich seine Fähigkeit, auf die andere, die himmlische Ebene zurückzukehren, nachdem er zu lange der Erdatmosphäre ausgesetzt war und sich an sie angepaßt hatte.

Wir sind die jungen Götter aus dem mittleren Himmel – oder die gefallenen Engel, falls Sie die biblische Version bevorzugen. Machen wir uns die Überzeugung der ägyptischen Gnostiker zu eigen, so sind wir in die Materie hinabgestiegene Seelen, die diese Vereinigung so sehr genießen, daß sie nicht mehr in ihr himmlisches Zuhause zurückkehren wollen. Doch Gott, der nicht will, daß die Seelen verlorengehen, sorgt dafür, daß wir uns irgendwann schließlich wieder unseres Ursprungs erinnern und uns nach unserem wirklichen Zuhause zurücksehnen.

Denken Sie einmal darüber nach. Was fangen Sie mit Ihrer von Gott gegebenen Intelligenz an? Sie können sich dafür entscheiden, bewußt zu werden und die Heimreise anzutreten.

Wir können unsere geistigen Kräfte entdecken, indem wir unseren Geist fokussieren und uns auf ein inneres Bild konzentrieren. Lassen Sie das Kaleidoskop der Bilder hinter sich, wählen Sie ein einziges Bild, und bleiben Sie dabei. Beobachten Sie, was geschieht. Wählen Sie ein Bild, das Ihr Leben verändern kann. Genau das tun Sie mit der *Anrufung des Göttlichen Lichts.* Sie schaffen ein geistiges Bild des Göttlichen Lichts und füllen Ihren ganzen Körper mit diesem Licht. Licht wurde jahrhundertelang von vielen Religionen als Symbol für Göttliche Energie verwendet. Wenn Sie die *Anrufung des Göttlichen Lichts* praktizieren, stärken Sie Ihren Wunsch, ein Lichtwesen zu werden, das Licht und Freude in das Leben anderer Menschen und Erfüllung in Ihr eigenes Leben bringt. Wenn Sie sich unablässig auf das Licht konzentrieren und Licht in Ihr Leben einladen, werden Sie ein völlig anderer Mensch.

Im folgenden beschreibe ich die *Anrufung des Göttlichen Lichts*, eine der wichtigsten Übungen zum Erschaffen und Aufrechterhalten der Verbindung mit dem inneren Licht.[3] Mit dieser Anrufung erfüllen Sie Ihr gesamtes Wesen mit Licht. Es gibt nichts Größeres als Licht, Licht ist das subtilste Symbol für das Göttliche. Wenn Sie Ihren gesamten Organismus mit Licht durchfluten, treiben Sie das Ego automatisch hinaus. Konzentrieren Sie sich darauf. Sie wollen das Licht des Verstehens, das Licht der Liebe wachsen lassen. Im natürlichen Licht der Weisheit geht Ihr persönliches Wachstum viel leichter vonstatten als im künstlichen Licht theoretischen Wissens.

Die Anrufung des Göttlichen Lichts

Stellen Sie sich aufrecht hin, die Füße etwa schulterbreit voneinander entfernt. Atmen Sie ein. Heben sie die Arme über den Kopf, während Sie sanft und allmählich den ganzen Körper anspannen. Halten Sie die Arme gerade, und halten Sie die Spannung im ganzen Körper aufrecht. Halten Sie den Atem an und die Augen geschlossen. Richten Sie sie innerlich auf den Punkt zwischen den Augenbrauen. Sprechen Sie für sich so konzentriert wie möglich folgende Affirmation:

Göttliches Licht hat mich erschaffen
Göttliches Licht erhält mich
Göttliches Licht beschützt mich
Göttliches Licht umhüllt mich
Ich wachse und werde zu göttlichem Licht

Sehen Sie sich vor Ihrem geistigen Auge unter einem weißen Lichtstrahl stehen. Sehen Sie, wie das Licht sich auf Sie ergießt, durch die Schädeldecke in den Körper hineinfließt und Ihr ganzes Wesen ausfüllt. Atmen Sie aus, während Sie langsam die Arme senken. Atmen Sie dann wieder ein, und spannen Sie den Körper an, ohne diesmal die Arme zu heben. Halten Sie die Spannung und den Atem an. Wiederholen Sie die Anrufung im Geiste. Atmen Sie langsam aus, und entspannen Sie sich.

Konzentrieren Sie sich bei der zweiten Wiederholung – wiederum ohne die Arme zu heben – darauf, zu *fühlen*, wie ein warm scheinendes Licht Sie innerlich durchströmt und von außen umhüllt. Denken Sie dabei folgende Worte:

Jede Zelle dieses, meines physischen Körpers ist von Göttlichem Licht erfüllt; jede Ebene des Bewußtseins ist von Göttlichem Licht erleuchtet. Das Göttliche Licht durchdringt jede Zelle meines Wesens, jede Bewußtseinsebene. Ich bin zu einem Kanal reinen Lichts geworden. Ich bin eins mit dem Licht.

Die *Anrufung des Göttlichen Lichts* ist sowohl eine Willensübung als auch ein Akt der Hingabe. Öffnen Sie sich dem Licht, und akzeptieren Sie, daß Sie jetzt ein Kanal für das Göttliche Licht sind. Fühlen Sie tiefe Dankbarkeit dafür. Wünschen Sie sich, dieses Geschenk mit jemanden, dem Sie helfen möchten, zu teilen. Richten Sie Ihre Handflächen nach vorne.

Jetzt können Sie das Göttliche Licht mit einem Freund oder Verwandten teilen. Sehen Sie ihn oder sie vor sich stehen. Öffnen Sie geistig die Türen Ihres Herzzentrums, und lassen Sie das Licht zu den Füßen dieser Person hin strömen. Das Licht beginnt den Körper zu umkreisen, bewegt sich im Uhrzeigersinn in einer Spirale aufwärts, bis es den Körper vollkommen einhüllt. Sehen Sie dann, wie die Spirale sich immer höher in den Himmel dreht und das Bild der Person mit sich nimmt. Schließlich verschmilzt die Person mit der Quelle des Lichts und wird eins mit dem Licht. Sie können sogar den Kopf heben, um der Lichtspirale zu folgen, halten Sie dabei aber die Augen geschlossen. Wenn das Bild der Person Ihrem Blick entschwunden ist, entspannen Sie sich und danken still für die Gelegenheit, jemandem in Not helfen zu können. Denken Sie daran, daß wir uns selbst helfen, wenn wir anderen helfen.

Sollte Ihre Konzentration während der Anrufung nachlassen, wiederholen Sie die Übung.

Lernen Sie, Menschen in einer Lichtspirale zu sehen und sich selbst im Licht zu halten, damit nur das Göttliche in Ihnen aktiv ist.

Die *Anrufung des Göttlichen Lichts* kann auch als Mantra oder positive Affirmation genutzt werden.[4] Wiederholen Sie im Geiste die Worte der Anrufung, und sehen Sie sich in Ihrem täglichen Leben von Göttlichem Licht umgeben. Das hilft Ihnen, mit dem inneren Licht in Kontakt zu bleiben und das Licht in anderen Menschen zu sehen.

Übungen und Reflexionen

1.

Praktizieren Sie die *Anrufung des Göttlichen Lichts* mehrmals täglich. Wenn Sie Schwierigkeiten mit einem anderen Menschen haben, hüllen Sie diese Person in das Licht ein. Dadurch wird die Feindseligkeit, die Sie dieser Person gegenüber vielleicht empfinden, aufgelöst, und auch der andere wird sich allmählich ändern (vielleicht nicht in einem für Sie emotional befriedigenden Sinne, aber alles wird sich zum rechten Zeitpunkt fügen). Lassen Sie diese Praxis nicht zur Routine werden, weil sie sonst zu einem bedeutungslosen, rein mechanischen Vorgang wird, der jegliche Wirkung verloren hat. Legen Sie Ihr Gefühl hinein, und Sie werden feststellen, daß Emotionen richtig eingesetzt sehr hilfreich sein können.

2.
Denken Sie an das Göttliche Licht. Reflektieren Sie über jede Zeile des Mantras.

3.
Versuchen Sie, durch die *Anrufung des Göttlichen Lichts* mit dem Lichtkörper in Kontakt zu kommen. Solange Sie leben, existiert ein winziger Energiefunke – Sie können es Licht oder Lebenskraft nennen – in jeder Zelle Ihres Körpers. Es ist wichtig, daß Sie sich Ihrer eigenen Energie bewußt werden, daß Sie die Energie in jeder Zelle Ihres Körpers wahrnehmen. Diese konzentrierte Wahrnehmung muß sich entwickeln, und das dauert seine Zeit. Beginnen Sie zunächst, Ihre Vorstellungskraft zu schulen, weil kreative Imagination die Tür zu einer anderen Wahrnehmungsebene öffnet. Wenn Sie Ihren eigenen Körper als Lichtkörper oder Lichtwesen wahrnehmen, so ist das eine außergewöhnliche Erfahrung, die Sie nie wieder vergessen werden.

4.
Eine weitere Übung, mit der man sich der Wahrnehmung des Lichts öffnen kann, besteht darin zu lernen, das Licht in allem, was uns umgibt, zu sehen.[5] Nehmen Sie ein Reiskorn zwischen zwei Finger, und halten Sie es gegen das Licht. Konzentrieren Sie sich auf das

Reiskorn, bis Sie um es herum einen Lichtschein sehen können, eine winzige Lichtquelle, die es auszustrahlen scheint. Wenn Sie nach und nach die Fähigkeit entwikkeln, ein Reiskorn Licht ausstrahlen zu sehen, legen Sie das Korn auf ein Silbertablett und bieten es dem Göttlichen als Gabe dar. Es kann Teil des Schatzkästleins Ihrer Übungen sein, mit Hilfe derer Sie sich auf das Göttliche zu bewegen.

5.
Schauen Sie, ob Sie den Lichtschein in jedem Blütenblatt einer frisch geschnittenen Blume sehen können. Beobachten Sie nun, was innerhalb der nächsten Stunden und Tage mit diesem Lichtschein geschieht. Können Sie sehen, wie er allmählich verschwindet) ohne daß sich die Farbe der Blütenblätter ändert? Die Energie, das innere Licht ist erloschen. Das gleiche kann mit Menschen geschehen – der Körper stirbt vielleicht erst später, nachdem das spirituelle Licht schon erloschen ist.

6.
Wenn Sie sich elend oder deprimiert fühlen, können Sie die Vision des Göttlichen Lichts in ein personifizierteres göttliches Bild umwandeln. Es ist, als würden Sie mit Ihrer Vorstellungskraft einen Ballon erschaffen und ein Bildnis von Jesus, Buddha, der göttlichen Mutter, Shiva (je nachdem, welches Gottesbild Sie bevorzugen) darauf malen, wohl wissend, daß die Energie, die den Ballon ausfüllt, das Göttliche ist. Das Bild befriedigt lediglich das emotionale Bedürfnis

nach persönlichem Kontakt mit dem Göttlichen. Das Licht ist da, wenn Sie bereit sind, es zu empfangen, doch das aus dem Licht erschaffene Bild wird da sein, wenn Sie es brauchen. Es ist, als sähe man das Licht in verschiedenen Frequenzen, Schwingungen und Farben. Eines Tages beginnen Licht und Bild vielleicht zu pulsieren, so daß Sie zuerst das Bild, dann das Licht, dann wieder das Bild und das Licht sehen. Licht ist so subtil, so ätherisch, daß man jedes visualisierte Bild mit ihm verschmelzen lassen kann. Irgendwann lösen sich die Bilder dann von selbst im Licht auf.

7.
Die Arbeit mit unseren Träumen führt uns zum Licht hin, weil es sich bei den geistigen Traumschöpfungen um nichts anderes als ein Spiel mit dem Licht in verschiedenen Farben handelt. Träume geben uns die Möglichkeit, uns selbst durch ihr Prisma zu sehen. Wenn Sie Ihre Aktivitäten in Licht hüllen, werden sich auch Ihre Träume verändern.

8.
Selbst wenn eine Erfahrung nur auf Ihrer Einbildung beruht, können Sie damit arbeiten und schauen, ob Sie nicht tiefer gelangen können. Vielleicht ist es zunächst nur Wunschdenken, aber Ihre Wünsche und Vorstellungen können Sie auf substantiellere Erfahrungen vorbereiten. Wenn Sie sich nach Licht in Ihrem Leben sehnen, müssen Sie an Licht denken und Licht kraft Ihrer Imagination anrufen. Das ist die Vorbereitung. Eines Tages werden Sie es in Ihrem Leben haben. Sie

werden wissen, wann es sich um echte Erfahrungen handelt, weil diese Ihr Leben völlig verändern – Sie können einfach nicht derselbe Mensch bleiben.

9.
Die Wirkung der Übungen hängt direkt von Ihrem persönlichen Einsatz ab. Sie können sich auf Ihrem Weg selbst unterstützen, indem Sie sich immer wieder im Laufe des Tages (selbst wenn es nur für kurze Augenblicke ist) intensiv auf einen spirituellen Gedanken, ein Mantra, ein inneres Bild, ein Gebet konzentrieren oder darauf, Ihren intensiven Wunsch zu spüren, mit dem Göttlichen eins zu sein.

22.
Traum? Illusion? Realität?

Im Wachzustand können Sie Ihre Traumforschung erweitern. Denken Sie nicht nur an eine bestimmte Art von Tagträumen, sondern fragen Sie sich: »Ist vielleicht mein ganzes Leben ein Traum?« Wo produziere ich meine eigenen Alpträume und verstricke mich in ihnen? Vielleicht wachen Sie dann plötzlich auf und erkennen, daß Sie sich eine geistige Realität erschaffen, in der Sie nicht verharren müssen. Versuchen Sie herauszufinden, ob es eine andere Realität gibt, die für Sie erreichbar ist – allerdings nicht durch Flucht. Man kann nie in eine bessere Realität »flüchten«.

Manchmal werden Sie feststellen, daß diese größere Realität Ihnen in einem Traum offenbart werden kann, und manchmal werden Sie erkennen, daß das tägliche

Leben wie ein guter oder schlechter Traum ist – daß bestimmte Realitäten gar nicht so stabil oder real sind, wie Sie dachten.
Denken Sie nur einen Moment lang darüber nach, wie kreativ unser Geist ist. Mit der Kraft unseres Geistes können wir eine Menge bewirken und viele Dinge hervorbringen, und wir können uns bewußt werden, daß bestimmte Dinge, von unseren Emotionen genährt, nur in unserem Geist existieren. Ein Beispiel sind die psychosomatischen Krankheiten, die ein Produkt unserer Vorstellungskraft sind. Ein anderes Beispiel ist die Scheinschwangerschaft, bei der eine Frau glaubt, schwanger zu sein, und alle äußeren Symptome aufweist, ohne tatsächlich ein Kind zu erwarten. Wie hat sie diese Symptome erzeugt? Sie kann es nicht sagen. Aber sie wünschte sich mit fast schon fanatischer Besessenheit ein Kind. Die ganze Kraft ihrer Emotionen konzentrierte sich auf diese Idee und brachte so die körperlichen Prozesse in Gang. Der hinter einem Wunsch stehende emotionale Antrieb kann also eine Situation schaffen, durch die der Wunsch zumindest teilweise erfüllt wird. Würden Sie die Fähigkeit der Frau, diese Veränderungen in ihrem Körper hervorzurufen nun als real, als Illusion oder als »partielle« Realität bezeichnen?
Manche Yogis führen unglaubliche Experimente durch, schließen sich beispielsweise jahrelang in einem lichtlosen Raum ein, nur um herauszufinden, wie kreativ der Geist ist. Gleichzeitig nehmen sie aber ihre Träume sehr ernst. Weshalb sollten solche Leute sich überhaupt um Träume kümmern? Weil Träume der Stachel sein können, mit dem man den Stachel entfernen kann. Wenn

Sie sich bewußt werden, wie kreativ Träume sind, beginnen Sie vielleicht über die Realität nachzudenken und herauszufinden, daß jeder Tag wie ein weiterer Traum ist.

Die Erfahrung des Träumens kann uns als Modell dienen, um die Scheinwelten oder Illusionen, die wir in unserem Leben erschaffen, zu durchschauen. In unseren Träumen leiden wir nur vorübergehend – bis wir aufwachen. Sie können beispielsweise träumen, daß Sie sich verletzen, und können den Schmerz im Traum intensiv erfahren. Vielleicht träumen Sie, daß Sie von jemandem, den Sie lieben, getrennt werden, und fühlen den emotionalen Schmerz, bis man Sie aufweckt. Wenn Sie in die größere Realität kosmischen Bewußtseins hinein erwachen, werden Sie das Leben und das Leid, das es mit sich bringt, als Traum erkennen. Doch Sie müssen das selbst direkt *erfahren*, es genügt nicht, diese Vorstellung intellektuell zu erfassen.

Wenn Sie das Leben gemäß der östlichen Philosophie als *Maya* (Illusion) betrachten, können Sie sich fragen: »Weshalb sollte ich mich mit der unbewußten Ebene auseinandersetzen, wenn schon dieses Leben im Wachzustand nicht real ist?«

Solange Sie in einem physischen Körper, der Schmerz empfinden kann, über die Erde wandeln, müssen Sie akzeptieren, daß das Leben auf dieser physischen Ebene der Realität nach bestimmten Gesetzen funktioniert. Einem Menschen, dem ein Bein amputiert werden muß, können Sie nicht sagen: »Ihr Bein ist nur eine Illusion, es existierte von vornherein nicht.« Ich weiß, daß mein Körper real ist und irgendwie erschaffen wurde. Wenn ich behaupte, daß das durch die Kraft des Geistes geschah, muß ich darüber nachdenken, was das bedeutet. Wo ist die geistige Kraft, mit der ich im Falle einer Amputation ein neues Bein erschaffen könnte? Und warum kann ich das nicht, wenn ich doch den ganzen Körper erschaffen habe?

Das Vermischen der intellektuellen Erkenntnis, daß das »Leben Illusion ist«, mit den realen Fakten unserer Existenz kann zu großer Verwirrung und Unsicherheit im täglichen Leben führen. Diese Verwirrung tritt oft ein, wenn Menschen östliche Texte lesen und intellektuell aufnehmen, ohne diese Lehren wirklich innerlich zu verstehen und zu verarbeiten, wie es notwendig wäre. Wir müssen vorsichtig und achtsam sein, müssen lernen zu unterscheiden und uns fragen: »Wie ist die Realität dieses physischen Lebens beschaffen? Wie ist die Realität des Geistes beschaffen? Was weiß ich wirklich?« Wenn Sie nur darüber gelesen haben, daß das Leben eine Illusion ist, ohne sich das Wissen durch spirituelle Praxis angeeignet zu haben, wähnen Sie sich vielleicht in der Elite der Denker. Aber *wissen* Sie wirklich, oder haben Sie einfach irgend etwas übernommen und glauben es, ohne in die Tiefe zu gehen?

»Wissen« heißt, aus Erfahrung wissen. Um zu echtem Wissen zu gelangen, brauchen Sie außerordentliche Energie. Der Geist braucht die ungeheure Kraft einer Rakete, die das Schwerkraftfeld der Erde überwinden und in den freien Raum hinausschießen kann. Sind Sie erst einmal in den »äußeren Raum des Geistes« gelangt, kann sich Ihr Verständnis der Realität des Lebens tatsächlich beträchtlich verändern. Nur aus dieser befreiten Perspektive heraus können Sie das Leben als Illusion sehen. Solange Sie noch in der begrenzten, geschlossenen Atmosphäre der Wünsche und groben Sinneswahrnehmungen leben, können Sie sich nichts vormachen, können Sie nicht sagen: »Ich habe von Befreiung gehört und darüber gelesen, also weiß ich, was Freiheit ist.« Der Geist kann seine Grenzen nicht so leicht überwinden.

Was kann Ihnen die Erforschung der Konzepte »Realität« und »Illusion« für Ihr tägliches Leben bringen? Zumindest können Sie aufdecken, wo Sie Ihre eigenen Illusionen erschaffen. Sie müssen bereit sein, sich selbst und die falschen Vorstellungen, die Sie von sich haben, schonungslos ehrlich zu betrachten. Gehen Sie Schritt für Schritt vor – und beginnen Sie mit kleinen Schritten. Legen Sie ein stabiles Fundament. Sonst kann irgendeine erschütternde Entdeckung Ihre ganzen geistigen Konstruktionen zum Einsturz bringen. Sobald Sie etwas aus Erfahrung wissen, werden Sie sich niemals verletzt fühlen, wenn andere mit Ihrer Sichtweise nicht übereinstimmen. Das von Ihnen aufgebaute Fundament wird so stark, daß es von keinem gegensätzlichen Konzept erschüttert werden kann.

Ausgehend von Ihrer Erforschung des täglichen Lebens können Sie dann anfangen, andere Ebenen der Realität zu untersuchen. Welche Beziehung besteht zwischen Raum, Zeit und dem Unbewußten? Welche verschiedenen Bewußtseinsebenen gibt es? Würde man Sie jetzt dazu auffordern, sich mit sieben Ebenen des Bewußtseins auseinanderzusetzen, wären Sie dazu nicht in der Lage. Sie haben ein begrenztes Wissen über drei Ebenen, weil Sie in der dreidimensionalen Welt leben. Falls

Sie bereits einige spirituelle Erfahrungen gemacht haben, haben Sie Ihren Fuß vorsichtig in eine neue Dimension gesetzt – die vierte Dimension. Doch selbst wenn Sie bereits viele spirituelle Erfahrungen gesammelt haben, können Sie nicht wissen, wie die fünfte, sechste oder die jenseits der sechsten existierende beschaffen ist. Sie müssen das Fundament legen, bevor Sie sich überhaupt mit der Möglichkeit einer vierten, fünften oder sechsten Dimension befassen können.

Ab einem bestimmten Punkt stellen Sie vielleicht Ihre Vorstellung von Zeit in Frage. Aus einer bestimmten Perspektive heraus verstehen Sie, daß Reinkarnation nur von Bedeutung ist, solange Sie Zeit akzeptieren, wie Sie sie jetzt kennen. Wenn Sie über das allgemein anerkannte Konzept von Zeit und Raum hinausgehen, verschwindet sogar die Vorstellung von Reinkarnation. Dann nehmen Sie die hunderttausend Leben, die Sie bis zu diesem Zeitpunkt bereits hinter sich gebracht haben mögen, einfach als ein einziges Leben an. Was Sie als Ihr gegenwärtiges Leben betrachten, ist dann wie ein Tag zwischen zwei Nächten. So, wie Sie ja auch Ihr jetziges Leben nicht in kleine Portionen aufteilen und sich nicht in jeder Lebensphase als andere Person betrachten, könnten alle hunderttausend aufeinanderfolgenden Leben in Wirklichkeit einfach ein einziges sein.

Fragen Sie sich also: »Was ist Realität?« Ein Wort für »Realität« gibt es in allen Sprachen, und wenn das Wort existiert, muß es auch etwas geben, was real *ist.* Der menschliche Geist kann sich nichts vorstellen, das nicht existiert. Normalerweise sind wir uns der physischen Welt bewußt, jener Welt, die wir über den Körper erfahren und die das Universum mit all seinen Galaxien einschließt. Das ist eine Realität. Doch was hat es mit der Realität jener Energie auf sich, die all dies durchdringt?

Die yogischen Lehren gehen davon aus, daß wir in drei Welten leben – der physischen, der geistigen und der spirituellen. Das bedeutet, daß wir sowohl auf der physischen, auf der geistigen als auch auf der spirituellen Ebene Illusionen haben können. Wir müssen sicher sein, daß unsere spirituellen Erfahrungen *echte* Erfahrungen und nicht phantasievolle Kinofilme sind. Doch obwohl wir über das höhere Selbst und die spirituelle Welt Illusionen haben können, heißt das nicht, daß die spirituelle Realität an sich eine Illusion ist. Der Physiker ist vielleicht nicht in der Lage, die Teilchen zu sehen, doch er kann ihre Spuren erkennen. Wenn die Spuren existieren, muß es auch etwas geben, das die Spuren verursachte.

Wie können wir die Spuren der kosmischen Realität erkennen? Sie atmen jeden Tag. Können Sie Ihren Atem von der Sie umgebenden Luft trennen? Ihr Atem wird nur unter bestimmten Bedingungen, bestimmten Temperaturen, sichtbar. Diese äußeren Bedingungen sind nicht durch Ihren Willen zustande gekommen und stehen nicht in Ihrer Macht. Auf gleiche Weise läßt die kosmische Energie Sie hin und wieder ihre Präsenz spüren, indem sie bestimmte Bedingungen schafft, unter denen Sie diese Kraft in sich selbst wahrnehmen können.

Hier ein anderes Beispiel. Sie blicken vielleicht von einem Hügel über einen See und sagen: »Wie wunderschön dieser See ist!« Aber was meinen Sie mit »See«? Ein See ist Wasser, und Wasser besteht aus einer Verbindung zweier Gase. Und doch sehen Sie nicht die beiden Gase sich ständig vermischen. Eine bestimmte Realität ist für Ihre Sinne nicht unbedingt so wahrnehmbar, daß Sie sie in ihrem Originalzustand sehen können. Wir müssen die Begrenzungen unserer Sinne auf der grobstofflichen Ebene überwinden. So, wie Sie da sitzen, kennen Sie Ihren Körper. Sie wissen, wie groß und wie schwer Sie sind, und Sie kennen Ihr Spiegelbild. Doch wie sieht jenes Wesen aus, das sich dafür entschied, sich in dieser Existenzform zu manifestieren? Sie können nicht einmal wissen, wie Ihre eigenen, selbstgeschaffenen Gedankenformen aussehen, solange Sie sie nicht mit einem Bild verbinden. Eine Erfindung entspringt vielleicht sehr abstrakten Berechnungen, doch wenn sie sich verwirklichen soll, muß ein Bild davon in jemandes Geist existieren, das von dem Wunsch, etwas zu erschaffen, und von der Kraft der Imagination genährt wird.

Wie verbindet diese Vorstellungskraft Illusion und Realität? Wo endet Illusion und beginnt Realität?

Der Traum, fliegen zu können, entsprang wahrscheinlich einem Wunsch nach Freiheit, nach grenzenloser, uneingeschränkter Bewegungsfreiheit. Das Bild oder die Vorstellung vom Fliegen ging der Erschaffung jener Maschine voraus, die den Wunsch zu Wirklichkeit werden ließ. Hätten Sie von einem Fluggerät geträumt, bevor es

Flugzeuge gab, wäre dieser Traum Ihre Illusion gewesen. Doch wenn Sie Ihren Traum dazu benutzt hätten, ein Flugzeug zu erfinden, wäre seine Erschaffung eine greifbare Realität. Hat sich etwas, von dem wir träumten, was immer es auch sein mag, erst einmal manifestiert, besitzt es eine bestimmte Realität. Als das Flugzeug dann existierte, hatten die Menschen schnell Ideen zu seiner Weiterentwicklung, es wurde schneller, größer, bis wir viele Jahre nach dem Bau des ersten Flugzeugs Düsenjets entwickelten. Jetzt haben wir bereits Raketen, die uns zum Mond und noch weiter bringen können. Haben wir erst einmal etwas erschaffen, nehmen die Dinge ihren eigenen Lauf. Doch alles, was hier und heute Wirklichkeit ist, begann irgendwann einmal als immaterielle Idee.

Die Beziehung zwischen Illusion und Realität muß also sehr sorgfältig untersucht werden. Hätten wir nicht den Wunsch gehabt, fliegen zu können, wäre das Flugzeug nie erfunden worden. In dem Augenblick, in dem Sie durch Ihre Empfänglichkeit für die kreative Kraft eine Idee aufnehmen, ergreift diese Idee Besitz von Ihnen und löst den Wunsch aus, sie zu verwirklichen. Nun machen sie sich eifrig daran, die Realisierung Ihres Wunsches zu planen. Und wenn Ihr Wunsch zielgerichtet ist, werden Sie es schaffen. Er wird zur Realität – zur richtigen Zeit und proportional zum Grad Ihrer Intensität. Wenn Sie Ihr Wunschobjekt dann erschaffen haben, wenn es tatsächlich existiert, können Sie nicht sagen, daß es eine Illusion ist. Die anfangs sehr subtile illusionäre Kraft hat sich jetzt verdichtet. Die Idee hat sich in der Verwirklichung dessen, was wir uns wünschten, niedergeschlagen.

Nehmen wir einmal an, daß wir irgendwann ohne Körper

existierten, daß das Bewußtsein als reine Energie vorhanden war. Sie waren reines Bewußtsein und zu allen, mit Ihren Sinnen verbundenen Wahrnehmungen fähig. Doch hier kommen wir an eine Grenze, weil wir uns Energie als solche einfach nicht vorstellen können. Selbst Kernphysiker, deren Geist in abstraktem Denken außerordentlich gut geschult ist, können sich nichts Unvorstellbares, Ungreifbares ausmalen. Damit wir mit dieser reinen Energie umgehen können, müssen wir also ein Bild von ihr entwickeln. Dann müssen wir uns daran erinnern, daß wir das getan haben, damit wir das Symbol nicht mit der Energie selbst verwechseln, die nicht mit Worten erklärt werden kann.

Wir können uns Bewußtsein als Energiewirbel – wie einen Wirbelsturm – vorstellen. Obwohl wir den Luftstrom selbst nicht sehen können, ist es doch möglich, die Trichterform des Tornados durch den von ihm aufgewirbelten Staub zu erkennen. Ähnlich ist es mit dem Bewußtsein. Es enthält den Staub der Erinnerungen und vergangenen Handlungen. Und nun können wir zu einem anderen Verständnis der menschlichen Existenz auf dieser Erde gelangen. Es gab schon immer Leben hier, doch vielleicht benötigte der menschliche Geist ein gut vorbereitetes Gefäß, um die Energie des Bewußtseins aufnehmen zu können. Das Gehirn ist dieses Gefäß, und der Körper ist wiederum das Gefäß für das Gehirn. Hat sich der Körper manifestiert, können wir seine Realität nicht verleugnen. Irgendwann müssen wir erkennen, daß unser Körper nicht das ist, was wir normalerweise in ihm sehen, sondern ein Vehikel, das dem Erlangen reinen Bewußtseins dienen soll. Der Körper muß, mit anderen Worten, als spirituelles Werkzeug betrachtet werden, mit dessen Hilfe man nach dem Höchsten strebt. Das bedeutet nicht, die physische Realität zu verneinen, sondern eine größere, umfassendere zu erkennen.

Wenn Sie Ihr Bewußtsein, Ihr Denken erweitern, werden Sie feststellen, daß Ihre geistige Realität transformiert wird. Diese Transformation ist ein Prozeß: Neue Vorstellungen, neue Ideen werden »geboren« und andere »reinkarnieren« in unserem Innern. Schließlich bewegen wir uns auf den Zustand der Befreiung von allen einschränkenden, uns niederdrückenden Begrenzungen zu. Wir verlassen unser selbstgeschaffenes Gefängnis.

Wer oder was erträumt dieses Leben? Nehmen Sie Kontakt mit diesem Wesen oder dieser Instanz auf, und Sie werden in Kontakt mit der Realität Ihres innersten Selbst sein.

In den Puranas[1] heißt es, daß Vishnu die Welt erträumt. Leben ist das göttliche Spiel, obwohl der Traum manchmal wie ein Zufallsprodukt erscheint.

Wir können sehen, daß jeder von uns einen anderen Traum träumt und dadurch seine eigene Welt erschafft. Wenn wir bewußter werden, können wir beginnen uns zu fragen: »Warum sollte ich von Problemen und Schwierigkeiten träumen, wenn ich doch der Schöpfer meines Traumes bin und es in meiner Macht steht, ihn zu ändern?«

Wir können sogar von der Schönheit des spirituellen Lebens träumen, doch wir stellen vielleicht fest, daß unser eigenes Material – die Fäden, aus denen wir den Traum weben – nicht immer stark, rein oder lang genug ist.
Vielleicht machen wir Fehler beim Knüpfen oder ziehen einige Fäden zu fest. Deshalb kann unser Traum nicht so vollkommen werden, wie er in unserer Vorstellung oder unseren Wünschen ist.
Wir müssen lernen, die Fäden unserer Träume in das Muster des göttlichen Spiels einzuweben, ohne uns in den Verlockungen der Welt zu verstricken.

Übungen und Reflexionen

1.
Lernen Sie, alle Ihnen durch den Kopf schießenden Bilder zu beobachten, ohne sich mit einem davon zu identifizieren, denn Identifikation bedeutet Verstrikkung. Und Sie wollen sich doch nicht unnötigerweise in den geistigen Inhalten verstricken. Schreiben Sie alle immer wiederkehrenden Gedanken und Bilder auf, und schauen Sie sie sich genau und ehrlich an: »Ist es wirklich so wichtig? Muß ich mich wirklich durchsetzen? Was ist, wenn ich darauf verzichte? Wird man dann auf mir herumtrampeln? Oder lebe ich einfach nur altes Karma?«

2.
Bevor man versucht zu meditieren, sollte man sich im Nachdenken üben. Wenn Sie erkennen, was in Ihrem Geist vor sich geht, wenn Sie Ihre geistigen Schöpfungen auflösen und schließlich sogar ihre Entstehung vermeiden können, beginnen Sie Fortschritte zu machen. Die Schwierigkeit der Meditation im Westen ist, daß die Leute sich nicht vorbereiten, bevor sie zu meditieren versuchen. Wenn Sie nicht versuchen, drei bis fünf Stunden regungslos dazusitzen und das Ringen Ihres Geistes zu beobachten, wissen Sie einfach nicht, wozu der Geist fähig ist.

3.
Stellen Sie bestimmte Bilder oder Objekte in Ihrem Zimmer auf – eine Darstellung Buddhas, Jesu, der göttlichen Mutter, Krishnas. Wählen Sie das Bild, durch das das Göttliche Sie am meisten anspricht. Immer wenn Ihre Augen auf dieses Bildnis fallen, werden Sie durch das »Gesetz der Gedankenassoziation« daran erinnert, daß Sie nur träumten, tagträumten, daß Sie die Bewußtheit Ihres wahren Selbst, Ihres höheren Selbst, vernebelt haben.

4.
Wir im Westen gehen meistens davon aus, daß die Realität etwas Konkretes ist. Wenn Sie beispielsweise glauben, daß der vor Ihnen stehende Tisch ein fester Körper ist, sollten Sie sich einmal hinsetzen und ihn zehn Minuten lang anstarren. Halten Sie schriftlich fest, was Sie sehen. Selbst die Wissenschaft sagt uns,

daß es hinter dem äußeren *Anschein* eine andere Wirklichkeit gibt. Können Sie einen See betrachten und ihn als Verbindung zweier Gase sehen?

5.
Beobachten Sie sich selbst. Sehen Sie, was Sie anschauen? Was ist der Akt des Sehens? Und was sehen Sie? Gibt es einen Moment, in dem die drei – der Sehende, der Akt des Sehens und das Gesehene – miteinander verschmelzen und eins werden?

6.
Fragen Sie sich:
Welche Vorstellungen habe ich von Traum, Illusion und Realität?
Gibt es mehr als eine Realitätsebene?
Wo endet Illusion, und wo beginnt Realität?
Wie real ist eine Traumerfahrung?
Wie real sind die Erfahrungen des täglichen Lebens?
Wenn ich wüßte, daß alles Illusion ist – würde das die aufreibenden und schmerzhaften Hindernisse in meinem Alltagsleben beseitigen?

III

Traum-Yoga: Reise ins Licht

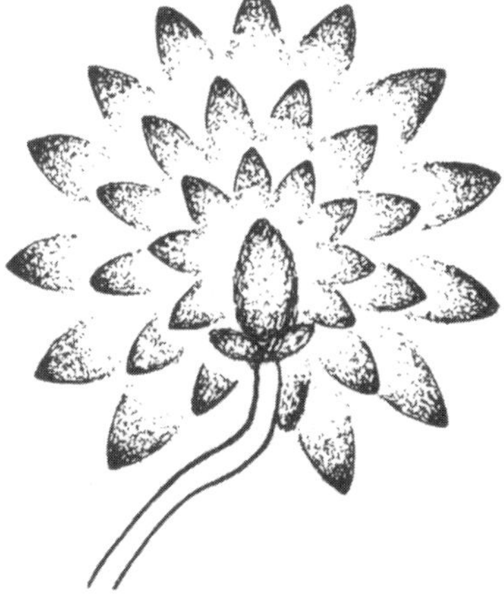

23.
Traum-Yoga-Praktiken

Traum-Yoga erfordert erstens die Bereitschaft, den Geist so zu schulen, daß er sich an Träume erinnern kann, und zweitens die Disziplin, bestimmte Übungen regelmäßig zu machen. Sie müssen sich der persönlichen Sprache Ihres eigenen Unbewußten bewußt werden, denn diese Sprache basiert auf den Eindrücken, die Sie während vieler Leben gewonnen haben, sowie auf den Einflüssen Ihres gegenwärtigen Lebens. Außerdem müssen Sie sich mit den Inhalten auseinandersetzen, die im Alltag aus Ihrem Unbewußten aufsteigen, und aufdekken, auf welche Weise Sie Ihre eigenen Illusionen und Ihre Realität erschaffen. Wenn Sie ein gutes Fundament gelegt haben, d. h. gelernt haben, Ihre eigene Symbolik zu verstehen, und wenn Sie mit Hilfe der vorausgegangenen Kapitel dieses Buches Bewußtsein, Illusion und Realität erforscht haben, sind Sie vielleicht bereit für einige speziellere Traum-Yoga-Praktiken.

Einige dieser Praktiken mögen Ihnen zunächst ein wenig beunruhigend erscheinen, weil Sie, wenn Ihre Traum-Yoga-Praxis wirklich erfolgreich sein soll, mit eingefahrenen Gewohnheiten brechen müssen – und zwar nicht nur mit Denkgewohnheiten, sondern auch mit alltäglichen Lebens- und Schlafgewohnheiten. Sie sind vielleicht der Meinung, jede Nacht unbedingt acht Stunden Schlaf zu brauchen, doch das muß gar nicht so sein, denn so, wie Sie Ihren Körper nähren durch die Nahrung, die Sie ihm zuführen, nähren Sie Ihren Geist und Ihr Herz durch das, was Sie denken und tun. Spirituelle Praktiken nähren das Herz und befreien uns von emotionalem Druck.[1] Wird das Herzzentrum genährt, öffnet sich schließlich ein höherer geistiger Raum. Wenn Sie sich die Verbindung mit dem Göttlichen dann wirklich wünschen, werden Sie seinen Einfluß ziemlich stark durch Ihre Träume wahrnehmen.

Aufrichtigkeit ist die wichtigste Eigenschaft in der Traum-Yoga-Praxis. Ihre aufrichtige Hoffnung, Bereitschaft und Empfänglichkeit wird Ihnen zu Einsichten und Einblikken verhelfen. Die stetige Ausrichtung auf das Göttliche wird Sie schließlich mit ihm verbinden – sowohl im Wachzustand als auch während des Schlafs. Ganz gleich ob Sie im Wachzustand Auto fahren, Geschirr spülen oder am Computer sitzen, Sie müssen sich bewußtmachen, daß das Göttliche stets präsent ist, und sich in diesem Bewußtsein üben. Wenn ich Sie kennenlernen möchte, muß ich mich auf Sie einlassen. Ich muß in der Lage sein, Ihre Reaktionen auf mich zu beobachten, und wenn ich keine Reaktionen auslöse, muß ich mich mehr ins Zeug legen. Das gleiche gilt für den Kontakt mit dem

Göttlichen. Ich muß es solange versuchen, bis ich eine Reaktion erhalte. Selbst wenn ich nur eine ganz schwache Reaktion wahrnehme, habe ich etwas, worauf ich meine Hoffnung setzen kann. Wenn ich dabei bleibe und mich tiefer einlasse – was bedeutet, dem Höchsten zu dienen –, ist die Wahrscheinlichkeit, eine stärkere Reaktion auszulösen, ziemlich groß.

Um die Verbindung mit dem Göttlichen aufrechterhalten zu können, muß man die Fähigkeit entwickeln, willentlich zu visualisieren – ein Gefühl, einen Gedanken, ein Bild, Licht. Das erfordert Konzentration, die Fähigkeit, Energien zielgerichtet zu bündeln. Um Traum-Yoga praktizieren zu können, müssen Sie in der Lage sein, Ihren Geist zu kontrollieren. Das ist extrem schwierig und erfordert die gleiche intensive Konzentration, die ein Chirurg bei einer neuen, erstmals durchgeführten Operationstechnik aufbringt. Sie müssen wirklich *da sein* – dürfen nicht mit den Gedanken gleichzeitig woanders sein. Als ich begann, meine Konzentration zu schulen, setzte ich mich stets mit einer großen Streichholzschachtel im Schoß hin und versuchte, die erste Zeile eines vierzeiligen Mantras aufzusagen, ohne mich von anderen störenden Gedanken ablenken zu lassen. Jedesmal wenn ein anderer Gedanke sich einblendete, warf ich ein Streichholz auf den Boden. Als die Streichholzschachtel leer war, wurde mir klar, wie schwer es dem menschlichen Geist fällt, bei einem einzigen Gedankengang zu bleiben. Ich rate den Leuten oft, auf die gleiche Weise mit Ihrem Lieblingsgebet zu arbeiten. Wenn Sie diese absolute Konzentration erreichen, gelangen Sie an einen stillen Ort, wo die Körper-Geist-

Einheit sich nicht mehr störend einmischt. Sie wird einfach beiseite geschoben, so daß nun Raum für einen außergewöhnlichen Traum oder eine außergewöhnliche Erfahrung da ist.

Durch die zur Meditation hinführende tägliche Praxis der Reflexion werden Sie eine innere Kraft gewinnen, die Sie schließlich durch Tag und Nacht, Schlaf und Traum, trägt. Wenn Ihr Geist von dem intensiven Wunsch nach der Verbindung mit dem Göttlichen erfüllt ist, wird bereits dieser Wunsch zu einem Licht, das Ihnen auf Ihrem Weg leuchtet. Wenn Sie lernen, sich zielgerichtet zu konzentrieren, erhöhen Sie Ihre Chance, das Licht auch im Schlaf zu erkennen oder mit ihm in Kontakt zu kommen.

Auf dem Weg des Traum-Yoga entdecken Sie irgendwann, daß die spirituelle Welt keine Illusion ist. Unser Geist ist zu so unglaublichen Träumen fähig, daß sie sich fragen werden: »Was ist wirklich? Und wie bewege ich mich von dieser Welt in jene andere?« Sie werden sich der Tatsache bewußt, daß alles relativ ist. Ist Ihr Traum die Wirklichkeit?

Die Anleitungen zum Traum-Yoga sind Teil östlicher Yogapraktiken[2], die jedoch vom modernen Menschen der westlichen Zivilisation nicht so leicht verstanden werden, weil die Lehren einer ganz anderen Kultur entspringen. Bestimmte kulturelle Bedingungen und Gesetze prägen sich dem menschlichen Geist ein, und

diese Gesetze werden zu einer realen, mächtigen und kontrollierenden Instanz in unserem Leben. Nur angesichts einer großen Bedrohung (oder seltener einer großen Leidenschaft) sind wir bereit, sie zu übertreten.
Hinzu kommt, daß die in den östlichen Texten verwendete Terminologie oft nicht erläutert wird, weil die Texte für Menschen geschrieben wurden, die bereits mit der dahinterstehenden Philosophie vertraut waren. Eine weitere Ursache für Mißverständnisse ist die unterschiedliche Denkweise der Menschen im Osten und Westen. Während der »Westler« alles wortwörtlich nimmt, erwartet der Lehrer aus dem Osten, daß der Schüler durch intuitive Wahrnehmung versteht. So geht es beispielsweise bei einer der Anleitungen zum Traum-Yoga darum, sorgfältig die Ursache für plötzliches Erwachen aus Träumen zu erforschen. Ist eine zu starke Anspannung der Grund, sollte man sich mehr entspannen. Man bekommt jedoch nicht gesagt, *wie* man sich entspannen kann, offensichtlich geht es aber nicht darum, einfach dazuliegen und die Muskeln locker zu lassen. Man entspannt sich, indem man sich anschaut, was die Anspannung verursacht.
Ich bin jedoch überzeugt, daß wir die eigentliche Bedeutung, die Technik und das Ziel der Traum-Yoga-Lehren durchaus verstehen und jetzt zu unserer großen Bereicherung praktisch anwenden können. Als ich erkannte, daß das, was ich vage als meinen »Schlaf« bezeichnete, tatsächlich ein anderer Bewußtseinszustand war und es sich bei einem »Traum« oft um eine meditative Erfahrung handelte, fragte ich mich, wie ich anderen Menschen helfen könnte, ebenfalls diesen Zustand zu errei-

chen. Die im folgenden beschriebenen Praktiken und Übungen habe ich selbst angewendet und kann sie jedem empfehlen, der sich wünscht, mit jener größeren, umfassenderen Realität in Verbindung zu treten.

Zunächst müssen Sie sich darin trainieren, Ihre geistigen Prozesse zu beobachten und sich an die Gedanken beim Einschlafen zu erinnern. Schauen Sie auf die vorbeiflitzenden und sich in Emotionen entladenden Bilder. Beobachten Sie Ihren Atem. Der Atem ist der beste Indikator für eine ausgeglichene oder unausgeglichene Gefühlslage. Unsere Gefühle können hart und gewalttätig oder durch Anhaftung und andere Illusionen »versüßt« sein. Schauen Sie sich die vielen Farben Ihrer Emotionen sowie alle Schattierungen zwischen Schwarz und Weiß an. Versuchen Sie, Ihr eigenes Einschlafen zu *beobachten.*

Üben Sie sich darin, Ihren Rosenkranz oder Ihre Mala, einen besonderen Ring oder Stein die ganze Nacht über in der Hand zu halten. Sie können jedes beliebige, für Sie bedeutungsvolle Objekt aus Ihrer Tradition und Kultur benutzen. Vielleicht wählen Sie ein gesegnetes Objekt oder einen Kieselstein von Ihrem Lieblingsstrand aus. Sie können auch ein Gebet oder einen sehr wichtigen intuitiven Gedankengang auf einen schmalen Papierstreifen schreiben und ihn zu einer winzigen Rolle zusammenrollen.

Versuchen Sie dann, das Objekt die ganze Nacht in der Hand zu halten, ohne es loszulassen. Trainieren Sie sich darauf, sofort aufzuwachen, wenn Sie es loslassen. Das zeigt Ihnen, daß Ihre Wahrnehmung sich dort konzentriert, wo Sie sie haben möchten.

Nun können Sie mit der Praxis des Visualisierens beginnen. Formen Sie vor Ihrem geistigen Auge ein Bild der göttlichen Urquelle. Den meisten Menschen wird es leichter fallen, sich auf eine konkrete Form zu konzentrieren als auf eine abstrakte Idee, wie es ja auch einfacher ist, eine wunderschöne Blume zu visualisieren und sich ihren Duft vorzustellen, als sich die Blume als Verbindung aus verschiedenen Chemikalien zu denken. Licht ist das subtilste Bild, das der Geist erfassen kann. Stellen Sie sich vor, wie die gleiche Spirale aus weißem Licht, die Sie bei der *Anrufung des Göttlichen Lichts* nach oben steigend visualisierten, jetzt Ihren Körper oder Ihr ganzes Bett wie ein Kokon umgibt, während Sie schlafen. Versuchen Sie dann die ganze Nacht hindurch diese Verbindung mit dem Licht aufrechtzuerhalten – »das Licht zu halten«, während Sie schlafen.

Im Schlaf das Licht zu halten ist eine der wichtigsten Übungen im Traum-Yoga. Wie kann man das erreichen? Indem man sich mit der *Anrufung des Göttlichen Lichts* gut vertraut macht und seine Fähigkeit, Licht zu visualisieren, trainiert. Das Entwickeln der Kunst, die Verbindung mit dem Licht während des Schlafs aufrechtzuerhalten, erfordert unermüdliches tägliches Üben. Durch regelmäßige Praxis stabilisiert sich schließlich diese Fähigkeit.

In der Phase unmittelbar vor dem Einschlafen sollte Ihr letzter Gedanke ein Mantra sein. Sie können das Mantra für die *Anrufung des Göttlichen Lichts*, das *Hari Om*, das *Om Namah Shivaya* oder das *Gebet an die Göttliche Mutter* wählen.[3] Wenn Sie Hilfe bei der Auflösung Ihrer mentalen und emotionalen Blockaden benötigen, können Sie Shiva anrufen. Haben Sie das Gefühl, vom Weg abgekommen zu sein, rufen Sie Krishna an, damit er Sie mit seiner Flöte nach Hause ruft. Sie können auch andere geheiligte Worte benutzen, die für Sie das Göttliche symbolisieren. Sie können die Jungfrau Maria oder Jesus anrufen oder den Satz »Jesus liebt mich« oder eine Zeile aus einem Gebet Ihrer eigenen religiösen Tradition wiederholen. Schauen Sie, ob Sie die Verbindung mit Ihrem Mantra oder Ihrem Gebet die ganze Nacht über aufrechterhalten können.

Als ich begann, meine Träume zu beobachten, schloß ich mit mir selbst einen Vertrag: »Ich werde mich nur an die Träume erinnern, die eine wichtige Botschaft oder Lehre für mich enthalten. Ansonsten werde ich bei meinem Mantra bleiben.« Wenn es Ihnen durch Ihr unermüdliches Üben gelungen ist, das Mantra zu halten, bis Sie an den Punkt gelangen, wo Sie morgens mit dem Mantra aufwachen, haben Sie eine große Hürde genommen, weil der wichtigste Teil Ihres Geistes, während Sie schlafen, sechs Stunden oder länger mit dem Mantra verbunden ist. Dann brauchen Sie sich keine Gedanken mehr darüber zu machen, ob Sie tagsüber die Zeit zum Meditieren finden, denn Sie haben die Energie des Mantras in Ihrem Innern so intensiv aufgebaut, daß sie Ihnen nicht einmal im Schlaf verlorengehen kann. Doch das ist nur einer der zu erreichenden Gipfel. Bleiben Sie nicht dort stehen, auch wenn Sie zumindest sicher sein können, daß alle Opfer, die Sie gebracht haben, um diesen Punkt zu erreichen, sich gelohnt haben.

Inwieweit Sie die Fähigkeit, auf das göttliche Wort und Bild konzentriert zu bleiben, entwickeln können, hängt davon ab, wie intensiv Sie an sich arbeiten. Wenn Sie nicht zuerst die psychischen Hindernisse beseitigen, erfordert es eine fast übermenschliche Anstrengung. Alle Übungen müssen mit Achtsamkeit durchgeführt werden. Falls Sie feststellen, daß Sie in einen Trancezustand abdriften, sollten Sie Ihre Praxis auf ein Minimum beschränken. Alle Kräfte, die wir zu uns rufen, selbst die göttlichen Kräfte, sollten unter Kontrolle bleiben. Jede Energie, die wir nicht kontrollieren können, ist abträglich für uns – selbst wenn sie direkt aus der göttlichen Quelle kommt. Doch wenn wir uns gleichzeitig in Achtsamkeit üben, besteht kaum die Gefahr, in Trance zu geraten.

Manche Traum-Yoga Praktizierende schlafen in einer bestimmten Stellung, um zu versuchen, bewußt zu bleiben, während der Körper schläft. Beim Traum-Yoga wird empfohlen, auf der linken Seite zu schlafen (mit einem angezogenen Bein, um den Bauch zu entspannen), das rechte Nasenloch mit dem linken Handrücken zu verschließen und die ganze Nacht durch das linke Nasenloch zu atmen, um zu erreichen, daß nur der spirituelle Energiestrom aktiv ist und den physischen Körper sowie die verschiedenen geistigen Ebenen regeneriert. Diese Schlafposition beeinflußt auch die Trauminhalte.

Schauen Sie, was geschieht, und betrachten Sie morgens Ihre Träume. Es kann natürlich sein, daß Sie sich zehn Minuten nach dem Einschlafen herumdrehen, doch Sie sollten sich allmählich darauf trainieren, zumindest für ein paar Stunden jede Nacht auf der linken Seite zu schlafen und nur durch das linke Nasenloch zu atmen. Irgendwann werden Sie in der Lage sein, die Position vier oder fünf Stunden lang zu halten. Beobachten Sie sich genau, und notieren Sie alles sorgfältig.

Schon das Aufrechterhalten einer gewissen Bewußtheit während des Schlafs ist ein sehr anspruchsvolles Ziel, das man erst nach längerer Zeit erreichen kann. Wenn Sie jedoch bereits einmal die Erfahrung des Schlafentzugs gemacht haben, wie viele Menschen im Krieg, wissen Sie vielleicht, daß es möglich ist. Ich erinnere mich daran, wie ich einmal im Zweiten Weltkrieg in einer europäischen Stadt mit der U-Bahn fuhr. Mein Körper schlief im Stehen, doch irgendeine Instanz in meinem Geist blieb bewußt und sagte: »Bei der sechsten Haltestelle nach dieser mußt du aussteigen.« Ich wußte genau, wo ich mich befand, was ich tat und wohin ich fuhr. Diese seltsamen Geisteszustände erscheinen uns nur deshalb außergewöhnlich, weil wir normalerweise nicht achtsam genug sind oder nicht versuchen herauszufinden, wie unser Geist funktioniert.

Ich erinnere mich daran, daß mein spiritueller Lehrer, als er mir die Schlafposition erklären wollte, zu mir sagte: »Zeige mir zuerst, wie du schläfst.« Wir befanden uns gerade auf der offenen Veranda, die einen Zementboden hatte, doch das spielte keine Rolle. Ich legte mich auf den Boden, um es ihm zu zeigen. »Ah! Und warum schläfst du so?«

»Ich schlafe immer so. Ich weiß nicht warum.« Meine natürliche Schlafposition stimmte tatsächlich mit der im Traum-Yoga beschriebenen exakt überein. Frühere Leben? Möglicherweise, doch es kann auch sein, daß wir die nötigen Informationen einfach geistig von anderen übernehmen, weil die Interaktion zwischen Menschen

auf der Bewußtseinsebene ziemlich umfassend werden kann. Je beschäftigter und geschäftiger wir sind, um so weniger geschieht das natürlich.
Eine der östlichen Traum-Yoga-Techniken besteht darin, sich auf das Halschakra zu konzentrieren und den spirituellen Meister in diesem Chakra zu ehren.[4] Die Energie des Meisters im Halschakra kann man nur verstehen, wenn man bereits mit dem Kundalini-System gearbeitet hat. Dann weiß man, daß das Halschakra das Zentrum der Hingabe ist. Um Anweisungen folgen zu können, muß man sich hingeben. Um auf jemanden, insbesondere den inneren Guru, zu hören, muß man das unablässige innere Geplapper aufgeben, weil man sonst nicht hören kann, was er sagt. Der Begriff »Guru« bezieht sich nicht immer auf ein physisches menschliches Wesen. In diesem Fall ist der Guru die Essenz, die Energie und die Fähigkeit zur Hingabe. Das, was hingegeben wird –, der Eigenwille – hat das ganze Leben lang Energie aufgewendet, um sich selbst auszudrücken, was sich oft als Hartnäckigkeit oder Sturheit äußerte. Wenn Sie die Durchsetzung des Eigenwillens aufgeben und zur Hingabe gelangen, wird dieselbe Energie durch die Aufrichtigkeit Ihres Tuns zum inneren Meister, der Sie fortan bei Ihren Handlungen leiten wird.
Einige Schulen ermutigen ihre Schüler dazu, die Inhalte ihrer Träume zu manipulieren, um eine gewünschte Situation zu kreieren. Aber wissen Sie nicht bereits, was Sie wollen? Warum sollten Sie es nötig haben, Ihre Träume zu manipulieren? Was soll dabei herauskommen? Wenn Sie schon jetzt Illusionen über sich selbst haben und sich, dessen nicht einmal bewußt sind und

dann versuchen, Ihre Träume zu manipulieren, werden Sie niemals wissen, wer Sie wirklich sind. Ihre Persönlichkeitsanteile werden einfach miteinander kämpfen. Viele Menschen sind in der Lage, ihre Träume auf der psychischen Ebene zu manipulieren. Doch wenn Sie über die psychische Ebene hinausgelangen und wirklich in Kontakt mit dem Göttlichen treten wollen, müssen Sie auf das Göttliche konzentriert bleiben und sich der inneren Weisheit *hingeben.* Dann werden sich Ihre Träume deutlich verändern.

Wenn Sie während des Schlafs die Verbindung mit dem Licht aufrechterhalten können, sich in Licht hüllen und mit Licht erfüllen können, bleiben Sie in einem empfänglichen Zustand, offen für die göttliche Eingebung. Wenn die sich selbst erneuernde Kraft des Mantras für die *Anrufung des Göttlichen Lichts* erreicht wurde und sogar während des Schlafs aufrechterhalten werden kann, sind die Träume – falls sich welche einstellen – oft von ganz anderer Qualität. Sie werden zu direkten Botschaften. Sie können mit Ihrer göttlichen Essenz in Kontakt treten und erfahren, daß es noch unentdeckte Räume des Lichts gibt, die große Weisheit übermitteln.

Ihre kontinuierliche Traum-Yoga-Praxis ermöglicht Ihnen, mit einer bestimmten geistigen Ebene in Verbindung zu treten. Wenn Sie bestimmte »Tore«, wie ich sie nenne, passiert haben – erst das psychische, dann das belehrende – kommen Sie schließlich in Kontakt mit einem verborgenen geistigen Raum, einer höheren geistigen Ebene, von der die meisten Menschen kaum wissen, daß sie in ihnen existiert. Was Sie dort entdekken, wurde Ihnen nicht von irgendeiner äußeren Macht verliehen. Sie haben einfach den Müll weggeräumt und so das, was schon immer da war, zum Vorschein kommen lassen.

Von diesem Moment an werden Sie völlig andere Träume haben – Träume, die Ihnen realer erscheinen als das Leben selbst, Träume, die Ihnen in der Tat eine Perspektive geben, die über ein einziges Leben hinausgeht. Durch diese Art von Träumen öffnen Sie eine geheime Pforte – die Pforte zum ewigen Licht. Und Sie beginnen zu erkennen, daß Sie nicht sind, was Sie zu sein glaubten. Vielleicht sind Sie auf der Himmelsleiter weit genug nach oben geklettert, um sagen zu können: »Es sind keine weiteren Sprossen da, die ich erklimmen könnte, jetzt kann ich durch die Kraft des Lichts emporgehoben werden.«

Man muß sich allerdings ausschließlich auf das Licht konzentrieren, wenn man durch Träume zum Licht und zur Wiederentdeckung des Lichts im eigenen Innern geführt werden will. Durch Theoretisieren gelangt man nirgendwohin. Um die verborgene Bedeutung von Träumen zu erfahren, muß man sich sehr intensiv dem Weg der Bewußtwerdung widmen. Solange noch Gier vorherrscht – nicht unbedingt nach materiellem Gewinn, aber nach Anerkennung, danach, gesehen und gehört zu werden – werden sich bestimmte Arten von Träumen nicht einstellen, weil dann absolute Hingabe, absolute Empfänglichkeit nicht möglich sind und man die Kraft der Intuition verliert.

Während wir jetzt noch im physischen Körper wohnen, dem »Traumkörper«, den wir im Augenblick unseres Todes zurücklassen müssen, werden wir schließlich irgendwann in einem Lichtkörper leben. Das muß geschehen. Der auf das Licht ausgerichtete Schlaf ist eine Vorbereitung auf den Tod, durch die eine Wiedergeburt in einen höheren Bewußtseinszustand und schließlich in den Zustand der Erleuchtung möglich wird.

ZUSAMMENFASSUNG DER TRAUM-YOGA-PRAKTIKEN

- Machen Sie regelmäßig Konzentrationsübungen, um Ihre Konzentrationsfähigkeit zu schulen.
- Beobachten Sie Ihren Atem, Ihre Gedanken und Gefühle vor dem Einschlafen.
- Halten Sie ein Objekt – eine Mala, einen Stein oder ein Papierröllchen mit einem Gebet – die ganze Nacht über in der Hand.
- Visualisieren Sie sich vor dem Einschlafen von Licht umhüllt.
- Lassen Sie das Mantra Ihren letzten Gedanken vor dem Einschlafen sein.
- Schlafen Sie auf der linken Seite, verschließen Sie das rechte Nasenloch, und atmen Sie durch Ihr linkes Nasenloch.
- Üben Sie sich in Hingabe, und lauschen Sie auf die Stimme des inneren Meisters.

Übungen und Reflexionen

1.
Finden Sie heraus, wie viele Wiederholungen nötig sind, bis Sie ein Gebet oder Mantra laut aufsagen können, ohne daß sich irgendein anderer Gedanke störend einblendet. Sie können dies auf folgende Weise üben: Schließen Sie die Augen, und sagen Sie das Gebet Zeile für Zeile auf. Sobald sich ein störender Gedanke einblendet, öffnen Sie die Augen und beginnen von vorne. Versuchen Sie nicht, sich selbst zu betrügen. Akzeptieren Sie statt dessen, wo Sie im Moment stehen, und machen Sie sich klar, daß Sie noch an Ihrer Konzentrationsfähigkeit arbeiten müssen.

2.
Tägliches Reflektieren und das Führen eines Tagebuchs werden zunehmend wichtiger. Fragen Sie sich:
Was ist Traum?
Was ist Phantasie?
Was sind emotionale Bedürfnisse?
Was spiegelt mein Herz wider?
Was spiegle ich anderen Menschen wider?
Kann ich für andere eine Quelle der Inspiration sein?
Kann ich die Samen der Inspiration empfangen?

3.
Zum Traum-Yoga gehört auch das Schärfen der Sinneswahrnehmungen – mit dem inneren Ohr hören, die Göttliche Präsenz riechen, schmecken, sehen und berüh-

ren. Da Träume sehr stark von unseren Sinnen beeinflußt werden, ist es wichtig, genau zu wissen, wie unsere fünf Sinne funktionieren. Wir müssen ihre Energien also sorgfältig erforschen.
Ist jenes wunderbare Wesen, das Sie vor Ihrem geistigen Auge gesehen haben, ein Produkt Ihrer Phantasie? Entspringt es Ihrem Wunschdenken, oder handelt es sich wirklich um eine Art Göttliche Präsenz?
Was hat es zu bedeuten, wenn Sie Rosen-, Veilchen- oder Sandelholzduft wahrnehmen? Welche Einsichten kommen Ihnen?
Können Sie sich einen Traum, in dem Sie *sahen*, auch über Ihren Gehörsinn wieder ins Gedächtnis rufen? Versuchen Sie, sich diesen Traum über Ihre verschiedenen Sinne ins Gedächtnis zu rufen.

4.
Beobachten Sie, wie sich die Anwendung der Traum-Yoga-Techniken auf Ihre Träume auswirkt. Gehen Sie langsam voran, damit Sie Ihre Situation immer wieder einschätzen und Ihre Gedanken und Gefühle genau wahrnehmen und sorgfältig niederschreiben können. Auch der physische Aspekt des Schlafens in der beschriebenen Position ist wichtig. Beobachten Sie auch Ihre emotionalen Reaktionen und Stimmungen, und notieren Sie sie ausführlich, um das Bild zu vervollständigen.

24. Bestätigende Träume

Wenn Sie im Laufe der Zeit lernen, sich auf das Licht und das Mantra zu konzentrieren, wenn Sie Ihren Träumen gegenüber eine empfängliche und absolut vertrauensvolle Haltung entwickeln, werden Sie feststellen, daß Träume Ihnen genau das geben, was Sie brauchen. Es mag einige Zeit dauern, bis Sie Einsichten von den höchsten Ebenen erhalten, denn wenn Sie Ihr inneres Wesen vernachlässigt haben, braucht es eine gewisse Zeit, den Kontakt mit ihm wieder herzustellen. Seien Sie geduldig, und denken Sie daran, daß es schon neun Monate dauert, bis man geboren wird.

Irgendwann werden sich diese wunderbaren Träume einstellen, Träume, in denen Sie vom Göttlichen geführt werden und Bestätigung und Inspiration empfangen. Vielleicht erleben Sie eine sehr intensive Phase mit ausgesprochen inspirierenden Träumen, die dann von einer mehrere Jahre dauernden Periode abgelöst wird, in der jegliche Inspiration aus Ihren Träumen verschwunden zu sein scheint. In der Zwischenzeit, bevor sich die inspirierenden Träume wieder einstellen, werden Sie wahrscheinlich reinigende Träume haben, in denen, wie ich es manchmal ausdrücke, »der gröbste Dreck weggespült wird«.

Je mehr Sie sich den Kontakt zum Göttlichen und seine Führung wahrhaft wünschen und je dankbarer Sie auch für das geringste Aufblitzen von Bewußtheit, für die kleinsten Erkenntnisse sind, desto kooperativer wird Ihr höheres Selbst sein. Wenn Sie auf eine außergewöhnliche Vision des Gottes Krishna warten, kann es sein, daß Sie darüber die kleinen, kurz aufleuchtenden Einsichten verpassen, die ihren eigenen Wert haben. Selbst ein kleines Licht kann uns helfen, den richtigen Weg zu finden; wir brauchen nicht immer einen herrlichen Sonnenaufgang. Wenn Ihnen eine Einsicht kommt, sollten Sie sich Zeit nehmen, darüber nachzudenken. Um sich die Deutung Ihrer Träume zu erleichtern, können Sie etwas praktizieren, was ich als »wortloses Gebet« bezeichne. Dazu setzen Sie sich still hin, legen die Hände mit nach oben gerichteten Handflächen in den Schoß und machen sich innerlich weit und empfänglich. Diese Position ist Ihre stille Affirmation, alles, was Ihnen geschickt wird, verstehen zu wollen.

Betrachten Sie jede Erkenntnis als Meilenstein auf Ihrem Weg ins Licht. Gehen Sie unbeirrt weiter, auch wenn große Entfernungen zwischen den Meilensteinen liegen. Sie können Ihre Träume um eine Bestätigung bitten: »Bitte laß mich wissen, ob ich mich noch in die richtige Richtung bewege.« Sie werden die Bestätigung erhalten.

Ich habe die Erfahrung gemacht, daß ich mich auf meine Träume verlassen konnte, wenn es um die Frage ging, ob ich das Richtige oder Falsche tat. Und deshalb konnte ich Zuflucht zu meinen Träumen nehmen. Ich konnte mich absolut darauf verlassen, daß der innere Meister meine Bedürfnisse erfüllen würde.

Was waren meine Bedürfnisse? Ich besaß nicht die geringste Erfahrung im Leiten eines Ashrams. Während meines sechs Monate dauernden Aufenthalts im Sivananda-Ashram in Indien hatte ich mich auf meine eigene spirituelle Entwicklung konzentriert und keinerlei Unterweisung in administrativen Angelegenheiten erhalten. Alles, was ich darüber wußte, hatte ich durch Beobachten der Verantwortlichen in Sivanandas Ashram gelernt – indem ich ihrem Tonfall lauschte oder ihren Gesichtsausdruck beobachtete, denn ich verstand ihre Sprache nicht.

Als ich dann schließlich der Aufforderung meines Gurus gefolgt war und den Ashram in Kanada gegründet hatte, machte ich mir oft Sorgen: »Treffe ich die richtigen Entscheidungen? Gehe ich weise mit den Problemen um?« Ich wünschte mir sehr, irgendeinen Hinweis darauf zu erhalten, daß ich mich auf dem richtigen Weg befand. Ich erinnere mich, daß ich stets zum Vordereingang eilte, wenn die Post gebracht wurde, wohl in der unbewußten Hoffnung, es möge ein Brief darunter sein, der all meine Fragen beantworten würde – der aber natürlich niemals kam. Mein Mangel an Erfahrung war so groß, daß meine einzige Hoffnung darin bestand, mich einer höheren Kraft anzuvertrauen und zu versuchen, den Kontakt mit dem Göttlichen aufrechtzuerhalten. Ich lernte, mich absolut auf meine Träume zu verlassen – und sie erwiesen sich tatsächlich als sehr verläßlich.

Bevor ich – in der Aufbauphase des Ashrams – folgenden Traum hatte, war ich von einem der jungen Ashrambewohner herausgefordert worden, indem er zu mir sagte: »Es gibt so viele religiöse Fanatiker, die überzeugt sind, Gottes Willen zu tun, woher weißt du, daß *du* ihn tust?« Das war natürlich genau die Frage, mit der ich mich so herumquälte. Ich befand mich damals noch in der Phase ständiger Selbstzweifel: »Bin ich wirklich gut genug? Ich weiß, daß mein Geist nicht vollkommen rein ist – weshalb sollte ich dazu auserwählt sein, diese göttliche Aufgabe zu erfüllen?«

Dann hatte ich diesen Traum.

Das Reparieren der Straße

Ich mußte eine bestimmte Straße entlanglaufen. Als ich sah, daß sie sehr uneben und schwer begehbar war, beschloß ich, ein Werkzeug mitzunehmen, das einem hölzernen Schneeschieber ähnelte. Ich benutzte es, um den Schnee, den Schlamm und das Geröll nach links und rechts aus dem Weg zu schieben. Als darunter etwas Eis zum Vorschein kam, drehte ich das Werkzeug herum, denn an seinem anderen Ende befand sich eine Stahlspitze, mit der ich das Eis leicht brechen konnte. Während ich so vor mich hin arbeitete, wurde die Straße eben

und sauber. Plötzlich kam ich zu einer Stelle, an der ein großes Loch in der Straßendecke klaffte. Ich begann es mit Erde zu füllen und stampfte sie dann fest, bis alles ganz eben war. Nun konnte jeder diese Stelle gefahrlos überqueren.
Ich hätte einfach über das Loch springen können, dachte ich, aber was wäre dann mit den anderen geschehen, die vielleicht im Dunkeln nach mir hier vorbeikommen?

Am nächsten Morgen fragte mich der junge Mann, ob ich einen Traum gehabt hätte. Normalerweise war er sehr kritisch, doch als ich ihm diesen Traum erzählte, bemerkte ich, wie sich seine Augen mit Tränen füllten. Mit leiser Stimme sagte er, er würde nun nicht mehr in Frage stellen, daß ich, eine Frau, für diese Arbeit auserwählt worden war. Dieser Traum und die darauffolgende Begegnung bestätigten mir, daß ich meine Arbeit gut machte. Für mich symbolisierte die Straße den spirituellen Weg und der Schneeschieber die spirituellen Werkzeuge, die ich erhalten hatte. Dieser Schneeschieber war nicht etwa eine besonders komplizierte Konstruktion, und seine Handhabung erforderte auch keine besondere Geschicklichkeit, aber es war das richtige Werkzeug für diese Arbeit. Ich konnte damit die Hindernisse aus dem Weg räumen, die Straße für andere ebnen und die Schlaglöcher füllen, die ihnen vielleicht hätten gefährlich werden können.
Wenn wir versuchen, im Schlaf den Kontakt mit dem Göttlichen aufrechtzuerhalten, nehmen unsere spirituellen Ahnungen eine ganz bestimmte Form an. Im folgenden Traum erhielt ich wiederum eine Bestätigung,

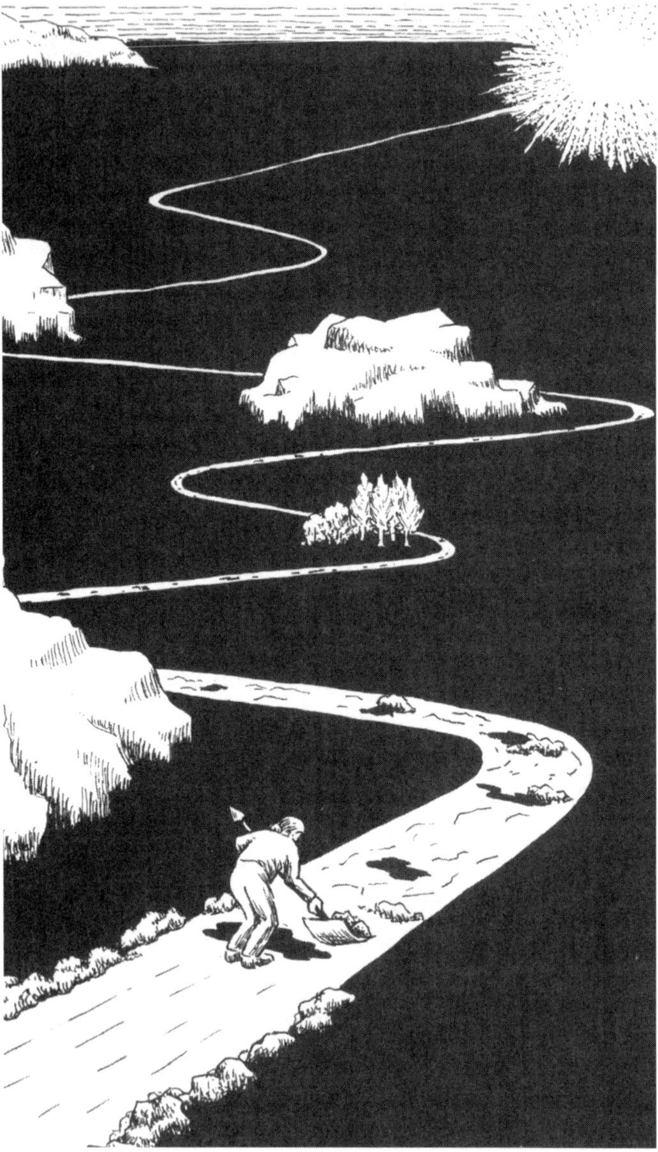

obwohl ich mir sehr unsicher war, ob meine Fähigkeiten ausreichten.

Krishnas Flöte

Ein Bote brachte mir ein schönes, mit einer rosaroten Schleife verschnürtes Paket. Das Packpapier hatte ein Rosenmuster, und auf der beiliegenden Karte stand: »An meine geliebte Radha.«
Der Bote sagte: »Ich bringe dieses Geschenk von Lord Krishna. Weißt du, wer das ist?«
»Ja, das weiß ich.« Ich war überglücklich. Dann öffnete ich das Paket. Eine Flöte lag darin. »Aber ich kann nicht Flöte spielen«, sagte ich.
Der Bote fragte mich: »Würde man dir eine Flöte schenken, wenn du nicht darauf spielen könntest?«

Als begrenzte menschliche Wesen kämpfen wir oft mit Gefühlen der Minderwertigkeit oder fühlen uns sündig und unzulänglich. Mein spiritueller Lehrer erkannte, daß Frauen nicht nur im Orient, sondern auf der ganzen Welt nur wenig Chancen bekommen, Selbstvertrauen und ein Gefühl für Selbstbestimmung zu entwickeln. Deshalb sagte Swami Sivananda bei meiner Einweihung: »Setze meinen Namen (Sivananda) vor deinen (Radha).« Er wußte, daß das meine Selbstachtung stärken würde. Als ich zu ihm sagte, daß ich nicht vollkommen oder heilig genug sei, um im Westen einen Ashram zu gründen, erwiderte er lächelnd: »Sei einfach Krishnas Flöte. Laß das Göttliche die Melodie spielen. Lerne zu lauschen, und alles wird gut sein.« Und jetzt war die Flöte angekommen!

Krishnas Flöte ist ein wunderbares Symbol, denn sie besteht einfach aus einem hohlen Stück Bambusrohr mit ein paar Löchern, das nichts in sich halten kann. Wenn man Wasser hineinschüttet, fließt es auf der anderen Seite wieder heraus. Und eine Flöte kann nicht von selbst Musik hervorbringen. Krishnas Flöte kann man nur hören, wenn das Göttliche uns die intuitive Wahrnehmung seines Willens schenkt, und wir uns ihm hingeben können. Im Laufe der Jahre begann ich zu verstehen, daß es besser war, die intellektuellen Antworten, die mir oft schnell durch den Kopf schossen, beiseite zu schieben und zu warten, bis ich die Stimme der Intuition vernahm.

Einige Zeit später hatte ich noch einmal den gleichen Traum, aber *diesmal nahm ich die Flöte heraus, begann sofort zu spielen und sagte: »Die anderen werden sich wundern, wie gut ich spielen kann.«*

Die »anderen« waren diejenigen, die mich am schärfsten kritisiert hatten. Der Traum von Krishnas Flöte hatte mich gelehrt, daß ich zu einem Instrument werden mußte, durch das das Göttliche seine Melodie fließen lassen konnte. Das bedeutete nicht nur, intuitiv zu lauschen, sondern auch, bereit zu sein, zu sagen, was gesagt werden mußte, selbst wenn die anderen es nicht gerne hörten. Wenn ich mir Sorgen darüber machen würde, ob die Leute mich mochten oder nicht, könnte ich diese Arbeit nicht tun, könnte ich die Flöte nicht spielen. Das war meine Erfahrung, und ich kann mich in jedem Augenblick daran erinnern und mir sagen: »Mach dir

keine Sorgen – es spielt keine Rolle, ob dich jemand mag. Ich will einfach Krishnas Flöte sein.«
Oft sprach mein Meister auch von der »Milch der göttlichen Weisheit«. Er sagte, daß ich eine spirituelle Mutter für alle sein solle und daß die Mutter die Milch ja schon habe, bevor das Kind geboren würde. Irgendwie drang diese Symbolik in mein Unterbewußtsein und wurde durch den folgenden Traum ziemlich real.

Die Säuglinge füttern

Eine Frau, die viele lange Röcke übereinander trug, sagte zu mir: »Hier sind viele hungrige Babys. Du solltest sie füttern.«
Ich erwiderte: »Aber ich bin keine Mutter.«
»Oh, mach nicht so einen Aufstand«, sagte sie und öffnete meine Bluse. Sie legte mir ein Baby an jede Brust und meinte: »Du hast zwei Brüste. Lege eines links an, das andere rechts, und dieses größere Kind kann hier stehen bleiben und eine Weile warten.« Das größere Kind war etwa zwei Jahre alt.
Es überraschte mich, daß ich Milch haben sollte. Ich wandte mich um, denn ich meinte, die Milch müsse aus irgendeiner anderen Quelle kommen; ich konnte einfach nicht glauben, daß ich welche hatte.
Nach einer Weile kam dieselbe große Frau zurück und brachte die ersten Babys weg. Ich sah den kleinen Zweijährigen wartend dastehen, und plötzlich bemerkte ich, daß hinter ihm eine riesige Menschenmenge in einer Schlange anstand und wartete – Babys, Kinder und

Erwachsene. Als ich aufstehen wollte, weil ich befürchtete, sonst für den Rest meines Lebens hier sitzen bleiben zu müssen, drückten mich zwei starke Hände wieder auf meinen Platz zurück, und die riesige Frau, die nun hinter mir stand, sagte: »Du wirst solange hier sitzen bleiben, wie ich dich brauche!«
Manche Leute kamen mit kleinen Eimern, und einer hatte sogar eine Bratpfanne in der Hand.

Dieser Traum bestätigte mir, daß ich den Auftrag meines Meisters erfüllen konnte. Obwohl ich nicht verstand, wie es geschah, begann die Milch der göttlichen Weisheit zu fließen. Wenn ich heute zurückschaue, sehe ich, daß unser Ashram tatsächlich eine Durchgangsstation für ein ganzes Heer von Suchern – spirituellen Babys aller Altersstufen – war, die in ihrem Verlangen nach spiritueller Nahrung eine Zeit in unserem Ashram verbrachten. Aber es war eine ziemlich seltsame Erfahrung, hier mit diesem kolossalen Wesen im Rücken sitzen bleiben zu müssen, das mich mit seinen großen Händen auf meinem Platz festhielt. Ich kann kaum beschreiben, welche Wirkung dieser Traum auf mich hatte. Wenn die Göttliche Mutter will, daß wir den »Job« tun, stellt sich die Frage der Wahlfreiheit gar nicht.
Träume wie diese gaben mir die Kraft, mich den größten Hindernissen und Herausforderungen zu stellen. Nachdem ich von meinem inneren Meister die klare Bestätigung erhalten hatte, daß ich mich in die richtige Richtung bewegte, spielte es keine Rolle mehr, ob andere meine Methoden oder meine Persönlichkeit kritisierten.

Ich versuchte nicht, andere Menschen zufriedenzustellen, sondern das Göttliche.
Träume können uns ein tiefes inneres Wissen schenken, ein Wissen, das uns hilft, die Kräfte zu entwickeln, die wir auf unserem Weg benötigen. Wenn wir Vertrauen in das Göttliche haben, werden wir seinen Einfluß unweigerlich in unseren Träumen zu spüren bekommen.

Übungen und Reflexionen

1.
Setzen Sie sich, nachdem Sie Ihren Traum niedergeschrieben haben, für einige Augenblicke in einer empfänglichen Position hin. Legen Sie die Hände mit nach oben gerichteten Handflächen in den Schoß. Wiederholen Sie still folgende Affirmation: »Ich möchte alles verstehen, was mir hier gezeigt wurde.« Lassen Sie die Deutung Ihres Traumes aus Ihrem Innern aufsteigen.

2.
Lassen Sie die Träume der Woche Revue passieren, und sammeln Sie Ihre Einsichten und Erkenntnisse wie kostbare Edelsteine. Welches Licht werfen sie zu diesem Zeitpunkt auf Ihr Leben und Ihren Weg? Setzen Sie Ihre Einsichten in Ihrem Handeln um, und schauen Sie, wie sich das auf Ihr Leben auswirkt.

3.
Fragen Sie Ihre Träume: »Tue ich das Richtige?« Warten Sie dann auf die Antwort. Durch Ihre eigenen

Erfahrungen werden Sie Vertrauen in den inneren Meister gewinnen.

4.
Fragen Sie sich:
Was sind meine gegenwärtigen Bedürfnisse?
Wie kann ich zwischen Bedürfnissen und Wünschen unterscheiden?
Wie antworten meine Träume auf meine wahren Bedürfnisse?

5.
Schauen Sie, ob Sie bereits Träume hatten, in denen Ihre spirituellen Ahnungen Form angenommen haben. Wie lautet die Botschaft?

25.
Belehrende Träume

Durch seine Intuition kann dem Menschen eine ganz besondere Art von Führung aus der geistigen Welt zuteil werden. Wenn Sie mit Ihren Träumen arbeiten, werden Sie irgendwann entdecken, daß Träume nicht nur auf der emotionalen Ebene bedeutsam sind, sondern uns auch Wissen von anderen Ebenen zugänglich machen. Dieses Wissen steht uns jeder Zeit zur Verfügung, doch um es empfangen zu können, müssen wir gewisse Fähigkeiten entwickeln und uns vorbereiten. Wenn ich eine 15-Watt-Glühbirne habe, kann ich nur spärliches Licht erwarten. Will ich es heller haben, muß ich eine stärkere Birne in die Lampe schrauben: 40 Watt, 60 Watt, 100 Watt, 200 Watt. Doch die Kapazität der Lampe ist ebenfalls begrenzt. Beim Menschen ist es ähnlich: Auch er kann oft nur eine begrenzte Menge spiritueller Energie aufnehmen. Wir müssen verschiedene Erfahrungen durchlaufen, um uns auf den Empfang göttlicher Energie einzustellen und ihren Ursprung zu erkennen. Wenn wir empfänglich sind, wenn wir still werden und den tiefen Wunsch nach höherer Führung in uns tragen, können wir genaue und deutliche Anweisungen erhalten. Ich selbst erhielt solche direkten Anweisungen in mehreren Träumen. Der folgende Traum zeigt, wie geradlinig und nützlich ein solcher Rat sein kann – sowohl für die eigene Entwicklung als auch zum Wohle anderer. Eine Stimme sprach folgende Worte zu mir:

Anweisungen

»Als erstes solltest du die Wurzeln der dich umgebenden Bäume, die sich mit deinen eigenen verheddert haben, zurückschneiden. Es sind die Vorstellungen und Konzepte anderer, denen du Einlaß in dein Unbewußtes gewährt hast. Hüte dich davor, Autoritäten zu akzeptieren, wo es nicht angebracht ist.«

»In früheren Träumen wurde dir gezeigt, daß du über großen Reichtum verfügst. Wieso glaubst du, daß du ihn horten sollst? Hab keine Angst, daß du Karma schaffst. Nimm jeweils einen Zehnmarkschein, wechsle ihn in Kleingeld um und fang an, die Münzen zu verteilen. Tu etwas damit. Alles, was du nicht umsetzt, wird dir schließlich genommen werden.«

»Hab keine Angst, Fehler zu machen. Vergiß nicht, daß die göttliche Gnade immer mit denen ist, die die Arbeit

Gottes tun. Beobachte weiterhin sorgfältig deine Träume – sie werden dir zeigen, wenn etwas wirklich in die falsche Richtung läuft. Doch du wirst durch Stürme segeln, ohne daß auch nur ein Tropfen Wasser in dein Boot fällt. Es gibt also keinen Grund, sich Sorgen zu machen.«

»Kommuniziere auf der geistigen Ebene mit Menschen, die du auf andere Weise nicht erreichst. Du kannst dich still hinsetzen und anfangen, im Geiste zu dieser kranken Frau zu sprechen, um die du dir Sorgen machst, und du kannst sie gleichzeitig in Licht einhüllen. Das wird ihr helfen, den Müll aus ihrem Unbewußten zu entfernen, jede Klärungs- und Reinigungsprozedur wird ihr große Erleichterung verschaffen. Tu das mit allen Menschen, denen du helfen möchtest. Auf diese Weise zündest du zunächst eine Kerze in ihrem Unbewußten an. Mit der Zeit werden sie sich an das Licht gewöhnen und mehr davon vertragen.«

»Du mußt verstehen, daß viele Werkzeuge gleichzeitig benötigt werden – ein grober Besen für den groben Schmutz, ein feiner Besen für den Staub. Und du mußt alle deine Werkzeuge in einen guten Zustand bringen, d. h. deine geistigen Kräfte entwickeln. Wenn du ein neues Werkzeug erhältst, mußt du es denen hinzufügen, die dir bereits gegeben wurden. Sonst bist du wie ein Kind, das all seine anderen Spielsachen vergißt, wenn es etwas Neues bekommt.«
»Von dir wird jetzt gute Arbeit erwartet.«

Wenn wir um klare Traumbotschaften bitten, werden wir sie erhalten. Wer schickte diese Botschaft? Ich zog verschiedene Möglichkeiten in Betracht. Einerseits könnte ich mir sagen, daß sie vom inneren Meister oder höheren Selbst kam. Wenn ich aber weiß, daß das Bewußtsein den physischen Tod überlebt, könnte ich natürlich auch spekulieren, daß ich im Traum vom Bewußtsein eines anderen Menschen beeinflußt wurde. Vielleicht war die Botschaft eine Spiegelung meines eigenen vergangenen Wissens? Es waren zweifellos weise Worte.

Das Zurückschneiden der Wurzeln anderer Bäume bedeutete, Verantwortung für meine eigenen Ideen zu übernehmen, und jene Konzepte auszusondern, die sich durch Konditionierung mit meinen eigenen Vorstellungen verheddert hatten. Ich begann also, jene Glaubenssätze auszumerzen, die auf einer Konditionierung durch Kultur, Bildung, sozialen Status und Tradition beruhten. Ich kämpfte darum, mich von den Werten meiner Familie zu befreien – traditionellen Vorstellungen über gut und böse, die lediglich auf sozialen Gesetzen und Regeln beruhten und nichts mit dem spirituellen Weg zu tun hatten. Ich entdeckte, in welchen Bereichen ich meine Mutter, meine Großmutter und meine Lehrerinnen nachahmte. Viele ihrer Vorstellungen stimmten mit meinen Überzeugungen nicht überein – weshalb sollte ich sie also weiter mit mir herumschleppen? Als ich daran arbeitete, meine Wurzeln zu befreien, hatte ich auf einmal das Gefühl, leichter atmen zu können.

Ich begann, Menschen zu beobachten, die ich als besonders heilig oder weise betrachtet hatte, und stellte fest, daß einige von ihnen wunderbar über spirituelle Themen sprechen konnten, ihre Worte aber in ihrem eigenen Leben nicht in die Tat umsetzten. Es dauerte eine Weile, bis mir klar wurde, daß ich falsche Autoritäten akzeptiert hatte – wahrscheinlich, weil ich mich nach Ermutigung gesehnt und mir gewünscht hatte, daß andere täten, was ich noch nicht tun konnte.

Die Angst, Fehler zu machen und Karma zu schaffen, hatte manchmal meine Handlungsfähigkeit eingeschränkt. In den ersten Jahren auf dem spirituellen Weg spürte ich, daß ich noch nicht genug Unterscheidungsvermögen besaß, um weise zu handeln. Aber ich mußte *lernen*, Entscheidungen zu treffen. Deshalb antwortete mein Meister nicht auf die spezifischen Fragen in meinen Briefen.

Die Angst, Karma zu erzeugen, verfolgte mich lange Zeit, weil ich mir meiner Gedanken so stark bewußt geworden war. Ängstlich registrierte ich jeden »falschen« Gedanken, jede falsche Handlung und fragte mich, wie ich sie überhaupt hatte zulassen können. Die Worte: »Hab keine Angst, Fehler zu machen« waren also eine wichtige Botschaft für mich. Aus meiner persönlichen Erfahrung heraus gebe ich Menschen, die eine neue Position antreten, den gleichen Rat: »Mach dir keine Sorgen, wenn du Fehler machst – das muß zwangsläufig geschehen. Wir lernen durch *trial and error.*«

Dieser Traum gab mir überdies wertvolle Anregungen, wie ich bestimmten Menschen am besten helfen konnte. Als ich begann, die vorgeschlagene Methode zu praktizieren, stellte ich fest, daß die Gebete, die Gespräche auf der geistigen Ebene und das Licht Wirkung zeigten,

wenn meine Konzentration stark genug war. Die Gebete und das Licht konnten Menschen aus ihren üblichen eingeschränkten Mustern heraushelfen und sie auf eine ganz andere, höhere Ebene heben. Doch wenn der Widerstand der Person, die das Licht empfangen sollte, noch stärker war, konnte ich nichts mehr für sie tun.
»Beobachte weiterhin sorgfältig deine Träume – sie werden dir zeigen, wenn etwas wirklich in die falsche Richtung läuft.«
Da hatte ich nun einen Traum, der mir mitteilte, daß ich mich auf meine Träume verlassen konnte. Wenn wir zuhören können, wenn wir uns aus unseren inneren Gefängnissen, deren Mauern aus Minderwertigkeitsgefühlen und Angst vor Kritik und Zurückweisung bestehen, befreien können, machen wir den Weg frei für Botschaften, die uns aus einer größeren Wirklichkeit gesandt werden. Und wir können fragen: »Was ist die Wirklichkeit des träumenden Geistes?«

Übungen und Reflexionen

1.
Schauen Sie Ihre Traumaufzeichnungen nach belehrenden Träumen durch. Diese Art von Träumen können Sie erst empfangen, wenn Sie gelernt haben, zuzuhören. Wenn Sie schon im Wachzustand nicht zuhören können, können Sie kaum erwarten, die Stimme des inneren Meisters in Ihren Träumen zu hören. Üben Sie das Zuhören in Ihrem täglichen Leben.[1]

2.
Haben Sie den aufrichtigen Wunsch, geführt zu werden? Würden Sie den Anweisungen Ihres inneren Meisters folgen?
Als ich mich fragte: »Wie kann ich wissen, was Gottes Wille ist? Woher weiß ich, ob ich mich diesem Willen unterwerfen könnte?« wurde mir klar, daß ich irgendeinen Weg zum Wissen finden mußte, weil mein spiritueller Meister so weit weg war, daß er mich nicht persönlich anleiten konnte. Ich beschloß, mich einer bestimmten Übung zu unterwerfen: Ich wählte eine sehr kritische Person aus meiner Umgebung aus, hüllte sie eine Woche lang täglich in Licht und befolgte dann in der nächsten Woche jeden Vorschlag und jede Anweisung dieser Person. Allmählich dehnte ich diese »Hingabe-Übung« auf zwei, drei Wochen und schließlich auf drei Monate aus. Bevor ich mit dieser Übung begann, beschloß ich, daß ich auf keinen Fall etwas tun würde, was gegen mein Gewissen verstieß, sie aber keinesfalls aus anderen, beispielsweise finanziellen Gründen abbrechen würde.
Falls Sie sich entschließen, diese Übung auszuprobieren, sollten Sie Ihre Reaktionen und Gefühle notieren. Sie zeigen Ihnen, wo der Eigenwille aktiv ist. Durch diesen Prozeß wird Ihre Fähigkeit, sich dem Göttlichen hinzugeben, geschult.

3.
Um klare, direkte Träume empfangen zu können, müssen Sie Ihren Stolz überwinden und bereit sein, sich Ihre Fehler einzugestehen. Bitten Sie um den Mut, den Dingen geradewegs ins Gesicht zu sehen, und um die Kraft,

mit allem, was ans Licht kommt, umgehen zu können. Wenn Ihr Wunsch aufrichtig ist, werden Sie direkte Traumbotschaften empfangen. Sie können Ihnen eine Menge Zeit ersparen.

4.
Bemühen Sie sich tagsüber im Wachzustand bewußt darum, Ihren kritischen Verstand beiseite zu schieben und die Stimme Ihrer Intuition zu hören. Wenn Sie diesen meditativen Raum in sich entdecken und entwickeln wollen, sollten Sie die Übergangszeiten in der Morgen- oder Abenddämmerung beobachten. Fragen Sie sich dann:
Was ist die Morgen- oder Abenddämmerung meines Bewußtseins?
Was hält mich davon ab, mich in dieser Zwischenzone aufzuhalten?

26. Traumerfahrungen

Wenn Sie bereits an Ihren psychischen Problemen arbeiten und den aufrichtigen Wunsch haben zu lernen, kann Ihnen spirituelle Nahrung gegeben werden. Ich unterscheide zwischen Träumen mit psychischen Inhalten im herkömmlichen Sinn und Träumen, die ich »Erfahrungen« nenne, weil sich bei ihnen eine andere Bewußtseinsebene einschaltet. »Traumerfahrungen« unterscheiden sich von gewöhnlichen Träumen, weil sie über die Verstandes- und Gefühlsebene hinausreichen und den Kontakt zu einer höheren Quelle der Weisheit und inneren Führung möglich machen. Traumerfahrungen können uns so stark berühren, daß sie unser Leben völlig verändern.

Wenn Sie bei der ersten kleineren Erfahrung – vielleicht einer Einsicht, die Sie wie ein Erkenntnisblitz ergreift –

ein Gefühl der Dankbarkeit zulassen können, werden mehr solcher Erkenntnisblitze folgen. Es ist, als würde ich Sie um einen Gefallen bitten und Ihnen, da Sie so freundlich reagieren, von ganzem Herzen danken. Dann werden Sie mir gerne wieder helfen. Schiebt Ihr Ego eine solche Erfahrung aber einfach beiseite, folgt vielleicht keine weitere. Mit Ihrem höheren Selbst ist es nicht anders. Geben Sie ihm Energie, lassen Sie es in den Vordergrund treten. Es wird seine Kräfte segensreich einsetzen.

Träume können Sie auf ein wenig mehr vorbereiten – und dann auf noch ein wenig mehr. Doch wenn Sie Ihren Einsichten und Ahnungen keine Aufmerksamkeit schenken und alles als selbstverständlich hinnehmen, können zwei Dinge geschehen: Ihre Intuition verschwindet vielleicht für den Rest Ihres Lebens in der Versenkung, oder Sie bekommen eine starke Kraft aus Ihrem höheren Selbst zu spüren, die Ihre Widerstände und Verhärtungen aufbricht. Ihr höheres Selbst sagt damit: »Hör zu! Jetzt *gib acht*!« Dann können Sie eine außergewöhnliche Erfahrung machen.

Im folgenden Traum, den ich »Einzelhaft« nannte, erlebte ich fast so etwas wie einen telepathischen Kontakt, durch den ich wertvolle Anregungen für meine spirituelle Entwicklung erhielt.

Einzelhaft

Ich betrat ein großes Gebäude und bemerkte, daß es sich um ein Gefängnis handelte. An langen Tischen saßen

Menschen, die sich konzentriert über etwas beugten, das sich direkt vor ihren Augen befand. Der Gefängnisaufseher fragte mich: »Möchten Sie eines der oberen Stockwerke sehen, wo die Gefangenen in Einzelhaft sind?«
»Ja«, erwiderte ich. Dann fragte ich ihn: »Wissen diese Menschen, daß sie im Gefängnis sind?«
»Nein, aber sie sind recht glücklich mit ihrer Situation. Sie sind ganz fasziniert davon und konzentrieren sich auf nichts anderes.«
Ich war sehr erstaunt. Wie konnte es möglich sein, daß Leute im Gefängnis waren und es nicht einmal wußten? Ich konnte es kaum fassen. Nicht nur, daß sie nicht zu wissen schienen, wo sie sich befanden, offensichtlich waren sie auch noch glücklich und zufrieden mit ihrer Lage. Wir gingen auf ein anderes Stockwerk, wo die gefährlicheren Gefangenen in Einzelhaft saßen. Ein Mann in einer kleinen, käfigartigen Zelle fiel mir besonders auf. An der Wand seiner Zelle befand sich ein sehr einfaches Bettgestell mit einer schlichten Decke. Darauf saß er mit geschlossenen Augen in einer perfekten Lotos-Position. Ich stand still da und beobachtete ihn. Seine Haltung und sein Gesicht strahlten Frieden aus.
Nach einer Weile öffnete er die Augen, und ich fragte ihn: »Wissen Sie, daß Sie im Gefängnis sind?«
»Ja«, erwiderte er.
»Müssen Sie hier arbeiten?«
»Ein wenig.«
»Was tun Sie außerdem?«
»Ich verlasse oft das Gefängnis. Ich gehe woanders hin.«
»Wohin gehen Sie?«
»Auf Ebenen großer Weisheit. Und weil ich diese Freiheit

habe, macht es mir nichts aus, hier zu sein, denn wenn ich getan habe, was von mir verlangt wird, ist immer noch genügend Zeit, zu tun, was wirklich wichtig ist.«
»Aber wie kommen Sie hier heraus?« Die Wände waren aus nacktem Beton.
»Oh, ich sitze einfach still hier und ›denke‹ mir meinen Weg hinaus«, erklärte er. »Der Gefängniswärter ist sich bis zu einem gewissen Grade bewußt, daß er im Gefängnis ist. Alle anderen in der großen Halle da unten wissen es nicht. Aber ich kann mir meinen Weg ›hinausdenken‹. Ich verlasse meinen Körper und komme wieder zurück, ohne daß es irgend jemand weiß. Nur in Einzelhaft sind wir frei.«
Das alles verblüffte mich außerordentlich.
»Nicht einmal der Aufseher weiß von meiner Freiheit«, fügte er hinzu.
Ich schaute den Gefängniswärter an. Er wirkte geistesabwesend. Sein Gesicht war irgendwie »umwölkt«. Ich war erstaunt, sprachlos und erschüttert.
»Lesen Sie auch Bücher?« fragte ich, als mir meine Stimme wieder gehorchte. »Studieren Sie metaphysische Schriften?«
Er erzählte, daß er hin und wieder ein wenig lesen würde, daß Bücher auch eine gewisse Anregung zu bieten hätten, es letztendlich aber allein darum ginge, sich seinen Weg »hinauszudenken«!
»Sind noch andere Gefangene in Einzelhaft?« Er nickte. »Ja, manche tun das gleiche. Andere haben diese Ebene der Freiheit noch nicht erreicht.«
Mein Verstand begann rasend schnell zu arbeiten. Schließlich bekam ich den wesentlichen Gedanken, die wesentli-

che Frage zu fassen. Wo war dieses Gefängnis? War es die Welt? Der Körper? Der Geist? Der Ashram?
Er lächelte wieder. Ich entspannte mich. »Ashram und Welt sind das gleiche. Deshalb sind Körper und Geist das Gefängnis. Es ist gut, daß du die Gefängnismauern wahrnehmen kannst. Das ist der erste Schritt in die Freiheit.«
Er streckte mir die Hand entgegen, und ich ergriff sie mit beiden Händen.

»Einzelhaft! Einzelhaft!« Mit diesen Worten wachte ich auf. Ich begriff sofort, daß das Erdgeschoß des Gefängnisses das gewöhnliche Leben symbolisierte. Die meisten Menschen wissen nicht, daß sie sich in einem Gefängnis befinden.
Sie leben in der Illusion, daß das Leben großartig ist und ihnen gibt, was sie wollen. Als ich anfing, die Menschen in meiner Umgebung zu fragen, was der Sinn ihres Lebens sei, schauten sie mich verständnislos an und sagten: »Was für eine seltsame Frage! Ich habe meine Familie, meine Kinder, meine Arbeit.« Sie waren Gefangene, ohne zu wissen, daß sie sich im Gefängnis befanden – dem Gefängnis ihrer Ideen und vor allem ihrer Vorstellungen darüber, worum es im Leben geht. Der Traum machte mir bewußt, daß es nicht nötig war, sich um jene Menschen Gedanken zu machen, die noch nicht wußten, daß sie im Gefängnis saßen, weil sich andere, »die Wärter«, um sie kümmern würden.
Anregung in kleinen Dosen – sorgfältig ausgewählte Bücher – schien in Ordnung zu sein, wenn Denken die

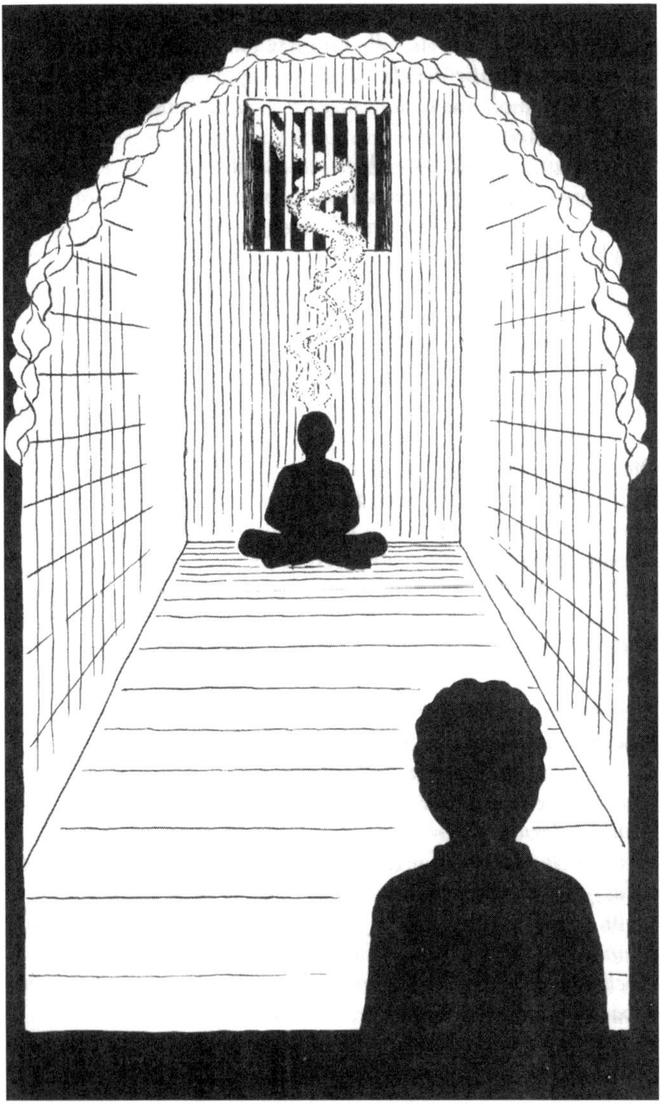

Hauptbeschäftigung blieb: Die Dinge durchdenken und mir meinen Weg »hinausdenken«. Gedankenenergie muß gelenkt werden. Ich hatte schon früh in meinem Leben erkannt, daß ziellose, ungerichtete Gedankenenergien sowohl mein physisches Wohlergehen als auch meine psychische Stabilität beeinträchtigten. Oft hatte ich beobachtet, daß zielstrebige Geschäftsleute, obwohl sie von allen Seiten unter Druck standen, häufig weniger erschöpft wirkten als Menschen, die zwar körperlich ziemlich entspannt sein mochten, ihre Gedanken aber ziellos umherschweifen ließen.

»Nur in Einzelhaft sind wir frei.« Nur in selbstauferlegter Einzelhaft können wir uns den Weg aus unseren Gefängnissen hinausdenken. Für die meisten Menschen ist Einzelhaft wohl die schlimmste Situation, die sie sich vorstellen können, und jene, die diese Erfahrung machen mußten, wie beispielsweise Menschen, die als Geiseln genommen wurden, berichteten, sie hätten Angst gehabt, verrückt zu werden. Doch ich wußte, daß »Einzelhaft« noch andere Möglichkeiten bieten kann.

Sie könnte auch Abschirmung von allen Einflüssen bedeuten, die den Geist manipulieren – Abschirmung von allen Einflüssen der Sinne. Wenn all diese Einflüsse und Manipulationen ausgeschaltet sind, können unglaubliche Kräfte frei werden – Kräfte, die dem Göttlichen dienen und viele Hindernisse aus dem Weg räumen können. Um in Kontakt mit jener anderen Instanz in unserem Innern zu kommen, die wir das Göttliche oder den inneren Meister nennen können, müssen wir uns in die Einsamkeit, die Stille, die Meditation zurückziehen. Wenn dann der innere Meister das Steuer übernimmt,

kann er uns durch Träume und bestimmte Erfahrungen andere Wirklichkeiten zeigen.
Der Gefangene, dem ich in meiner Traumerfahrung begegnet war, genoß eine unglaubliche Freiheit. Er setzte sich einfach hin, schloß, die Augen und verließ seinen Körper. Er konnte auf Ebenen großer Weisheit gelangen, und niemand wußte, daß er sich davongemacht hatte. Was war es, das den Körper verließ? Der göttliche Funke? Wenn er den Körper verlassen und sich auf eine andere Ebene begeben oder anderen Hilfe anbieten konnte, dann konnte ich das vielleicht auch, wenn ich mich selbst in Licht hüllte. Letzteres praktizierte ich jahrelang mit folgender Affirmation: »Diese physische Behausung ist von einer schützenden Lichtspirale umgeben. Jetzt kann etwas anderes – meine Seele oder mein inneres Licht, der Energiewirbel, den wir Bewußtsein nennen – die andere Arbeit auf den Ebenen tun, auf die der Körper nicht gelangen kann.« Schließlich erhielt ich die Bestätigung, daß das tatsächlich so ist.
Ich lernte, daß das Bewußtsein ohne den Körper auf die Reise gehen kann. Die Tatsache, daß Sie sich beim »Aufwachen« in dem Sessel, in dem Sie meditierten, oder in Ihrem Bett wiederfinden, bedeutet nicht, daß Sie eine solche Erfahrung als Halluzination abtun müssen. Wenn wir draußen sitzen und plötzlich den Duft einer Blume wahrnehmen, müssen wir sie nicht unbedingt sehen. Der Duft ist unsichtbar. Wir können nicht sehen, wie er durch die Luft zu uns gelangt, aber wenn wir empfänglich sind, können wir diesen Duft wahrnehmen. Mit den von mir geschilderten Erfahrungen verhält es sich ähnlich. Es ist der Lebensfunke, der Zündfunke

der Lebensenergie, der sich frei bewegen kann. Wir bringen diesen für unsere Sinne nicht unbedingt wahrnehmbaren Energiewirbel mit.
Einige Zeit später wiederholte sich diese Traumerfahrung – das gleiche Gefängnis, der gleiche Wärter, der gleiche Gefangene in Einzelhaft.

Du mußt töten!

Diesmal fragte ich ihn: »Müßte ich etwas anstellen, um zu Einzelhaft verurteilt zu werden?«
»Genau«, erwiderte er.
»Warum wurden Sie in Einzelhaft geschickt?«
»Ich habe getötet.«
»Oh, mein Gott!«
Und er sagte: »Eines Tages wirst du auch töten müssen.«
»Nein, das kann ich nicht. Muß ich töten?«
»Ja.«
»Gibt es keine andere Möglichkeit?«
»Nein.«
Er schaute mich an und fragte: »Weißt du, was du töten mußt?«
Und in diesem Traum wußte ich es. Ich mußte den Teil in mir töten, der ständig Wünsche kreiert und hervorbringt.

Ich mußte die Drahtzieherin in meinem Innern töten. Wie sollte ich das anstellten? Die Antwort fand ich tatsächlich in der *Bhagavad Gita*[1]: Die gesamte, hinter den Wünschen stehende kreative Kraft mußte kanalisiert und auf das Göttliche ausgerichtet werden. Und dann mußte ich akzeptieren lernen, daß das Göttliche gibt und daß es nimmt. Ich würde nicht ausrufen: »Oh, wie wunderbar! Ich bin so glücklich, daß ich dies oder jenes bekommen habe!« Oder: »Wie schrecklich! Schaut, was ich verloren habe!« Ich mußte den Punkt in der Mitte finden und fähig sein zu sagen: »Weder werde ich von Freude überwältigt sein, noch werde ich weinen und klagen. Manche Dinge sind wunderbar, und ich weiß sie zu schätzen, solange ich sie habe, aber wenn Gott sie zurückhaben will, werde ich sie zurückgeben. Das Leben ist uns gegeben. Die Gelegenheit, dem Göttlichen zu dienen, ist uns gegeben, und wenn mein Verlangen auch groß ist, kann ich dennoch erst nach Hause kommen, wenn ich mein Versprechen eingelöst habe.«

Übungen und Reflexionen

1.

Sie müssen sich die Zeit nehmen, sich immer wieder von Ihren Alltagspflichten zurückzuziehen, sich auf sich selbst zu besinnen, zu meditieren. In diesem Alleinsein geschieht die Öffnung. Wenn ich lange und ausdauernd genug an Ihre Tür klopfe, werden Sie schließlich öffnen. Der innere Meister läßt Sie nicht einmal so lange warten.

Im Alleinsein können Sie Ihre Bewußtheit durch spirituelle Übungen schärfen. Meditieren Sie über jede einzelne Zeile des Mantras für die *Anrufung des Göttlichen Lichts.* Was bedeuten die Worte für Sie wirklich? Beobachten Sie, was tatsächlich geschieht, wenn Sie ein Mantra chanten. Werden Sie sich der im Organismus ausgelösten Schwingungen und ihrer Wirkung auf den Geist bewußt.

2.
Hüllen Sie sich weiterhin abends vor dem Schlafengehen in Licht; so beschützen Sie Ihr Haus, den physischen Körper.

27. Erkennen von spirituellen Träumen

Da wir nicht immer sicher sein können, wann ein Traum von einer höheren Ebene kommt, müssen wir mit unseren Schlußfolgerungen sehr vorsichtig sein. Wenn ein Traum sehr positiv ist, fällt es uns natürlich leicht, zu glauben, daß es sich um eine göttliche Botschaft handelt. Doch wir alle haben verschiedene Stimmen in uns – die Stimmen unserer Persönlichkeitsanteile –, und wenn man nicht alle seine Persönlichkeitsanteile kennt, ist es nicht so einfach, die Stimme des höheren Selbst aus den anderen herauszuhören. Angst, Eifersucht, Versuchung, Bewunderung – jeder Aspekt hat seine Stimme. Wer ist wer? Auch nach vielen Jahren der Traumarbeit bin ich noch immer äußerst vorsichtig, weil ich die Tricks des Verstandes kenne.

Sie müssen herausfinden, wie viele Stimmen in Ihnen

existieren. Es ist wichtig, daß Sie dabei sich selbst gegenüber keine wertende oder urteilende Haltung einnehmen. Lernen Sie einfach, zwischen den verschiedenen Stimmen Ihrer Persönlichkeitsanteile zu unterscheiden. Führen Sie sorgfältig Ihr Traumtagebuch, schreiben Sie alle Ihre Träume nieder, und überprüfen Sie dann, wenn Sie aufgrund eines Traumes handeln, den Sie als spirituellen Traum betrachten, ob Ihr Handeln dem Traum gerecht wird. Wie beeinflußt der Traum Ihr Verhalten? Wurde er von Ihrem Ego gespeist? Verspüren Sie vielleicht den Drang, sich zu behaupten, sich durchzusetzen? Der Einfluß des Göttlichen macht sich anders bemerkbar: Sie handeln aus einem Gefühl echter Demut, Bescheidenheit und Aufrichtigkeit heraus. Gehen Sie nie davon aus, daß Sie »angekommen« sind und es nicht länger nötig haben, an sich zu arbeiten.

Wenn Ihnen das Göttliche in einer Vision erscheint oder Sie davon träumen, müssen Sie herausfinden, ob es sich um eine echte Erfahrung oder ein Phantasieprodukt handelt. Wenn Sie ein sehr erhebendes Gefühl haben und die Erfahrung mit Hilfe Ihrer Vorstellungskraft nicht wiedergeben können, haben Sie bereits zwei Anhaltspunkte, denn im Gegensatz zu Ihren eigenen geistigen Produkten, können Sie die echten Erfahrungen und jenes Gefühl des Emporgehobenseins nicht wiedergeben. Auch wenn Sie sich in jenem geistigen Raum befinden, den ich als »Dämmerzustand« bezeichne, einem Übergangszustand, in dem der Geist offen und empfänglich, aber auch sehr beeinflußbar ist, müssen Sie sich fragen: »Wie kann ich es sicher wissen?«

Fragen Sie, ob es ein spiritueller Traum ist, und warten

Sie dann, bis Sie eine Bestätigung oder irgendeine Art von Beweis erhalten. Das kann natürlich kein absoluter Beweis sein, denn es gibt keinen absoluten Beweis. Träume sind nicht wiederholbar wie ein wissenschaftliches Experiment. Doch wenn Sie irgendeinen deutlichen, auf den Traum bezogenen Hinweis erhalten, so kann dieser zumindest Ihre eigene innere Überzeugung stärken. Vielleicht träumen Sie, daß Sie ein bestimmtes Geschenk erhalten, und obwohl Sie nicht feststellen können, woher es kommt, spüren Sie vielleicht, daß es Ihnen von einer höheren Ebene geschickt wurde. Wenn Sie das Geschenk dann tatsächlich im Wachzustand erhalten, hat sich der Traum verwirklicht, und Sie haben den besten Beweis, daß es sich nicht um ein dem Überlebensdrang des Ego entsprungenes Phantasieprodukt handelt. Haben Sie die Ebene, auf der es ums reine Überleben geht, erst einmal hinter sich gelassen, können Sie in Ihren Träumen unglaublich wertvolle Hinweise erhalten – Instruktionen, wie Sie die Tür zum Göttlichen in Ihrem Innern öffnen können, wie Sie den Eingang zu Ihrer »Kathedrale des Bewußtseins« finden können.

Nicht jeder Traum muß genau identifiziert werden, doch oft ist es wirklich wichtig, den Unterschied zwischen einem intensiven, jedoch vom Ego gesteuerten Traum und einem vom Göttlichen beeinflußten Traum zu erkennen. Ich warte und schaue, was geschieht. Oft bekam ich Schmuckstücke geschenkt, die ich als »spirituellen Schmuck« betrachtete, weil sie dazu dienten, bestimmte Traumerfahrungen zu bestätigen oder zu verifizieren.

Nach meiner Rückkehr aus Indien schickte ich meinem

spirituellen Meister monatliche Berichte und bat um seinen Rat, aber ich erhielt keinerlei Anweisungen mehr. Ich wollte wissen, ob ich alles richtig machte, und als ich keine Antworten auf meine Fragen erhielt, fühlte ich mich entmutigt. Doch dann hatte ich eines Nachts folgenden Traum:

Das erste Geschenk

Ein auffallend blondes Kind kam mit einer ganzen Hand voll Schmuck auf mich zu und sagte: »All das wartet auf dich, und du wirst ein Stück nach dem anderen bekommen.« Es hielt mir einen Ring hin und sagte: »Das ist das erste Geschenk.«
Ich betrachtete den Ring und war gleichermaßen überrascht, freudig erregt und schockiert. Der Ring hatte eine Form, die an das Kreuz der Kreuzritter erinnerte, und ich verspürte nicht den geringsten Wunsch, ein Kreuzritter oder Missionar zu sein. Der Gedanke, daß ich in meinem Leben eine Mission zu erfüllen hatte, kam mir nicht in den Sinn.

Einige Zeit später erhielt ich unter ausgesprochen ungewöhnlichen Umständen einen Diamantring, der in seiner Form dem Kreuz der Kreuzritter ähnelte.[1] Diese Erfahrung bestärkte mich in meiner Überzeugung, daß wir tatsächlich Zeichen erhalten, die unseren Fortschritt auf dem spirituellen Weg bestätigen. Der Ring war eine Manifestation des Traumes.
Ich hatte nie darum gebeten, aber es geschah. Diese und

andere Bestätigungen bekräftigen eine Realität, die ich andernfalls nur schwer hätte akzeptieren können – jene Träume, die zu schön schienen, um wahr zu sein. Für mich war eine materielle Manifestation – etwas, das sichtbar und greifbar blieb – der ausreichende Beweis dafür, daß diese besonderen Traumerfahrungen eine unleugbare Realität besitzen. Wir haben uns bereits mit der Kraft des Wunschdenkens beschäftigt und wissen, daß ein stark emotional geladener Wunsch sich schließlich verwirklichen kann. Doch manche Manifestationen haben wenig mit den begrenzten Kräften unseres menschlichen Geistes zu tun.
Um Ihnen zu zeigen, was ich meine, werde ich im folgenden eine Traumerfahrung und ihre Verwirklichung ausführlich beschreiben.

Die zwei Triumphwagen

Ich kann den Ort, an dem ich mich befinde, nicht beschreiben, aber mir werden dort mehrere große Lattenkisten geliefert. Die erste Kiste öffnet sich irgendwie von selbst und gibt den Blick auf einen wunderschönen, goldenen Triumphwagen frei. Phantastisch! Ich bin ungeheuer beeindruckt von seinem Anblick und sehr aufgeregt. Gleichzeitig bin ich mir der Bedeutung des Traumes bewußt und spüre eine Dringlichkeit, mich an ihn zu erinnern und ihn niederzuschreiben.
Der Triumphwagen ist aus purem Gold und kommt in einem Stück aus der Lattenkiste zum Vorschein. Ich fahre mit den Fingern über ein Muster auf seiner Seitenwand.

Er ist wie ein außergewöhnliches, kostbares Schmuckstück, das das Licht in weichem Glanz zurückwirft. Dann sehe ich einen Menschen, der mir mit Gesten bedeutet, zur anderen Seite des Triumphwagens zu kommen. Als ich um den Wagen herumgehe, nehme ich blaue Lichtblitze wahr und sehe auf der Rückseite eines Sitzes das Wort RADHA mit leuchtend blauen Saphiren geschrieben. Der andere Sitz trägt keine Inschrift. Ich bin überwältigt und denke: »Das kann nur Lord Krishnas Triumphwagen sein!«

An diesem Punkt weckte mich ein Gefühl der Dringlichkeit, und ich rief mir den Traum einerseits überrascht, andererseits von Freude überwältigt ins Gedächtnis. Ich erkannte, daß das Göttliche mich niemals im Stich lassen wird. Trotz der vielen Probleme, denen ich mich im Laufe der Jahre stellen mußte, wird das Göttliche immer sein Versprechen halten – das ist die Botschaft. Nachdem ich den Traum niedergeschrieben hatte, erinnerte ich mich an die anderen Lattenkisten und wußte, daß ich herausfinden mußte, was sie enthielten. Als ich mich wieder hinlegte, schossen mir blitzartig Bilder von Radha und Krishna durch den Kopf. Dann erschien die gesamte Szenerie wieder in allen Einzelheiten vor mir:

Der goldene Triumphwagen ist immer noch da, und ich kann ihn bewundern. Jetzt hilft mir jemand, die anderen Lattenkisten zu öffnen. Ich sehe mit wunderschönen Schnitzereien verzierte Teile aus Sandelholz, die sich zu einem weiteren, größeren Triumphwagen zusammenfügen lassen. Es sind sehr viele Einzelteile, und es wird wahrscheinlich ziemlich lange dauern, sie alle so zusammenzusetzen, daß der Triumphwagen funktionsfähig ist.

Die Schnitzereien sind von höchster Qualität – sehr fein und kompliziert. Plötzlich kommt mir der Gedanke: »Diese Schnitzereien sind zu kostbar, um verbrannt zu werden.« Und dann denke ich: »Aber es sind gar keine Pferde dabei. Dieser Triumphwagen gehört Krishna, und da steht mein Name, Radha, doch es sind keine Pferde da.« Jetzt höre ich eine Stimme sagen: »Die Pferde werden da sein, wenn die Zeit gekommen ist.«

Als ich aufwachte kamen mir folgende Fragen in den Sinn: »Wann werde ich in dem goldenen Triumphwagen fahren und wann in dem hölzernen?« Der goldene muß das Vehikel sein, das mein höheres Selbst nach Hause bringt. Der hölzerne symbolisiert wahrscheinlich den Körper. Eines Tages wird er verbrannt werden, denn ich habe mir schon immer eine Feuerbestattung gewünscht. Der Körper wird auf einem Wagen zum Krematorium gebracht – wenn der goldene Triumphwagen mit der Essenz Radhas schon längst verschwunden ist.
Ja, das konnte ich verstehen. Der Körper ist ein Vehikel. Sylvia ist ein Vehikel für diesen speziellen Lichtstrahl, genannt Radha.[2] Auch daß der hölzerne Triumphwagen im Traum erst zusammengesetzt werden mußte, hatte eine Bedeutung, denn mein Körper hatte viel erlitten und mußte heilen. Die verschiedenen Teile meines Körpers mußten besser funktionieren, damit der Körper als Ganzes in ein harmonischeres Gleichgewicht kam. Doch ich sah auch die Möglichkeit, daß sich die Einzelteile des Triumphwagens auf meine Aufzeichnungen bezogen, jene Einsichten und Inspirationen, die ich im Laufe der Jahre in der Hoffnung niedergeschrieben hatte, daß

ich eines Tages die Zeit finden würde, sie systematisch zu ordnen. Obwohl der Traum mir zeigte, daß der goldene Triumphwagen schon bereitstand, wies er mich dennoch darauf hin, daß der hölzerne erst noch zusammengesetzt werden mußte. Dadurch wurde mir klar, daß ich mich damit abfinden mußte, noch länger auf dieser Erde zu bleiben – bis die Arbeit getan war. Aber die Botschaft des Traumes war dennoch so außergewöhnlich, so vielversprechend. Ich wollte sicher sein, daß mir hier nicht etwa mein Wunschdenken – selbst wenn es aus meinem Herzen kam – einen Streich gespielt hatte, also sagte ich mir: »Dieser Traum scheint zu schön, um wahr zu sein. Ich kann kaum daran glauben. Der goldene Triumphwagen ist wie ein kostbares Schmuckstück. Wenn ich je ein Schmuckstück wie diesen Triumphwagen zu sehen bekomme, werde ich den Traum wirklich als eine göttliche Botschaft akzeptieren.« Aber dann dachte ich: »Wer würde je ein solches Schmuckstück in Form eines Triumphwagens anfertigen, und wer würde so etwas tragen?«

Vor ein paar Jahren hatte mir einer meiner Schüler erzählt, daß er eine neue Berufslaufbahn einschlagen wolle. Wir hatten gemeinsam hin und her überlegt, was für ihn geeignet sein könnte, und er hatte erwähnt, daß jemand aus seiner Familie im Schmuckhandel tätig sei, was ihn ebenfalls faszinierte. Eines Tages entdeckte ich in einem Antiquitätengeschäft Flugblätter, auf denen für Kurse in Edelsteinkunde geworben wurde. Also nahm ich eines für meinen Schüler mit. Er war begeistert und begann sofort, Seminare über antiken Schmuck zu besuchen.

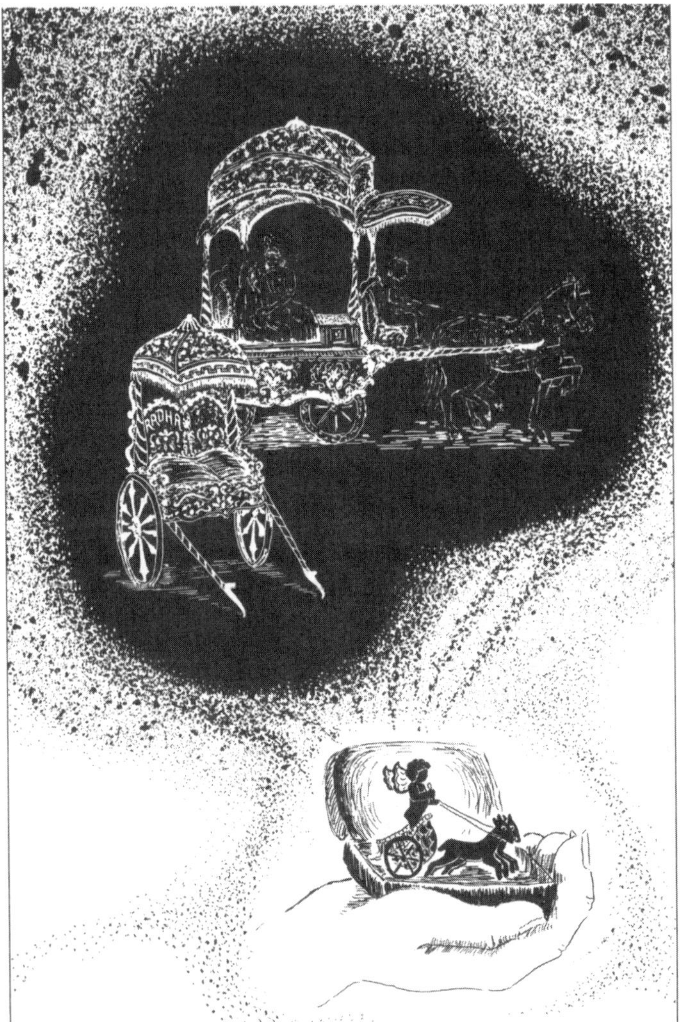
RADHA

Er stürzte sich voller Elan auf sein neues Fachgebiet, tauschte sich mit anderen in dieser Branche tätigen Leuten aus, besuchte zusätzlich kaufmännische Kurse, kaufte sich eine ganze Reihe von Büchern über Diamanten und Halbedelsteine und besuchte viele Ausstellungen. Das Gebiet faszinierte ihn außerordentlich, und er genoß es, darüber zu sprechen. An einem Wochenende besuchte er eine wunderbare Ausstellung, auf der nur antiker Schmuck gezeigt wurde. Am Ende der Ausstellung überlegte er, ob er einen der dort ausgelegten Kataloge für eine Schmuckversteigerung in Toronto kaufen sollte. Da die Kataloge ziemlich teuer waren und er wußte, daß er an der Auktion ohnehin nicht teilnehmen konnte, machte es eigentlich keinen Sinn, einen zu kaufen. Doch er zögerte, und als er sah, daß nur noch ein Katalog übrig war, kaufte er ihn.

Als er mir den Katalog zeigte, sagte er: »In diesem Katalog ist nur antiker Schmuck abgebildet, und ich wette, daß ich deinen Geschmack so gut kenne, daß ich dir genau zeigen kann, was dir gefallen würde.« Also setzten wir uns zusammen und blätterten den Katalog durch. Und plötzlich sah ich sie! Eine winzige, exquisit verarbeitete, goldene Brosche in Form eines Triumphwagens. Ich war so begeistert, daß mein Freund mich sofort fragte, ob er sie mir schenken dürfe, und obwohl die Auktion in Toronto stattfand und er an der Westküste lebte, schaffte er es irgendwie, dieses ganz besondere Stück zu erwerben. Er rief mich an, um mir mitzuteilen: »Dein goldener Triumphwagen ist unterwegs.« Diesmal wurde er nicht in einer Lattenkiste, sondern in einem winzig kleinen Päckchen geliefert.

Was nun? Konnte ich mir nun immer noch sagen, daß mein Traum ein Phantasieprodukt war? Ein Produkt meines Wunschdenkens oder meiner Einbildung? Nein. Aber was *mußte* ich mir sagen? Daß ich mich Krishna noch tausendfach stärker verpflichtet fühlen sollte, weil das Symbol eine konkrete Bestätigung der Realität meines Traumes war.

Übrigens verlor mein Freund kurz nach dieser Begebenheit völlig sein Interesse am Schmuckhandel, und als ich ihm die ganze Geschichte erzählte, meinte er lachend, das Göttliche müsse ihn wohl als »Werkzeug« benutzt haben.

Ich erlebte die Manifestation eines Traumes nicht nur mit diesem einen Schmuckstück, sondern noch mit vielen anderen – so vielen, daß der Traum, in dem ein kleiner Junge mir Schmuckstücke zeigte und sagte, ich würde eines nach dem anderen erhalten, sich inzwischen verwirklicht hat. Ich frage mich, ob die Menschen, die mir diese wunderschönen Geschenke zukommen ließen, wußten, daß sie als Botschafter des Göttlichen dienten. Für mich waren diese Geschenke ganz besonders wertvoll, weil ich sie von Freunden erhielt, die sich von den Lehren angezogen fühlten und verstanden, was ich hier tue. Wenn diese Menschen sich daran erinnern, daß sie einmal als Botschafter des Göttlichen dienten, kann dieser Gedanke sie vielleicht in ihrem eigenen Lebenskampf so stärken, daß sie selbst wiederum zur Inspiration für andere werden können.

Wenn Sie einen konkreten Hinweis darauf haben, daß Ihr Traum sich auf einer Ebene jenseits der psychischen bewegt, können Sie sich fragen: »Was war anders an diesem Traum? Wie habe ich mich gefühlt? Wie kam der Traum zustande?« Wenn Sie das dahinterliegende Muster erkennen, können Sie darauf warten, daß es wieder auftaucht, und wenn Sie erst einmal mehrere ähnliche Traumerfahrungen gemacht haben, die schließlich Wirklichkeit wurden, *wissen* Sie, daß Sie Botschaften des Göttlichen in Ihren Träumen empfangen können.

Doch je mehr Sie versuchen zu verstehen, bevor Sie *erfahren* haben, um so seltener werden Sie echte Erfahrungen machen. Es funktioniert nur, wenn Sie zuerst erfahren und dann später versuchen, sich die Dinge zu erklären, und selbst dann sind diese Erklärungen meistens nicht sehr brauchbar. Alles, was vom Göttlichen kommt, sollten Sie wie ein Geschenk annehmen. Ich habe nicht versucht, mit meinem Verstand zu ergründen, warum ich das Geschenk erhielt – das wäre so, als würde man es auseinanderreißen, um zu sehen, wie gut es im Innern ist. Es ist besser, die Gefühle der Dankbarkeit und Ehrfurcht darüber, was das Göttliche ist und gibt, zuzulassen, als nach Erklärungen zu suchen.

Eines Tages brauchen wir keine Bestätigungen mehr, weil wir die göttlichen Botschaften erkennen und ihnen vertrauen. Aber es ist gut, nicht zu früh aufzuhören Fragen zu stellen, denn ich habe wieder und wieder die Tricks des Verstandes erlebt und gesehen, was er aus seinem Überlebensdrang heraus alles hervorbringen kann. Mir ist inzwischen absolut klar geworden, daß wir, wenn wir die Hinweise aufnehmen und zusammenfügen, viele Botschaften des Göttlichen entdecken können. Wenn wir ein wenig aufmerksamer sind und nicht jedes Geschenk als selbstverständlich hinnehmen, bleiben die Bestätigungen nicht aus.

Übungen und Reflexionen

1.
Eine wichtige Übung besteht darin, zu einem bestimmten Traum zurückzukehren, um ihn ins Wachbewußtsein hinüberzubringen. Haben Sie je einen Traum gehabt, bei dem Sie nach einiger Zeit erwachten, dann wieder einschliefen und den Traum weiter träumten? Es ist wie beim Lesen eines Buches. Sie legen es zur Seite, und wenn Sie es wieder zur Hand nehmen, lesen Sie den letzten Abschnitt noch einmal durch und fahren dann fort.

2.
Lernen Sie Ihre Persönlichkeitsanteile und ihre verschiedenen Stimmen kennen. Sie können sie in Ihren täglichen Handlungen beobachten. Machen Sie eine Liste Ihrer Persönlichkeitsanteile. Sie können ihnen sogar Namen geben. Machen Sie sich so vertraut mit ihnen, daß Sie die verschiedenen Stimmen im Traum unterscheiden können.

3.
Wenn Sie bei einem bestimmten Traum das Gefühl haben, er stamme aus einer höheren Quelle, sollten Sie beobachten, wie dieser Traum Ihr Verhalten beeinflußt. Traumerfahrungen haben dramatische Auswirkungen

auf Ihr Leben. Schauen Sie auch, ob Sie für den Traum eine ganz bestimmte Bestätigung erhalten, die Sie erkennen und akzeptieren können.

28. Die Verheißung: Mystische Vereinigung

Sehr selten erleben wir jene Augenblicke, in denen wir uns über das Hin und Her unserer Persönlichkeitsanteile erheben und wirklich aus unserem innersten Selbst heraus leben. Ein solcher Augenblick, in dem wir tatsächlich aus Liebe zu Gott handeln, ist kostbar, denn er ist Ausdruck dessen, was ich »eine Liebesaffäre mit dem Göttlichen« nenne. In Träumen und Mythen wird diese Liebe zwischen dem Jünger und dem Göttlichen oft als Hochzeit oder Vereinigung erlebt oder dargestellt. Nichts ist damit vergleichbar. Durch ganz besondere, inspirierende Träume können wir aus uns selbst herausgehoben werden, um diese göttliche Liebe zu erfahren.

Manche Menschen bezeichnen diese besonderen Traumerfahrungen als »Visionen« oder »spirituelle Erfahrungen«. Es handelt sich tatsächlich um meditative Erfahrungen, die in einem Zustand auftreten, in dem das bewußte Denken nicht aktiv ist. Vielleicht gibt es in Wirklichkeit keine andere Liebe als die göttliche Liebe. Die menschliche Liebe, nach der wir suchen, ist eine Illusion – die Erfüllung der Vorstellungen, die jeder von uns über Liebe hat. Doch das Göttliche muß fast ununterbrochen über unsere Fehler, Mängel, gebrochenen Versprechen und menschlichen Schwächen hinwegsehen. Wir können bei unserer Suche nach dem Göttlichen sehr flatterhaft sein oder sehr rigide. Machen wir beharrlich und regelmäßig unsere spirituellen Übungen, werden wir vielleicht zu routiniert und verlieren an Tiefe. Mangelt es uns andererseits an Beharrlichkeit und Zielgerichtetheit, sind unsere Bemühungen wie Funken, die zwar hier und da aufflackern, aber kein Feuer entfachen. Und doch ist die göttliche Liebe da.

Wir können das Göttliche nicht auf die gleiche Weise lieben, wie wir ein Objekt oder einen anderen Menschen lieben. Wenn wir mit dem Göttlichen wieder in Kontakt kommen, sind wir glücklich, daß wir es nach allem, was wir durchgemacht haben, schließlich geschafft haben, wieder nach Hause zu kommen. Es ist uns bewußt, wie lange wir weggewesen sind – getrennt waren –, und wir sind außer uns vor Freude über unsere Rückkehr.

Die einzige dauerhafte Liebe ist die Liebe des Göttlichen – selbst wenn man sie nicht erkennt, selbst wenn man sich davon getrennt fühlt. Solange man ihm nicht selbst den Rücken kehrt, ist das Göttliche immer da. Es kehrt uns nie den Rücken. Die Sonne verschwindet nicht vom Himmel, wenn sie von Wolken bedeckt ist. Ebenso ist das göttliche Licht nur von den Wolken unserer Gedanken und Emotionen verdeckt, und wenn das Licht durch die Wolken bricht, ist es wie ein Durchbruch des Bewußtseins in eine andere Dimension.

Ich würde nicht einmal heute behaupten, daß ich wüßte, was Liebe ist. Ist ein starkes, verbindliches Sicheinlassen Liebe? Das könnte sein. Wenn es ein Ausdruck von Liebe zum Göttlichen ist, sich dem Göttlichen hinzugeben, dann ist der Schutz, den wir vom Göttlichen erhalten, ein Ausdruck seiner Liebe. Ich kann eine Wechselbeziehung erkennen: Der Mensch hängt vom Göttlichen ab, und dennoch hängt auch das Göttliche von der menschlichen Form ab, braucht die menschliche Stimme und die menschliche Liebe, um göttliche Liebe manifestieren zu können.

Ich habe herausgefunden, daß das Göttliche in uns selbst auf die Bedürfnisse reagiert, die wir auf der menschlichen Ebene haben, weil auch dieser menschliche Aspekt genährt werden muß. Häufig betrachten wir uns aber als zu schlecht oder zu sündig, um unsere eigene Göttlichkeit anzuerkennen, und wenn wir tatsächlich das Göttliche in uns selbst akzeptieren, ist es fast gefährlich, das anderen gegenüber zuzugeben, weil es sofort als Ausdruck unseres Ego interpretiert wird. Wir müssen auch achtgeben, daß unser menschlicher Wesensanteil nicht eifersüchtig versucht, die Geschenke des Göttlichen zu zerstören oder das Aufflackern des göttlichen Funkens zu ersticken.

Zweifel können ein Angriff auf das Göttliche sein, eine Waffe, die der Verstand in seinem Kampf gegen unsere eigene göttliche Natur benutzt.

Als ich Hilfe brauchte, um auf meinem spirituellen Weg weiterzukommen, hatte ich eine Traumserie. Ich brauchte diese Erfahrungen, die über das hinausgingen, was man gemeinhin unter Träumen versteht, als Ausgleich für die Herausforderungen, denen ich mich in meinem Alltag stellen mußte. Diese Traumserie war von christlicher Symbolik durchdrungen, was wahrscheinlich durch meine Meditation über das Buch der Offenbarung und seine Beziehung zum Kundalini-System ausgelöst wurde. Viele Jahre meines Lebens war der Papst in Büchern und Zeitschriften das Symbol für das Göttliche. Es heißt, der Papst wandele in den Schuhen des heiligen Petrus und sei der Vertreter Jesu auf Erden. Wahrscheinlich hatte ich das irgendwann in meinem Leben akzeptiert und es in meine persönliche Symbolsprache integriert.

Die folgende Traumserie ist ein Beispiel für den Durchbruch des Bewußtseins in eine andere Dimension. Es ist außerordentlich wichtig, sich an solche bedeutungsvollen Träume zu erinnern, selbst wenn die Erinnerung nicht die tatsächliche Erfahrung ist. Wenn ich eine Frucht esse oder ein Glas Wein trinke, kann ich mich später an die Erfahrung nur erinnern, und dieses Erinnern ist nicht die Erfahrung selbst. Im Gedächtnis wird lediglich die Wirkung, das Echo dessen, was das Essen der Frucht oder das Trinken des Weines in mir bewirkte, aktiviert. Wenn ich beim Durchblättern meines Tagebuchs die Erinnerung an bedeutsame Träume und Erfahrungen in mir wachrufe, und über diese Erfahrungen nachdenke, kann ich das, was damals in mir angeregt wurde, wieder zum Leben erwecken. Natürlich wirkt die Erinnerung an eine Traumerfahrung oder eine Lichterfahrung wesentlich stärker als die Erinnerung an einen angenehmen Geschmack auf der Zunge.

Eine andere Möglichkeit, die eigene Empfänglichkeit für spirituelle Träume zu erhöhen, besteht darin, einfach dem höheren Selbst zu danken. Würdigen Sie die Quelle des Traumes. Nehmen Sie Geschenke nicht als selbstverständlich hin. Mir war von Anfang an klar, daß wir nicht einmal die wunderbarste Inspiration, Erkenntnis oder Vision, nicht einmal den schönsten Traum als Garantie dafür betrachten können, daß unsere spirituelle Entwicklung nun selbstverständlich geworden ist und wir uns nicht weiter zu bemühen brauchen. Zu keinem Zeitpunkt in unserem Leben, und wahrscheinlich auch nicht im Leben danach, können wir irgend etwas als selbstverständlich hinnehmen. Das ist sicher der größte Fehler, den wir machen können – uns gegenseitig und auch das Göttliche als selbstverständlich zu betrachten.

Die Robe

Ich befinde mich in einer Kirche von außergewöhnlicher Schönheit. Es findet gerade ein ganz besonderer Gottesdienst statt, und ich frage mich, worum es dabei geht. Viele Würdenträger sind anwesend und nur ein paar gewöhnliche Leute wie ich. Obwohl ich mich im hinteren Teil des riesigen Raums aufhalte, kann ich alles sehr gut verfolgen. Die Rituale eines katholischen Gottesdienstes sind mir nicht gänzlich fremd, doch hier wird die Messe auf lateinisch gelesen. Da ich nichts verstehe, konzentriere ich mich einfach auf das, was ich sehe: die Opferzeremonie.

Später bekommt jeder dieser wichtigen, in kostbare Roben gehüllten Männer ein Blatt Papier ausgehändigt, auf das er schnell etwas schreibt. Die Blätter werden dann in einer großen Schale vor dem Altar gesammelt. Ein Priester spricht ein Gebet, und alle singen gemeinsam ein Kirchenlied. Der Priester, der das Gebet sprach, nimmt drei Blätter aus der Schale. Dann kommt ein Würdenträger auf mich zu, der eine rote Robe mit weißem Spitzenkragen trägt.

Es ist mir furchtbar peinlich. Mein Gott, ich habe hier nichts zu suchen. Jetzt haben sie mich entdeckt. Irgend jemand wird Ärger bekommen, weil er die Anwesenheit einer Fremden übersehen hat. Der Priester bittet mich vorzutreten und meine Robe in Empfang zu nehmen.

Ich weiß nicht, was ich tun soll und flüstere: »Aber das ist ein Irrtum. Ich dürfte gar nicht hier sein. Es tut mir leid, daß ich Sie gestört habe. Ich versichere Ihnen, daß das nicht meine Absicht war.«

Er schaut mich bestürzt an und erwidert: »Würden Sie bitte nach vorne zum Altar kommen, um Ihre Robe in Empfang zu nehmen? Es ist die Entscheidung des Herrn.«

Das Beste hoffend, erhebe ich mich also und folge ihm. Die Robe ist von perlgrauer Farbe, und ich bekomme noch einen schwarzen Hut, den ich aufsetzen soll. Dann sagt man mir, daß ich in einer Viertelstunde meine Rede halten müsse. Unfähig, einen klaren Gedanken zu fassen, gehe ich zu meinem Platz zurück. Mein Verstand

rattert wie der Motor eines alten Autos. Als ich bemerke, daß alle Augen auf mich gerichtet sind, beschließe ich, mich in den Waschraum zurückzuziehen, um ein paar Minuten allein zu sein und über meine Rede nachzudenken. Ich bin sicher, daß Gott mir helfen wird.
Im Waschraum höre ich plötzlich, wie jemand die Tür hinter mir öffnet. Ich gehe schnell in eine der kleinen Toilettenkabinen, aber ich kann die Tür nicht verschließen, weil sie keinen Riegel und kein Schloß hat. Ich sehe die Person vorbeigehen. Oh mein Gott, es ist der Papst! Er sieht mich. Bin ich etwa in der Herrentoilette? Na gut, jetzt muß ich das Beste daraus machen. Ich trete vor ihn hin, verbeuge mich ehrfurchtsvoll und versuche, ganz aufrichtig zu sein. Ich will ihm gerade erklären, daß ich nicht katholisch bin, doch er läßt mich nicht zu Wort kommen. Statt dessen ergreift er meinen Arm und führt mich fest und bestimmt aus dem Waschraum hinaus und wieder zum großen Kirchensaal zurück.
Während wir die Stufen hinaufgehen, wage ich, ihn mit einer sehr persönlichen Bemerkung zu unterbrechen. Ich sage: »Ich weiß, daß Sie der Papst sind, aber ich weiß nicht einmal, wie ich Sie ansprechen muß. Sehen Siel Sie haben die falsche Person mitgenommen.«
»Man nennt mich den Heiligen Vater, und Du wirst Deinen Namen bekommen, sobald wir wieder in der Kirche sind«, erwidert er. Er streicht sanft über meinen Arm und schaut mich tief und liebevoll an.
Ich muß all meinen Mut zusammennehmen, um zu erwidern: »Heiliger Vater, ich bin keine Katholikin, verstehen Sie das nicht? Ich bin einfach in Ihre Kirche eingedrungen. Und Sie haben mich ausgewählt, ohne zu wissen,

daß ich eine Fremde bin. Es tut mir schrecklich leid, daß ich Ihnen solche Unannehmlichkeiten bereitet habe.«

»Mach dir keine Sorgen darüber, eine Fremde zu sein. Wir, die Heilige Kirche und ich, der Nachfolger Jesu« – er deutet auf eine Jesusstatue – »glauben an diese Zeremonie und daran, daß Gott allein die Auswahl trifft. Mach dir keine Gedanken darüber, daß du nicht katholisch bist. Wir werden das schon richten.« Er ist für einen Augenblick still und fährt dann fort: »Ich selbst werde dich taufen. Ich werde dich in seine Arme führen. Gehen wir also.«

Wir gehen weiter und kommen zur Kirchentür. Ich versuche, sie für den Heiligen Vater zu öffnen, aber er läßt es nicht zu. »Heute nicht«, flüstert er, während er die Tür öffnet. Alle Anwesenden schauen uns an. Sie erheben sich. Der Papst geht zum Altar. Ich bleibe zurück und warte auf seine Anweisung. Jemand bietet mir seinen Stuhl an, und ich setze mich. Jetzt ertönt eine Glocke mit hellem Klang. Es hört sich an, als ob jemand mit einem silbernen Löffel an ein Kristallglas schlägt. Ich weiß, daß meine Zeit gekommen ist.

Mein Herz schlägt wild. Ich gehe nach vorne bis zum Sessel des Papstes und knie nieder. Ein Chor beginnt zu singen, doch ich kann auch die Stimme des Papstes klar hören, als er seine Hände auf meinen Kopf legt:

»Wiederhole: Ich bin von niederer Herkunft, mein Handeln und Reden sind nicht rein, doch durch Deine Gnade werde ich alles, was ich bin, jetzt zu Deinen Füßen legen. Ich habe nun Deine Gnade empfangen. Ich habe eine neue Robe und einen neuen Namen erhalten. Ich werde alles, was ich tue, in Seinem Namen, mit Seiner Kraft tun.«

Ich bin so erschüttert, daß ich mich kaum auf den Knien halten kann. »Öffne deinen Mund«, sagt der Papst. Ich tue es. Er legt die Hostie hinein und hält ein Glas mit Rotwein an meine Lippen. Die Kühle des Glases kann ich noch heute spüren.
Ich höre jemanden kommen. Oh, sie gehen in den Gebetsraum. Gut – dann bin ich hinter diesem großen Altar in der Kirche. Ich bin jetzt beim Papst. Oh nein, es ist Kootenay Bay.[1] *Die Leute sind gekommen, um Mantras zu singen. Wunderbar. Dann ist es Zeit, aufzustehen. Was für ein Traum. Mein Herz schlägt immer noch schnell, und mein Körper ist schweißbedeckt. Aber ich muß zuerst den Traum niederschreiben. Dann werde ich mich besser fühlen.*
Jetzt, nachdem ich den Traum zu Papier gebracht habe, fängt mein Verstand wieder an zu rasen. Frühere Träume schießen mir in den Kopf – die Kirche, wo jemand mich treffen will, Erinnerungen an Kindheitserfahrungen, wo ich mit kleinen Engeln spielte, das Ave Maria. Dann denke ich auf einmal: »Aber ich bin doch Sannyasin geworden, weshalb träume ich von christlichen Symbolen?« Andere Erfahrungen mit dem Buddha, der Göttlichen Mutter, mit Krishna dringen in mein Bewußtsein. Wie paßt das alles zusammen? Plötzlich fällt mir eine der fortgeschritteneren Kundalini-Übungen ein. Dabei visualisiert man die Lotosblüte am unteren Ende der Wirbelsäule – zuerst geschlossen und dann sich langsam öffnend. In der Mitte der Blüte befindet sich ein Diamant mit vielen Facetten. Die göttliche Energie hat viele Facetten. Sie benutzt stets die Form, Gestalt und Farbe, die sie gerade braucht, um sich mitzuteilen. Gott ist eins, aber er

hat viele Namen. Mit diesem Gedanken gleite ich in eine friedliche Meditation hinein.

Einige Nächte darauf hatte ich folgenden Traum:

Im Garten

Ich befinde mich in einem wunderschönen Garten, in dem viele verschiedene Blumen in voller Blüte stehen. Als ich einen sonnenbeschienenen Weg entlanggehe, begegne ich wieder dem Papst. Hand in Hand gehen wir weiter und sprechen sehr freundschaftlich über verschiedene große und wunderbare Lehren. Er erklärt mir vieles. Ich bin von seiner Weisheit überrascht und sehr glücklich. Es ist ein Glücksgefühl, das ich nicht im Traum für möglich gehalten hätte. Hin und wieder erinnere ich mich daran, daß der Papst in den Schuhen Jesu geht, und ich kann kaum fassen, daß ich so privilegiert bin, mit ihm zusammensein zu dürfen. Ich gebe mir selbst das stille Versprechen, auf diesem Weg des Lichts zu bleiben, der wie eine Vorahnung des Himmels ist.

Wenn ich mich umschaue und die erstaunliche Vielfalt von Blumen und Bäumen sehe, wird mir noch klarer, daß sich, obwohl Gott eins und geschlechtslos ist, dieselbe kreative Kraft auf unglaublich vielfältige Weise ausgedrückt hat – in einer solchen Überfülle, daß der begrenzte menschliche Verstand es gar nicht erfassen kann. Wenn wir das Kostbare in allen Religionen erkennen können, wenn wir sie als verschiedene Facetten der einen

Wahrheit erkennen und uns auf die Schönheit, das Licht und die Weisheit, die sie alle gemeinsam haben, konzentrieren, dann können wir wirklich eine Familie Gottes sein und uns als die Schöpfung dieser göttlichen kosmischen Energie wahrnehmen.
Den dritten Traum dieser Serie hatte ich ein paar Nächte später.

Die Hochzeit steht bevor

Ich höre einen der jüngeren Schüler vor meiner Hütte mehrmals »Swamijiiii!« rufen. Er kommt näher, und seine Stimme wird lauter. Dann öffnet er krachend die Tür und ruft so laut »Swamijü«, daß ich fürchte, das Dach wird gleich einstürzen.
»Was ist los?« frage ich ihn.
»Alle warten schon auf dich. Beeil dich. Schnell, schnell. Die Hochzeit. Der Papst ist schon da!« Plötzlich schaut er mich an und sagt: »Oh, ist das schön! Wie wunderschön, Swamiji! Das solltest du immer tragen.«
Ich blicke an mir herab und bin genauso überrascht wie er. Mein Körper ist transparentes Licht – ich habe kein richtiges Kleid an, aber auch keinen richtigen Körper. Wie betäubt trete ich aus der Hütte und gehe den Hügel hinauf, dorthin, wo sich die Kirche befindet. Die Türflügel sind weit geöffnet, und als ich näherkomme, höre ich wunderschöne Musik – eine Orgel und einen singenden Engelchor.
Dann stehe ich in der Tür. Die Szene ist so überwältigend, daß ich mich nicht bewegen kann – ich kann

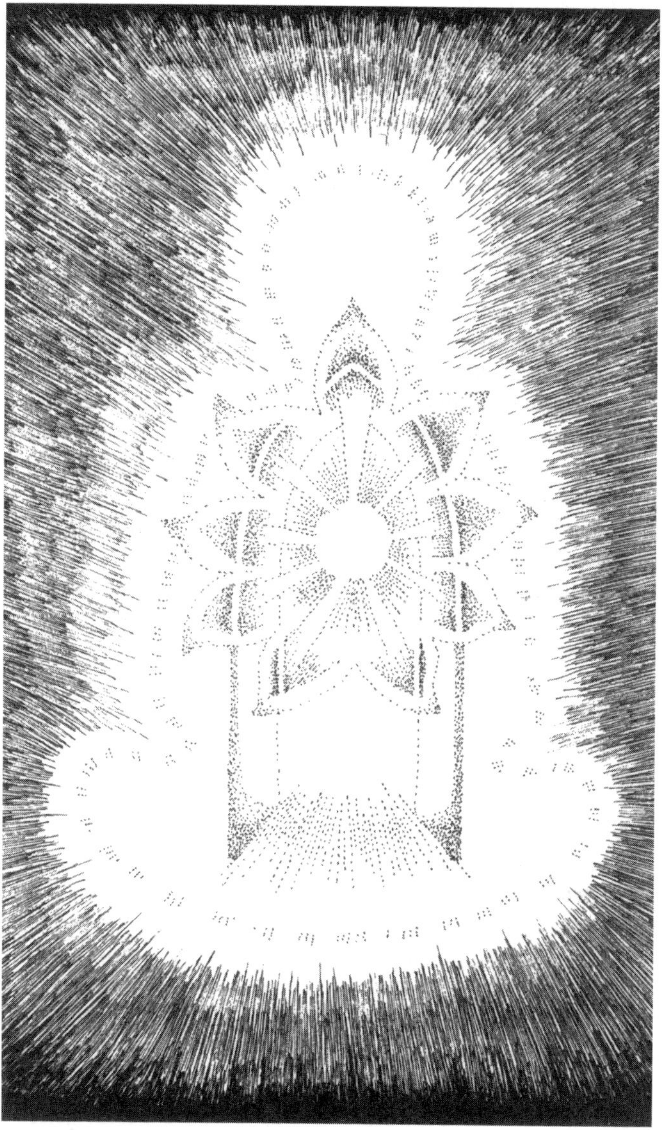

keinen Schritt gehen. Der große Raum, in dem ich meine Robe erhalten habe, ist von unbeschreiblicher Schönheit. Ich sehe den Papst auf einem herrlichen Thron sitzen – die Herrlichkeit ist unbeschreiblich, und doch sehe ich sie vor mir. Ich bin so überwältigt, fast wie gelähmt, daß ich hinunter zum See gehe, mich ans Ufer setze und vor Freude weine.

Es ist die Hochzeit – die Vereinigung zwischen dem Göttlichen und mir – so unvorstellbar und doch wahr. Es scheint mir fast zuviel des Guten. Ich habe meine Belohnung bereits erhalten, denn ich weiß, was ich erfahren habe, selbst wenn die Türen sich wieder schließen sollten. Wenn ich nun zur Kirche hinaufgehe und eintrete... Schon allein die Möglichkeit – mein Gott, o mein Gott – welch ein Wunder...

Der erste Traum mit dem Papst deutete auf das Zusammentreffen mit der Seele oder dem höheren Selbst hin. Im zweiten Traum, in dem ich den Papst in einem wunderschönen Garten traf, erhielt ich letzte Instruktionen, jetzt kommt die lange ersehnte Hochzeit – die Vereinigung – und gleichzeitig eine neue Sichtweise: Ich sehe die Dinge in ihrer wahren Perspektive. Es ist eine neue Erfahrung von Demut in einer mir unbekannten Qualität. Sie ist mit einer großen Freude verbunden. Schon dieser Schimmer der Realität – der einzigen, die existiert – ist genug. Diese Erfahrung ist ein Ansporn. Sie wird mir Kraft geben, für alles, was kommen mag. Die Bühne ist für das letzte Stück vorbereitet, jetzt muß ich meine Arbeit tun.

In diesem letzten Traum mußte ich eine Entscheidung treffen. Sollte ich hier bleiben, oder sollte ich jetzt gehen?

Ich wußte, daß mein physisches Leben zu Ende wäre, würde ich die Kathedrale betreten. Im Traum ging ich hinunter zum See, um darüber nachzudenken. Wenn eine bestimmte Stufe der Verwirklichung erreicht wird, fällt der Körper neun bis einundzwanzig Tage danach ab. Auf dieser Stufe bleibt man nur im Körper, wenn man eine ganz bestimmte Aufgabe zu erledigen hat. Der Gedanke zu gehen, hatte etwas Verlockendes für mich, aber ich wußte, daß ich mein Versprechen halten mußte. Diese Erfahrung verhalf mir zu einer tiefen Einsicht in die Versuchungen, welchen sich Buddha und Jesus hatten stellen müssen. Jesu Versuchung war die Welt, also überwand er sie, indem er nur drei Jahre lehrte. Buddhas Versuchung war das, was wir »Himmel« nennen, und er überwand diese Verlockung, indem er auf der Erde blieb, um den Menschen zu helfen. Nach diesen Träumen bestand für mich die größte Schwierigkeit darin, weiterhin auf der gewöhnlichen dreidimensionalen Ebene zu arbeiten und zu funktionieren. Ich wurde so transparent und sensibel, daß ich das Leben um mich herum fast nicht mehr ertragen konnte. Ich dachte bei mir: »Ich warte auf nichts, ich suche nichts, ich habe keine unerfüllten Wünsche. Warum gehe ich nicht?«

Ich begriff, daß die spirituelle Welt alles umfaßt, aber das bedeutet nicht, daß in der physischen Welt alles so beeinflußt wird, wie wir hoffen oder erwarten. Auf der Erde fließt der Fluß abwärts, nur im Himmel kann er aufwärts fließen. Der mystische Baum hat seine Wurzeln im Himmel, wo er Nahrung bekommen und der Erde entgegenwachsen kann. Selbst wenn wir also unsere Wurzeln im Himmel haben, müssen wir doch der Erde

entgegenwachsen – wir werden nicht gefragt, ob uns das paßt oder nicht.
Wenn das Leben im physischen Körper keinen Sinn mehr macht, ist es sehr schwer, sich weiterhin darauf einzulassen. Es ist sehr schwer, etwas fortzusetzen, was keinen Sinn hat. Ja – ich war in Versuchung, die Kirche zu betreten. Doch ein gebrochenes Versprechen hätte bedeutet, Gott im Stich zu lassen. Das Göttliche hatte bis zu diesem Augenblick jeden einzelnen Schritt meines Lebens geleitet und wird es auch in Zukunft tun. Ich muß mein Versprechen halten.

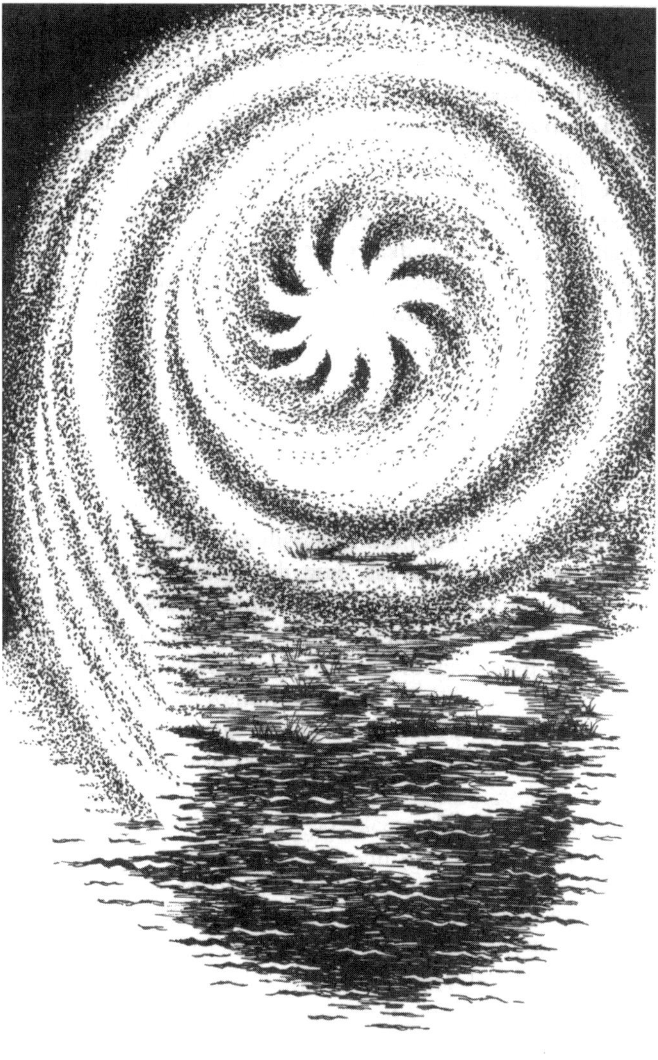

29.
Reise ins Licht

Ich bin nicht sicher, ob man ein intensives Verlangen nach dem Licht *entwickeln* kann. Oft gelingt es uns nicht einmal, eine Liebesbeziehung zu einem anderen Menschen zu entwickeln, und eine Liebesbeziehung zu dem Göttlichen ist noch viel schwerer zu verwirklichen. Unsere Lebenserfahrungen müssen uns zu einem Punkt führen, wo wir den intensiven Wunsch verspüren zu wissen, zu verstehen, weiterzugehen. Denken Sie einmal daran, wieviel schwieriger es für zu früh geborene Babys ist zu überleben als für Kinder, die geboren werden, wenn die Zeit reif ist. Jeder von uns muß diesen Reifeprozeß durchmachen.

Der folgende Traum war eine Inspiration, ein Traum, der kaum einer Interpretation oder eines Kommentars bedurfte. Er machte mir klar, daß die spirituelle Reise sehr lange dauert. Wir müssen bedenken, daß selbst ein

Tempel oder eine Kathedrale oft nicht im gleichen Jahrhundert vollendet werden, in dem mit ihrem Bau begonnen wurde. So ist es auch mit der »Kathedrale des Bewußtseins«. Auch ihre Vollendung braucht Zeit. Inspiration kann uns Kraft geben, aber das heißt nicht, daß wir unsere Bemühungen einstellen oder verringern können. Was wir durch unsere eigenen Bemühungen, dem Göttlichen näher zu kommen, gewinnen, kann uns nie wieder verlorengehen. Wenn wir in Kontakt mit dem Göttlichen kommen, können wir das nie wieder vergessen. Die Erinnerung daran ist zu überwältigend, zu schön. Man möchte das wieder erfahren, also reißt man sich zusammen und sagt sich: »Ich werde es noch einmal versuchen«, bis man schließlich sein Ziel erreicht. Es ist wie beim Muskeltraining, nur daß man in diesem Fall den Geist trainiert, um Blockaden und Widerstände zu überwinden. Oft fällt es Menschen aufgrund ihrer eigenen Widerstände schwer, eine spirituelle Ebene zu erreichen. Die Widerstände gegen die göttliche Energie sind auch die Ursache für Depressionen und negative Gefühlszustände. Sie wissen, daß das Göttliche vor der Tür steht, aber Sie wollen die Tür nicht öffnen. Ängstlich fragen Sie sich: »Was wird Sie mich fragen?« »Was wird Er von mir verlangen?« Und doch wollen Sie... und wollen wieder nicht, Sie wollen und wollen nicht. Und weil Sie sich nicht entschließen können, leisten Sie Widerstand. Niemand außer Ihnen selbst hält Sie zurück.

Im folgenden Traum habe ich die Wahl: Ich kann weiterhin durch den Sumpf waten, um irgendwann wahrscheinlich zu versinken, zu verschwinden, einen spirituellen

Tod zu erleiden, oder ich kann mich in den Fluß begeben, dessen Grund sicherer ist. Der Sumpf repräsentiert für mich das Leben ohne Sinn und Ziel. Manche Leute behaupten, ein spirituelles Leben führen zu wollen, aber sie wollen gleichzeitig noch ihre geschäftlichen und familiären Interessen wahren und die Kontrolle über ihre Zukunftspläne behalten – und dann versinken sie im Morast des Lebens. Doch es ist sehr anstrengend, gegen den Strom zu schwimmen. Ein den normalen Vorstellungen zuwiderlaufendes Leben zu führen, wie ich es getan habe, erfordert großen Einsatz. Die Steine auf dem Grund des Flusses sind sicher kein weicher Teppich für die Füße. Wenn jemand also wirklich herausfinden möchte, was es bedeutet, ein spirituelles Leben zu führen, muß er bereit sein, die Prüfungen durchzustehen. Es ist keine bequeme Reise.

Reise ins Licht

Ich durchquere ein Sumpfgebiet, indem ich mit einem kleinen Bündel meiner Habseligkeiten von einer Holzplanke auf die nächste springe. (Irgend jemand muß diese Planken hier und entlang des Weges verlegt haben.) Dann sehe ich einen kleinen Fluß, auf dessen Grund man die Steine erkennen kann. Das Flußbett erscheint mir sicherer als der sumpfige Morast. Obwohl ich selten barfuß laufe, ziehe ich meine Schuhe aus und begebe mich in den Fluß. Das Wasser ist knietief, und der Grund scheint fest zu sein, wie ich gehofft hatte. Doch ich bemerke, daß es gar nicht so leicht ist, entgegen der

Strömung zu laufen. Ich weiß, daß ich zu einem anderen Ufer gelangen muß und daß sich dort ein Haus befindet, in dem ich erwartet werde. Das kleine Flüßchen wird allmählich zu einem großen Strom, und irgendwann wird er so breit, daß ich das Gefühl habe, im Meer zu sein. Das andere Ufer ist jetzt nicht mehr zu sehen, aber ich weiß, daß ich dort hingelangen muß. Ich habe keine Wahl. Ich binde mir mein Bündel am Kopf fest und fange an zu schwimmen – das ist die einzige Lösung, denn das Wasser ist jetzt so tief, daß man nicht mehr stehen kann. Ich bin keine gute Schwimmerin, also überlege ich, wie ich es am besten anstelle. Ich nehme mir vor, ganz regelmäßig zu atmen und langsame, weitausholende Schwimmbewegungen zu machen. Ich will mich nicht beeilen, um meine Kräfte bis zuletzt einzuteilen.

Eine Zeitlang sehe ich einen schwachen Lichtschein und glaube, daß er von »jenem« Haus kommt. Doch dann verschwindet auch dieses Licht, und ich mache mir Sorgen darüber, wie ich die Richtung halten soll. Dann bemerke ich, daß das Wasser eine warme Unterströmung hat, die sich geradeaus zu bewegen scheint. Ich versuche, mich in dieser wärmeren Strömung zu halten. Meine Füße scheinen besonders sensibel für die Temperaturunterschiede zu sein.

Endlich erreiche ich das Ufer. Und wieder sehe ich das kleine Licht, diesmal etwas klarer, doch ich bin überrascht, daß es noch so weit entfernt zu sein scheint. Zuerst überlege ich, ob ich mir eine Ruhepause gönnen soll, doch dann beschließe ich beim Anblick des fernen Lichtscheins, meinen Weg fortzusetzen, um endlich ans Ziel zu gelangen. Es fällt mir nun ein wenig leichter, mich vorwärtszubewegen. Die Erde zwischen dem Ufer und dem Haus ist mit weichem Gras bedeckt. Dennoch kann ich das Feld nicht so schnell überqueren, wie ich dachte – die Entfernung scheint doch wesentlich größer zu sein, als ich mir vorgestellt hatte.

Endlich erreiche ich das Haus, aber sogleich stoße ich wieder auf ein Hindernis: Es gibt keine Tür. Doch ich weiß ganz sicher, daß ich am richtigen Ort bin. Das Haus hat große Fenster, und ich sehe keine andere Möglichkeit, als zu einem dieser Fenster hinaufzuklettern. Ich klettere nicht gerne, und es erscheint mir auch ziemlich schwierig, Halt an der Hauswand zu finden, aber ich habe keine andere Wahl. Ich gehe um das Haus herum. Aus den Fenstern strahlt ein so heller Lichtschein, daß ich fast geblendet werde, aber ich weiß, daß ich hinaufklettern muß. Ich kann hier nicht ewig warten – so nahe am Ziel.

Das Gebäude hat massive Steinwände. Ich halte mich mit Fingerspitzen und Zehen fest und bewege mich Zentimeter um Zentimeter hinauf. Es ist ein furchtbarer Kampf. Im letzten Moment, als ich schon glaube, aufgeben zu müssen, erreiche ich mit der Hand das Fensterbrett, und das Fenster wird von innen geöffnet. Ich werde in den Raum hineingezogen. Als ich drinnen erleichtert meinen Helfer anschaue, weiß ich, daß alles überstanden ist!

Der Helfer ist ein Wesen von so unbeschreiblicher Schönheit, daß ich zu Boden falle und ihn einfach anstarre. Zu etwas anderem bin ich in diesem Augenblick nicht fähig. Dieses wunderbare Wesen – ich weiß nicht, ob es ein Engel oder ein Bodhisattva ist – strahlt überströmende Freude aus und sagt zu mir: »Alle Menschen müssen

früher oder später kommen. Alle müssen ihren Weg hierher finden.«
Der Helfer bedeutet mir, aus dem Fenster zu schauen. Draußen sehe ich viele, viele kleine Lichtpunkte – wie Glühwürmchen.
Ich sage zu ihm: »Aber als ich da draußen schwamm und später über das Feld ging, habe ich keinen einzigen von ihnen gesehen. Ich wäre sehr froh gewesen, wenn ich sie gesehen hätte. Es war sehr dunkel und ich war völlig allein.«
»Alle dort draußen fühlen sich allein. Absolut allein. Es kann nicht anders sein. Aber würdest du ihnen nicht gerne helfen, jetzt, wo du hier angekommen bist?«
»Ich? Ich kann doch gar nichts tun!«
»Du kannst ein Gebet sprechen, nicht wahr?«
Ich stimme zu. Als ich aus dem Fenster schaue, spüre ich plötzlich noch einmal die Anstrengung und Angst, die ich unterwegs empfunden habe, und eine Welle des Mitgefühls steigt in mir auf.
»Lieber Gott, bitte laß keinen von ihnen verlorengehen«, ist alles, was ich hervorbringen kann. Das Gebet scheint mehr aus meinem Herzen, als aus meinem Mund zu kommen. Mir wird bewußt, wie unzulänglich, bedeutungslos und leer Worte sind – wie sentimental.
Als der Diener des Lichts mir mit Gesten bedeutet, mich umzudrehen und zu setzen, stelle ich plötzlich fest, daß dieses Haus, welches mir so klein erschienen war, in Wirklichkeit ein riesiger, außerordentlich schöner und heller Palast ist. Durch eine Schiebetür fällt noch mehr Licht in den Raum, und ich höre eine unbeschreibliche Musik. Sie ist mit nichts vergleichbar, was ich je im Leben

gehört habe. Es hört sich an, als ob sich überall riesige Chöre befänden. Die Musik übt eine starke Wirkung auf mich aus. Dieser »Chor der Seelen« berührt mich im Innersten, und ich werde von tiefer Ehrfurcht ergriffen.

Der wichtigste Gedanke in diesem Traum dreht sich darum, daß ich mein Ziel erreichen *muß*. Ich *muß* das kosmische Bewußtsein, das Göttliche erreichen, wie undeutlich oder verschwommen meine Vorstellungen davon auch sein mögen. »Ich muß einfach« – dieser Satz hat mich bis jetzt tatsächlich immer weiter vorangetrieben, und der Traum zeigte mir, daß es auch weiterhin so sein wird, bis ich es geschafft habe. Das Licht übt eine ständige Anziehungskraft auf mich aus. Es ist meine Triebfeder, die mich zum Weitermachen ermutigt. Ich denke nie daran aufzugeben.

Es wäre ein leichtes gewesen, den kleinen Fluß zu überqueren, aber bis zum Ende durchzuhalten – von dem Augenblick an, wo das Flüßchen zum Ozean wird, und diesen bis »zum anderen Ufer« zu durchqueren – ist eine andere Herausforderung. Die warme Strömung, die meine Füße spürten, zeigte mir, daß ich mich in der richtigen Richtung bewegte, solange ich in Kontakt mit meiner Intuition und meiner Begeisterung blieb. Würde ich allerdings versuchen, herumzuexperimentieren oder einen bequemeren Weg zu finden, könnte es leicht sein, daß ich vom Kurs abkäme; ich könnte im wahrsten Sinne des Wortes »abkühlen« und die richtige Richtung aus den Augen verlieren.

Ich werde in einen Raum geführt, in dem viele Stimmen gemeinsam die göttliche Herrlichkeit lobpreisen. In den alten Schriften steht geschrieben, daß manche allein für diese Aufgabe in den Himmel geführt werden. Andere, wie beispielsweise die Bodhisattvas, sind bereit, auf die Erde zurückzukehren, um Gott dort bei seiner Arbeit zu helfen.

Dieser Traum zeigte mir, daß das höhere Selbst durchaus in der Lage ist, andere Dimensionen wahrzunehmen, daß diese Botschaft aber auf eine Weise übermittelt werden muß, die unser gewöhnliches Bewußtsein erfassen kann. Sonst würde ihre Bedeutung verborgen bleiben. Hier erhielt ich also die Landkarte für meine Reise ins Licht.

Die Botschaft des Traumes ist klar: Wenn man nicht aufgibt, wird man schließlich ans Ziel kommen.

30. Schlußwort

Die Unabhängigkeit, nach der Sie sich stets gesehnt haben, ist nun in greifbare Nähe gerückt. Durch die Arbeit mit Ihren Träumen können Sie lernen, Ihren eigenen inneren Prozessen zu vertrauen, und können sich von den Urteilen anderer freimachen. Oft lösen die vielen unterschiedlichen Erfahrungen unseres Lebens starke Zweifel in uns aus – Zweifel an uns selbst, unserem Potential, an der Existenz einer anderen Wirklichkeit, an der Existenz des Göttlichen. Diese Zweifel sind schwer zu überwinden. Doch wie können Sie Träume anzweifeln, die aus Ihrem eigenen Innern kommen? Und selbst wenn Sie den Wahrheitsgehalt Ihrer Träume anzweifeln, können diese dennoch eine Herausforderung sein. Eine Herausforderung, die Wahrheit herauszufinden, bis Sie wirklich *wissen.*

Ich schlage Ihnen vor zu versuchen, über Ihre Träume

mit Ihrem inneren Licht in Verbindung zu kommen. Konzentrieren Sie sich nicht mehr so sehr auf Ihre Persönlichkeit – Ihre physische, emotionale und mentale Existenz –, und lernen Sie diesen anderen Teil wirklich kennen. Ein Lehrer kann nur Anregungen geben, kann Sie inspirieren. Mein eigener spiritueller Lehrer stellte hohe Anforderungen, aber auch er konnte mich nur bis zu einem bestimmten Punkt führen. Der Rest lag bei mir. Ich mußte mich auf meine innere Führung verlassen.

Niemand anders kann uns geben, was unser innerer Meister für uns bereithält. Doch wir dürfen nicht vergessen, daß es sich mit ihm wie mit jedem anderen Lehrer verhält. Er kann raten, was zu tun ist, und in die richtige Richtung weisen, doch *Sie* müssen es umsetzen. Sie haben große Freiheit, wenn Sie die Verantwortung für diese Freiheit übernehmen. Oft wollen wir die Dinge auf »unsere Art« tun, und durch unsere Träume wird uns diese Möglichkeit gegeben – aber wir müssen die Gelegenheit ergreifen. Auf welche Weise werden Sie Ihre Träume umsetzen?

Wir leben in einer greifbaren, physischen Welt, die ihre eigene Realität besitzt, doch gleichzeitig leben wir in einer geistigen Welt, einer Welt der unsichtbaren Phänomene. Wenn wir über unsere alltägliche, gewöhnliche Gedankenwelt hinausgehen, gelangen wir in eine Welt des Bewußtseins. Haben Sie erst einmal erfahren, daß diese andere Wirklichkeit existiert – selbst wenn Sie nur einmal mit ihr in Berührung kamen –, entsteht in Ihnen der Wunsch, wieder dorthin zurückzukehren. Ich hoffe, dieses Buch hat Ihnen gezeigt, daß Ihre Träume ein

Vehikel sein können, ein Fahrzeug, das Sie auf diese Ebene transportieren kann.

Aber glauben Sie mir kein Wort.
Finden Sie es selbst heraus.

Anmerkungen

Einführung: Mein Ansatz

1 Mehr zum Thema »Kundalini« finden Sie in: Radha, *Kundalini-Praxis* (Freiburg 1991/Darmstadt 2006).

1. Welche Bedeutung hat das Träumen?

1 »... denn siehe, das Königreich Gottes ist in dir.« Lukas 17,21.

2 Ein Ashram ist ein spirituelles Zentrum, welches Menschen auf der spirituellen Suche einen äußeren Rahmen bietet. Der von mir gegründete Ashram heißt *Yasodhara Ashram* und befindet sich in Britisch-Kolumbien, Kanada.

2. Die Methode

1 Spirituelle Praktiken sind in Kapitel 23, »Traum-Yoga-Praktiken« beschrieben.

2 Siehe auch Kapitel 3, »Ein Beispiel«.

3. Ein Beispiel

1 Mehr über die Vereinigung des Weiblichen und Männlichen im eigenen Innern finden Sie in Swami Radhas Büchern *Kundalini-Praxis* und *From the Mating Dance to the Cosmic Dance* (Spokane, WA: Timeless Books 1992).

4. Symbole

1 Mehr zum Thema »Persönlichkeitsaspekte« finden Sie in: Radha, *Kundalini-Praxis*.

2 Siehe auch: Kapitel 10, »Prophetische Träume«.

3 Siehe auch: Radha, *Diary of a Womans Search* (Spokane, WA: Timeless Books 1981). Ich hatte noch keinerlei Erfahrung mit Yoga, als mir während einer Meditation mein Guru zum ersten Mal auf der geistigen Ebene begegnete. Diese Erfahrung war jedoch so real, daß ich alles hinter mir zurückließ und nach Indien reiste, um ihn persönlich zu treffen. Natürlich »ließ ich nicht locker«.

5. Das Deuten von Träumen

1 So begann unsere Arbeit mit dem »LifeSeal-Workshop«, einem Seminar zur persönlichen Weiterentwicklung, das auch heute noch im *Yasodhara-Ashram* angeboten wird. In diesem Seminar zeichnen die Teilnehmer Symbole für ihre persönlichen Eigenschaften (einschließlich ihrer Sinne, Vorlieben und Abneigungen) und fügen sie zu einem ganzheitlichen Bild zusammen. Dann erforschen sie mit Hilfe des Gruppenleiters oder der Gruppenleiterin ihre eigene innere Symbolik und kommen so in Kontakt mit ihrem »inneren Führer«.

2 Der Begriff »Karma« bezieht sich auf Ursache und Wirkung oder auf unsere Handlungen und deren Folgen. Ist unser Handeln von Selbsucht, Gier, Hochmut oder Eigensinn bestimmt und fugt anderen Menschen Schaden zu, kreieren wir »karmische Schulden«, die wir irgendwann durch angemessenes Handeln wieder tilgen müssen. Gemäß der östlichen Lehren müssen wir erst all unsere karmischen Schulden abtragen, bevor wir Befreiung erlangen können.

6. Überprüfen und Einordnen von Träumen

1 Moses Maimonides, *Führer der Unschlüssigen* (Hamburg 1995).
Zusammengefaßt teilte Maimonides Prophezeiungen in folgende zwölf Kategorien ein:

1. Der Geist des Herrn kommt über einen Menschen und inspiriert ihn zu einer großen oder guten Tat.
2. Ein Mensch ist vom Heiligen Geist erfüllt und spricht oder schreibt bei vollem Bewußtsein (im Wachzustand) Worte der Weisheit und Lobpreisung.
3. Ein im Traum empfangenes Bild wird noch während des Traumes erklärt, wie beispielsweise beim Traum des Zacharias.

4. Man hört im Traum ein Stimme, sieht den Redner aber nicht, wie es Samuel zu Beginn seiner prophetischen Mission widerfuhr.
5. Eine andere Person spricht im Traum zu dem Schläfer, wie es bei einigen Prophezeiungen Hesekiels der Fall war.
6. Ein Engel spricht im Traum zu einem Menschen, was, wie es heißt, den meisten Propheten widerfährt.
7. Wenn es scheint, daß Gott im Traum zum Menschen spricht, wie bei Jesaia.
8. Ein Mensch hat eine Vision, sieht ein Bild, wie im ersten Buch des Alten Testaments (Genesis) beschrieben.
9. Man hört während einer Vision Worte (Genesis).
10. Man hat eine Vision, in der ein Mensch zu einem spricht, wie es Josua in Jericho widerfuhr.
11. Man hat eine Vision, in der ein Engel zu einem spricht, so wie es Abraham geschah, als er Isaak opfern sollte.
12. Man hat eine Vision von Gott und hört ihn sprechen, wie es Moses widerfuhr.

7. Träume von Freude und Leid, Geburt und Tod

1 Mit dem Begriff »Sannyas« wird das Aufgeben jeglicher von Wünschen motivierten Handlungen bezeichnet. Ein Sannyasin wird »Swami« genannt und erhält einen neuen Namen.

9. Entscheidungsträume

1 Siehe S. 121.

2 Maurice Maeterlinck, *The Life of the Bee* (New York: The New American Library 1954).

3 Maeterlinck, *Life of the Bee*, S. 25-26.
Die Aussagen des Autors über die Aufgabenverteilung im Bienenstaat entsprechen den wissenschaftlichen Erkenntnissen zur Zeit der Jahrhundertwende.

4 »Oder wer ist unter euch, der seinem Sohn, wenn er um Brot ihn bittet, einen Stein gäbe.« Mattäus 7,9.

10. Prophetische Träume

1 Siehe auch: Auszug aus *Recollections of Abraham Lin coln, 1847-1865*, zitiert in *The Oxford Book of Dreams* v. Stephen Brook (London: Oxford Universitiy Press 1983).

11. Warnträume

1 Der Guru wird als spirituelle Mutter betrachtet, die den Schüler, das spirituelle Baby, gebiert. Siehe auch: Radha, *Diary of a Womans Search.* Hier beschreibe ich meine eigene spirituelle Geburt.

12. Gemeinsame Träume

1 Siehe auch: Radha, *Mantras: Words of Power* (Spokane, WA: Timeless Books 1994).

13. Vergangene Leben und Träume

1 Siehe Kapitel 27, »Erkennen von spirituellen Träumen«,

2 Lukas 9,60.

14. Spirituelle Führung in Träumen

1 Fritjof Capra, *Das Tao der Physik* (München 1984).

2 Damit ist die Bereitschaft gemeint, die Identifikation mit dem physischen, emotionalen und mentalen Körper aufzugeben und sich statt dessen mit dem eigenen spirituellen Wesen, welches symbolisch als Lichtkörper dargestellt wird, zu identifizieren.

3 Man sagt, daß es für jeden Menschen ein ganz spezielles, individuelles Mantra, sein Ishta-Mantra gibt. Siehe auch: Radha, *Mantras*, S. 16.

15. Traumebenen

1 Walter Evans-Wentz, *Milarepa – Tibets großer Yogi* (München: Scherz 1978).

16. Eine erweiterte Methode

1 Siehe: Radha, *In the Company of the Wise* (Spokane, WA: Timeless Books 1991), S. 33-41.

17. Bewusstsein und Träume

1 Siehe auch: Die Traumbotschaft über die fünf Sinne, S. 69.

2 Siehe auch: Radha, *Kundalini-Praxis* und *Geheimnis Hatha*

Yoga (Freiburg 1992/Darmstadt 2006). In beiden Büchern finden Sie viele Übungen zur Überwindung körperlicher und geistiger Unruhe.

19. DAS UNBEWUSSTE IM TÄGLICHEN LEBEN

1 Viele Jahre später entwickelte ich Seminare wie »LifeSeal« und »Music and Consciousness«, in denen nach dem gleichen Prinzip gearbeitet wird. Die Teil nehmer zeichnen aus ihrem Unbewußten aufsteigendes Material und entdecken beim Interpretieren ihrer eigenen inneren Symbolik die vielen verschiedenen Welten in ihrem Inneren.
2 Radha, *Kundalini-Praxis.*
3 Radha, *Symbolism in Daily Life*, Audiokassette (Spokane, WA: Timeless Books).

20. WACHTRÄUME

1 Radha, *Kundalini-Praxis*, S. 130-136.
2 Mehr zum Thema »Traumgeliebte(r)« finden Sie in: Radha, *From the Mating Dance to the Cosmic Dance* (Spokane, WA: Timeless Books 1992).
3 Siehe auch: Radha, *Kundalini-Praxis.* Hier finden Sie weitere Anleitungen zur Erforschung der eigenen Sinneswelt.

21. DIE KRAFT LENKEN

1 Siehe auch: Radha, *The Body-Garden* and *Guided Meditation*, Audiokassetten (Spokane, WA: Timeless Books)
2 Siehe: Auszug aus *Ekottara-Agama* [BILD]IV *Takakusu II, 737*, zitiert in Radha, *Kundalini-Praxis.*
3 Siehe auch: Radha, *The Divine Light Invocation* (Spokane, WA: Timeless Books 1990). Hier finden Sie alles Wissenswerte über Ursprung und Wirkung dieser Anrufung sowie über vorbereitende Konzentrations- und Visualisierungsübungen.
4 Mehr zum Thema »Mantrapraxis« finden Sie in: Radha, *Mantras.*
5 Siehe: Radha, *In the Company of the Wise*, S. 36.

22. TRAUM? ILLUSION? REALITÄT?

1 Die Puranas sind legendäre altindische Überlieferungen

und stellen das Hauptschrifttum des Vaishnavismus und Shaivismus (oder: Shivaismus) dar.

23. TRAUM-YOGA-PRAKTIKEN

1 Mit spirituellen Praktiken sind Gebet, Mantrarezitation, *Anrufung des Göttlichen Lichts* und Reflexion gemeint. Siehe auch: Radha, *Mantras*, »The Divine Light Invocation«. Hier finden Sie detailliertere Anleitungen zum Thema.

2 Traum-Yoga ist eines der sechs Yogas Naropas. Siehe: Gharma C. C. Chang, *Six Yogas of Naropa & Teachings on Mahamudra* (Ithaca, NY: Snow Lion Publications 1963), S. 88-94 und Herbert Guenther, *The Life and Teachings of Naropa* (London: Oxford University Press 1963), S. 67-69 und 183-188). Ein Beispiel aus der Praxis des Traum-Yoga finden Sie auch in: Walter Evans-Wentz, *Milarepa – Tibets großer Yogi.*

3 Eine detaillierte Beschreibung dieser Mantras finden Sie in: Radha, *Mantras.*

4 Siehe: Chang, *Six Yogas*, S. 89.

25. BELEHRENDE TRÄUME

1 Siehe auch: Radha, *Kundalini-Praxis.* Hier finden Sie verschiedene Übungen zur Entwicklung und Steigerung der Hörfähigkeit.

26. TRAUMERFAHRUNGEN

1 *Bhagavad Gita*, Text und Kommentare von Swami Sivananda, (Durban: Sivananda Press 1968).

27. ERKENNEN VON SPIRITUELLEN TRÄUMEN

1 Siehe: Radha, *Divine Light Invocation*, S. 53-55.

2 Vor meiner Einweihung trug ich den Vornamen »Sylvia«. Manchmal benutze ich meine beiden Namen – Sylvia und Radha –, um zu zeigen, daß beide Aspekte, der menschliche und der göttliche, gleichzeitig in uns existieren.

28. DIE VERHEISSUNG: MYSTISCHE VEREINIGUNG

1 Der *Yasodhara-Ashram* liegt in Kootenay Bay.

Literaturempfehlungen

* Mit Sternchen versehene Titel sind im Text erwähnt.

* *Die Bibel.* Mit vielen Hinweisen auf Träume und Visionen veranschaulicht die Bibel die jüdische und christliche Betrachtungsweise von Träumen als göttliche Botschaften.

* Brook, Stephen: *The Oxford Book of Dreams* (Oxford: Oxford University Press 1983). Eine Sammlung von Träumen historischer Persönlichkeiten.

Brunton, Paul: *Vom Ich zum Überselbst* (Grafing 1992). Der Autor beleuchtet den spirituellen Aspekt von Schlaf und Träumen, ihre Bedeutung für die Weiterentwicklung der Persönlichkeit sowie die Entwicklung intuitiver Fähigkeiten.

Bulkeley, Kelly: *The Wilderness of Dreams* (New York: State University of New York Press 1993). Eine interdisziplinäre Studie der (überwiegend) religiösen Bedeutung von Träumen.

Campbell, Joseph: *Die Kraft der Mythen* (München 1994). Ein umfangreiches, gut illustriertes Werk, welches Mythen und Bilder des östlichen wie des westlichen Kulturkreises zum Leben erweckt. Es beginnt mit »Die Welt als Traum« und endet mit »Erwachen«.

Campbell, Joseph (Hrsg.): *Die Mitte ist überall. Die Sprache von Mythos, Religion und Kunst* (München 1992). Eine Sammlung von Vorträgen aus den späten sechziger Jahren mit Beiträgen von Joseph Campbell, Alan Watts, Norman O. Brown und Ira Progroff. Hier geht es um die Verbindung von Traum und Mythos mit Religion, Philosophie und Kunst.

* Capra, Fritjof: *Das Tao der Physik* (München 1984). Capra zeigt auf, wie sich die östliche Symbolik in der modernen Welt der Quantenphysik widerspiegelt.

Cartwright, R. und L. Lamberg: *Crisis Dreaming* (New York: Harper Collins 1992). Träume als Werkzeuge zur Verarbeitung und Integration einschneidender Lebensumbrüche.

Castaneda, Carlos: *Die Kunst des Träumens* (Frankfurt 1994). Eine ganz besondere Betrachtungsweise von Träumen und Realitätsebenen: die der Yacqui-Zauberer Mexikos. Eine abenteuerliche Forschungsreise.

* Chang, Gharma C. C: *Six Yogas of Naropa & Teachings on Mahamudra* (Ithaca, NY: Snow Lion Publications 1963). Die Lehren des im 11. Jahrhundert lebenden indischen Gurus, dessen Werk großen Einfluß auf die tibetischen Yoga-Praktiken hatte. Siehe insbesondere: »Instructions on the Dream Yoga« und »Instructions on the Light Yoga«.

Clift, Jean Dalby und Wallace B. Clift: *Symbols of Transformation in Dreams* (New York: Crossroad 1987). Die Symbolsprache von Träumen und transformierenden Motiven aus christlicher Sicht.

Covitz, Joel: *Visions of the Night: A Study of Jewish Dream Interpretation* (Boston: Shambhala 1990). Eine Studie über alte jüdische Methoden der Traumanalyse. Der Autor zeigt auf, wie dieses Wissen heute angewandt werden kann.

Coxhead, David und Susann Hiller: *Dreams: Visions of the Night* (New York: Avon Books 1976). Träume und mythische Bilder aus vielen

Kulturen werden mit einem intelligenten Text und einem reichen, aus vielen Quellen zusammengetragenen Zitatenschatz präsentiert. Dieses Buch wird der Bedeutung des Themas »Träume« wirklich gerecht.

Delaney, Gayle: *Lebe Deine Träume. Anleitung zum aktiven Träumen* (Landsberg 1988). Enthält Methoden wie »Traum-Inkubation« und »Traumbefragung«, die es dem Leser ermöglichen, seine Träume zur Problemlösung zu nutzen.

* Evans-Wentz, Walter: *Milarepa – Tibets großer Yogi* (München 1978). Dieser Bericht eines Yogi, der innerhalb einer Lebensspanne erleuchtet wurde, veranschaulicht die Bedeutung von Träumen und symbolischen Bildern für die spirituelle Entwicklung eines Menschen.

Evans-Wentz, Walter: *Das Tibetanische Totenbuch* (Zürich 1993). Vergleicht den Zustand nach dem Tode (Bardo) mit einem längeren traumartigen Seinszustand und weist auf die Notwendigkeit hin, den Geist bereits zu Lebzeiten in Träumen auf das Licht auszurichten – als Vorbereitung auf den physischen Tod.

Gendlin, Eugene: *Dein Körper – Dein Traumdeuter* (Salzburg 1987). Der Autor stellt einen Ansatz vor, bei dem Träume mit Hilfe der Körperwahrnehmung interpretiert werden.

* Guenther, Herbert: *The Life and Teaching of Naropa* (Oxford: Oxford University Press 1963). Eine Biographie des einflußreichen Yogis und Lehrers. Siehe insbesondere die Abschnitte »Dream« und »The Radiant Light«.

Hobson, Allan: *Schlaf. Gehirnaktivität im Ruhezustand* (Heidelberg 1990). Beschreibt die physiologischen Aspekte des Träumens.

Jung, C. G.: *Erinnerungen, Träume, Gedanken*, 13. Auflage (Zürich 1993). Jungs persönliche Erinnerungen einschließlich seiner eigenen bedeutsamsten Träume.

Jung, C. G.: *Mandala. Bilder aus dem Unbewußten*, 10. Auflage (Zürich 1993). Eine reich bebilderte Entdeckungsreise in die Welt der Symbole und eine Einführung in Jungs Methode der Traumanalyse. Neben Jungs eigenen Artikeln enthält dieses Werk auch Beiträge seiner engsten Mitarbeiter und »Jünger«.

Jung, C. G.: *Traum und Traumdeutung* (München 1990). Eine Sammlung der Schriften Jungs zum Thema »Träume«.

* Maeterlinck, Maurice: *The Life of the Bee* (1901, Nachdruck: New York: The New American Library 1954). Das Werk eines Nobelpreisträgers über das Leben im Bienenstock. Enthielt eine Botschaft über meinen Traum von der Bienenkönigin.

* Maimonides, Moses: *Führer der Unschlüssigen* (Hamburg 1995). Der jüdische Philosoph des 12. Jahrhunderts interpretiert alte Schriften. Siehe insbesondere den auf biblische Träume und Visionen hinweisenden Abschnitt »Zwölf Stufen der Prophezeiung«.

Mutter, Die (Mira Alfassa): *Gesundheit, Heilen und Yoga* (Gauting 1993). Siehe insbesondere das Kapitel »Ruhe, Schlaf und Träume«, in welchem Sie Ratschläge und Anleitungen einer zeitgenössischen spirituellen Lehrerin finden.

Norbu, Namkhai: *Traum-Yoga. Träume bewußt lenken – der tibetische Weg zu Klarheit und Selbsterkenntnis* (München 1994). Ein span-nendes Buch, das uns die lebendige Tradition der tibetischen Traum-Yoga-Praktiken anhand der Erfahrungen eines Lehrers dieser Tradition nahebringt. Weist auf den Unterschied zwischen dem Yogaweg und dem im Westen als »Klarträumen« bezeichneten Ansatz hin.

* Radha, Swami Sivananda: *The Body Garden*, Audiokassette (Spokane, WA: Timeless Books).

* Radha, Swami Sivananda: *Diary of a Womans Search* (Spokane, WA:

Timeless Books 1981). Das Abenteuer der Meister-Schüler-Beziehung zu einem indischen Guru.

* Radha, Swami Sivananda: *Divine Light Invocation*, 3. Auflage (Spokane, WA: Timeless Books 1990). Eine vollständige Anleitung zum Gebrauch eines transformierenden Werkzeuges zur Schulung der Imagination.

* Radha, Swami Sivananda: *From the Mating Dance to the Cosmic Dance* (Spokane, WA: Timeless Books 1992). In diesem Buch gibt Swami Radha praktische Ratschläge in bezug auf die Verbindung zwischen spiritueller Suche und Liebe, Ehe, Sexualität und beleuchtet die Bedeutung des/der »Traumgeliebten«.

* Radha, Swami Sivananda: *Geheimnis Hatha-Yoga* (Darmstadt 2006). Eine Entdeckungsreise in die persönliche und universale Symbolik der Hatha-Yoga-Stellungen. Veranschaulicht die Wechselbeziehung zwischen Körper und Geist.

* Radha, Swami Sivananda: *Guided Meditation*, Audiokassette (Spokane, WA: Timeless Books).

* Radha, Swami Sivananda: *In the Company of the Wise* (Spokane, WA: Timeless Books 1991). Begegnungen mit spirituellen Lehrern der verschiedensten Traditionen.

* Radha, Swami Sivananda: *Kundalini-Praxis* (Freiburg 1992). Ein in sich vollständiges System zur Schulung des Charakters im Hinblick auf Mut und Bewußtheit als Grundlage auf dem Weg zu höherem Bewußtsein.

* Radha, Swami Sivananda: *Mantras: Words of Power*, Überarbeitete Auflage (Spokane, WA: Timeless Books 1994). Ein umfassendes Handbuch für die Arbeit mit Mantras – machtvollen Klangfolgen, die zur Ausrichtung der geistigen Energien und zur Entwicklung der spirituellen Hingabefähigkeit eingesetzt werden.

* Radha, Swami Sivananda: *Relaxation*, Audiokassette (Freiburg). Anleitungen zur körperlichen und geistigen Entspannung sowie zur Öffnung für höhere Bewußtseinsebenen.

* Radha, Swami Sivananda: *Symbolism in Daily Life*, Audiokassette (Spokane, WA: Timeless Books).

Reed, Henry: *Dream Solutions* (San Rafael, CA: New World Library 1991). Ein vierwöchiges Traumjournal mit Meditationen und Übungen auf der Grundlage der Arbeiten von C. G. Jung und Edgar Cayce.

Ryback, D. und L. Sweitzer: *Dreams That Come True* (New York: Ivy Books 1988). Eine Zehnjahresstudie über präkognitive Träume.

Sanford, John A.: *Dreams and Healing* (Ramsey, NY: Paulist Press 1978). Ein Überblick über das spirituelle Erbe von Träumen und das ihnen innewohnende Heilungspotential. Zwei Fallgeschichten veranschaulichen die Verbindung zwischen Lebensereignissen und Träumen.

* Sivananda, Swami: *Bhagavad Gita. Kommentare* (Durban: Sivananda Press 1968).

Sivananda, Swami: *Bliss Divine* (Rishikesh: Yoga Vedanta Forest Academy 1964). Siehe insbesondere Abschnitt 16, in welchem die verschiedenen mit Träumen und Wachzustand verbundenen Bewußtseinszustände, die Rolle des Verstandes sowie der stille Zeuge jenseits jeglicher Verstandesaktivität kurz und klar erläutert werden.

Sivananda, Swami: *Übungen zu Konzentration und Meditation* (München 1994).

Steiger, Brad: *American Indian Medicine Dream Book* (Atglen, PA: Schiffer Publishing 1993). Träume im Kontext der indianischen Kultur Nordamerikas.

Taylor, Jeremy: *Dream Work: Techniques for Discovering the Creative Power in Dreams* (New York: Paulist Press 1983). Ein sehr informatives, nützliches Buch über Träume und die Arbeit in Traumgruppen. Enthält ein Kapitel über »Klarträumen und Traum-Yoga« sowie eine ausführliche, mit Anmerkungen versehene Bibliographie.

Taylor, Jeremy: *Where People Fly and Water Runs Uphill* (New York: Warner 1992). Fallgeschichten aus der Arbeit mit Träumen als Hilfe zur Problemlösung und Anleitungen für Einzel- und Gruppenarbeit mit Träumen.

Thurston, Mark A.: *How to Interpret Your Dreams: Practical Techniques Based on The Edgar Cayce Readings* (Virginia Beach: A.R.E. Press 1978). Enthält verschiedene nützliche Techniken zur Traumdeutung und bietet einen Überblick über die Arbeit von Edgar Cayce.

Ullmann, Montague und Nan Zimmermann: *Mit Träumen arbeiten* (Stuttgart 1986). Ein praktischer Führer für die Gruppenarbeit mit Träumen, in der die persönliche Autorität des Träumenden im Vordergrund steht.

Vaughan-Lee, Llewellyn: *Spirituelle Traumarbeit. Träume als Ratgeber und Wegweiser auf dem Sufi-Pfad des Herzens* (Interlaken 1993). Träume im Kontext der Sufi-Tradition, aus einer analytischen Perspektive betrachtet.

Von Franz, Marie-Louise: *Träume. Ausgewählte Schriften*, Band 1 (Einsiedeln 1985). Eine der vertrautesten Schülerinnen C. G. Jungs schreibt über das Wesen von Träumen, über Jungs persönlichen Werdegang sowie über die Bedeutung der Träume einiger historischer Persönlichkeiten.

Register

Seminare und Workshops

Auf Swami Sivananda Radhas Lehren beruhende Seminare und Workshops werden sowohl in dem von ihr gegründeten Yasodhara-Ashram in Kanada, als auch weltweit in vielen mit dem Ashram verbundenen Zentren, den Radha Houses, angeboten.
Weitere Informationen über die Seminarprogramme des Yasodhara-Ashrams sowie der Radha Houses (einschließlich des Ferien- und Yogazentrums in Mérida, Mexiko) erhalten Sie unter folgender Adresse: The Programme Secretary, Yasodhara-Ashram, P.O.Box 9RD, Kootenay Bay, BC, Canada VOB 1XO.

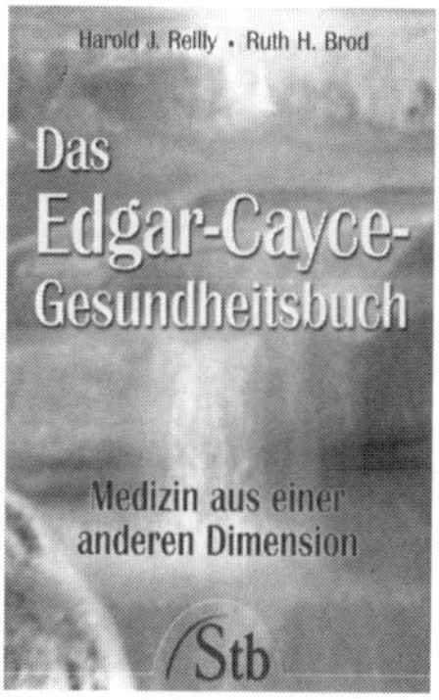

Harold J. Reilly/Ruth H. Brod

Das Edgar-Cayce-Gesundheitsbuch

Medizin aus einer anderen Dimension

ISBN 3-89767-457-2

Das sehr bekannte Medium E. Cayce hat die im Buch erwähnten Mittel zur Selbsthilfe in tiefer Trance erhalten. Hier geht es um Massagen, gesunde Ernährung, um Bewegung und um eine gesunde geistige Einstellung. Der Leser, ob Therapeut oder medizinischer Laie, bekommt ein umfangreiches Nachschlagewerk für die verschiedensten Krankheiten in die Hand, das keinerlei Vorkenntnisse erfordert.